원조 생채식

50년간 1만여 환자를 기적의 완치로 이끈

원조 생채식

고오다 미쓰오 지음 | 전홍준, 박영일 편역

정신세계사

일러두기 〉 이 책은 1999년에 출간된《경이의 超소식요법》의 개정판입니다.

원조 생채식
ⓒ 고오다 미쓰오, 1995

고오다 미쓰오 지은 것을 정신세계사 정주득이 1999년 10월 5일 처음 펴내고, 2017년 6월 16일 다시 고쳐 펴낸다. 김우종, 서정욱이 다듬고, 김윤선이 꾸미고, 한서지업사에서 종이를, 영신사에서 인쇄와 제본을, 김영수가 기획과 홍보를, 하지혜가 책의 관리를 맡다. 정신세계사의 등록일자는 1978년 4월 25일(제1-100호), 주소는 03965 서울시 마포구 성산로4길 6 2층, 전화는 02-733-3134, 팩스는 02-733-3144, 홈페이지는 www.mindbook.co.kr, 인터넷 카페는 cafe.naver.com/mindbooky이다.

2024년 6월 19일 펴낸 책(개정판 제10쇄)

ISBN 978-89-357-0408-8 03510

이 도서의 국립중앙도서관 출판시도서목록(CIP)은 서지정보유통지원시스템 홈페이지(http://seoji.nl.go.kr)와 국가자료공동목록시스템(http://www.nl.go.kr/kolisnet)에서 이용하실 수 있습니다. (CIP제어번호: CIP2017012086)

차례

"녹즙-생채식 요법으로 모든 병이 쉽게 낫는다."

하나통합의원 원장, 의학박사 전홍준

누구라도 이 녹즙-생채식 요법을 제대로 실천하기만 한다면 거의 모든 병이 쉽게 낫는다. 이 말은 사실이다.

1986년 이 책의 저자 고오다 미쓰오 선생으로부터 녹즙-생채식 요법을 처음 배운 이래, 나는 지금까지 수많은 환자들을 이 요법으로 치료해왔다. 그동안 이 녹즙-생채식 요법을 실천한 사람들이 보여준 효과에 대해 말하자면, 한마디로 "놀랍다, 믿을 수 없다!"그밖에 다른 할 말이 없다. 그동안 온갖 치료를 다 받아봤지만 낫지 않던 병들이 이 방법으로 깨끗이 나아버린다. 그것도 몇 달 만에, 더러는 한 달 내에 완치돼버리는 기적이 수도 없이 일어난다.

이 책을 끝까지 읽어보면 알게 되겠지만, 난치병들이 이처럼 쉽게 사라져버리는 이유는 이 녹즙-생채식 요법이 병의 결과(증세)를 치료하는 것이 아니라 병의 원인을 치료하기 때문이다.

오늘날 많은 사람들의 마음 가운데는 "만성 질환은 평생 약을 써도 잘 낫지 않는 병이다"라는 생각이 굳게 자리 잡고 있다.

"고혈압, 당뇨는 약을 끊어서는 안 되고 평생 약을 써야 한다."

"베체트, 루프스, 류머티즘 같은 자가면역질환은 완치하기 어렵다."

"아토피, 건선, 습진, 무좀, 헤르페스 같은 피부 질환은 근치가 잘 안 된다."

"알레르기성 비염, 축농증, 중이염, 천식은 잘 낫지 않는다."

"녹내장, 알레르기성 각결막염, 안구건조증은 잘 낫지 않는다."

"통풍, 편두통, 어깨 결림, 요통, 관절통, 생리통 등 만성 통증은 낫기 어려운 고질병이다."

"손발 저림, 수족 냉기, 어지럼증, 이명 등은 잘 낫지 않는다."

"역류성 식도염, 소화불량, 변비, 크론스병, 과민성 대장증후군, 궤양성 대장염 등 만성 소화기 질환은 낫기 어렵다."

"지방간, 만성 간염, 신증후군, 만성 신장염은 평생 약을 써도 잘 낫지 않는다."

"전립선 비대증, 전립선염, 갑상선 기능장애는 평생 약을 써야 한다."

"하지정맥류나 치질 같은 혈관 질환의 유일한 치료법은 수술이며, 수술을 해도 근치가 안 된다."

"우울증, 불면증, 불안신경증, 공황장애, 틱, 주의력결핍 등 신경증적 장애는 약을 오래 써도 낫기 어렵다."

"비만은 다이어트 할 때만 잠시 효과가 있고 근본적으로 고치기가 어렵다." 등등

이런 생각들이 마음속에 자리를 잡고 있기 때문에 실제로도 병을 고치려면 오래오래 약을 써야 하고, 또 그렇게 하더라도 완치가 안 된다. 그러니 평생 병을 가지고 살 수밖에 없다는 생각이 더욱 확고해지는 악순환이 계속 이어진다.

그러나 이제는 더 이상 이런 부정적인 생각을 품고 지낼 필요가 없다. 그 누구라도 '나는 확실히 낫고 있다, 나는 완전히 나을 수 있다!'는 믿음을 갖고 이 녹즙-생채식 요법을 실천한다면 그야말로 경이로운 효과를 경험하게 될 것이다.

잘 흐르는 맑고 깨끗한 냇물에는 어떤 벌레나 세균도 생기지 않는다. 그러나 고여 있고, 오염되고, 썩은 웅덩이에는 파리나 모기 같은 벌레와 세균이 들끓는다. 사람의 피도 마찬가지다. 맑고 깨끗하고 순환이 잘 되면 어떤 병증도 생기지 않는다. 반면 피가 혼탁하게 오염되어 잘 흐르지 못하면 그것이 원인이 되어 고혈압, 당뇨, 피부병, 암 등 이런저런 병증이 나타난다.

파리나 모기가 생길 때 잠깐은 살충제나 항생제 같은 약을 쓸 수 있지만 오염된 물 자체를 정화하지 않는 한은 이런 벌레들이 계속해서 다시 나타날 것이다. 하지만 전략을 바꿔 다시 맑은 물이 흐르게 하면 거기에는 어떤 벌레나 세균도 서식하지 못한다. 이처럼 혼탁한 피를 맑게 정화하여 만병의 원인을 고치는 최선의 의학적 방법이 바로 녹즙-생채식 요법이다.

2013년의 일이다. 미국 뉴욕에 살고 있던 58세의 재미교포 여성이 유방암 진단을 받고 나서 나의 클리닉에 찾아왔다. 그녀는 수술을 받기에 앞서 자연치료를 먼저 해보고 싶다고 했다. 이 환자는 유방암 말고도 많은 병증을 가지고 있었다. 비만, 고지혈증, 고혈압, 당뇨, 심근경색(스텐트 시술을 받았음), 소화장애, 역류성 식도염, 변비, 지방간, 알레르기성 피부염, 만성 통증(허리, 목, 어깨), 편두통, 생리통, 자궁근종, 치질, 하지정맥류, 불면증, 우울증 등등. 우스갯소리로 '종합병원'이라고 해도 과장이 아닌 상태였다.

이 환자는 내가 권하는 녹즙-생채식 요법의 3단계를 매뉴얼대로 실행했다. 1단계의 녹즙-생채식 기간에는 그동안 복용하던 약들을 그대로 쓰면서 아침에는 생즙과 과일만 먹고 점심과 저녁은 불로 조리하지 않은 생채소, 생곡식 가루, 견과류, 해조류, 과일 등의 생채식을 했다. 그리고 이 책에 나와 있는 풍욕(산소요법), 관장법(주로 커피관장), 냉온욕, 운동법, 40분 합장법 같은 자연요법을 병행했다. 그러자 2주간의 1단계를 마칠 즈음에는 이미 많은 고질병들이 사라져버려 더 이상 어떤 약도 필요 없게 되었다.

그녀는 뉴욕의 자택으로 돌아가서 4주간의 2단계 과정(주로 녹즙과물, 약간의 과일만 먹는 프로그램), 6개월간의 3단계 과정(1단계처럼 녹즙-생채식을 주식으로 하면서 모발검사 등에서 확인된 중금속을 해독하고, 부족한 필수영양소를 보충하고, 산소요법, 온열요법, 심신요법 등을 병행)을 매뉴얼대로 잘 실천했다. 그리고 3단계를 마칠 즈음에 내게 전화를 걸어왔다. 지난 20여 년 동안 벗어나지 못했던 모든 병증이 완치되었고, 특히 82kg이었던 체중이 63kg으로 줄어 너무나 행복하다고 했다. 문제의 유방암 종양의 크기도 6개월 전의 초진 당시엔 직경 8.0cm였는데 지금은 5.2cm로 크게 줄었고 전이된 소견도 없었다. 그 외에 뜻밖의 소득으로 피부가 너무나 아름답게 변해서, 10년은 더 젊어 보이는 자신의 얼굴을 이웃사람들이 넋을 잃고 쳐다본다며 즐거워했다.

이처럼 나의 클리닉에서 약 6개월간의 3단계 녹즙-생채식 요법을 마친 사람들은 한결같이 피부와 눈빛이 고와지고 몸매가 아름답게 변한다. 그래서 이 아름다운 변화를 직접 체험한 분들은 농담처럼 우리 클리닉을 "미인 생산공장"이라고 부른다. 피와 장이 깨끗하고 맑게 정화되면 내면의 아름다움이 그대로 밖으로 드러나기 때문에 누가 봐도 예뻐 보인다. 나의 오랜 임상경험으로 볼 때, 이 녹즙-생채식 요법이야말로 어떤 미용법도 따라올 수 없는 최고의 회춘법임이 틀림없다.

나는 뉴욕의 그 환자에게 이제는 유방암 종양의 절제 수술을 받도록 권유했고 그녀는 그대로 실행했다. 수술 후에 항암제 치료와 방사선 치료는 받을 필요가 없었다. 그녀는 지금도 이 요법을 잘 실천하고 있는데, 4년이 지난 지금까지 암이 재발하기는커녕 다른 어떤 병증도 없이 건강히 잘 지낸다. 나는 그녀가 지금의 생활방식을 계속 유지한다면 다시는 과거와 같은 고통을 겪지 않으리라고 확신한다.

우리는 이 환자에게서 많은 것을 배울 수 있다. 그녀는 20년 전부터 비만, 고지혈증, 고혈압, 당뇨 등의 대사장애로부터 시작하여 유방암에 이르기까지 수많은 병을 가지고 살아왔다. 병증이 나타날 때마다 그때그때 약을 써서 치료했지만 무엇 하나 낫지 않았다. 낫지 않은 게 아니라 더 많은 병이, 그것도 난치병들이 잇따라 생겨났다.

정도의 차이는 있지만, 오늘날 병원을 제집처럼 들락거리는 수많은 환자들이 이와 비슷한 고통을 겪고 있다. 왜 그럴까? 병의 원인을 고치지 않았기 때문이다. 그렇다면 병의 원인은 무엇일까? 피의 오염이다.

내가 의사가 되고 나서 40년이 넘는 세월 동안 무수히 많은 환자들을 치료하면서 얻은 통찰이 하나 있다면, 그것은 이 세상에는 딱 한 가지 병만 존재한다는 것이다. '피의 병'이 바로 그것이다. 피가 깨끗하고 피 속에 필수 영양소와 산소와 체온이 잘 유지되면 어떤 병도 생기지 않는다.

피 속에 있어서는 안 될 독이 쌓이고, 꼭 있어야 할 영양소와 산소와 체온이 부족해질 때 병이 생겨난다. 병명이 무엇인가는 중요치 않다. 병명이 무엇이든, 오염된 피를 해독하고 필수 영양소와 산소와 체온을 보충해주면 모든 병은 쉽게 낫는다.

나는 우연히 구약성경 레위기에서 "육체의 생명은 피에 있음이라, 피가 곧 생명인즉…"이라는 구절을 보고 깜짝 놀란 일이 있다. 그동안의 내 경험에 비추어볼 때 바로 이것이 의학의 핵심적 진리이기 때문이다. 또한 창세기에 보면 "온 지면의 씨 맺는 모든 채소와 씨 가진 열매 맺는 모든 나무를 너희에게 주노니 너희 식물이 되리라"는 구절이 있는데, 이 글이 내게는 자연 그대로의 채소와 과일과 곡식이 만병을 낫게 하는 최고의 처방전임을 가르쳐주는 것처럼 보였다.

뉴욕의 유방암 환자가 보여주었던 병증들은 그 자체가 문제가 아니라 피가 오염되었으니 그것을 고치라는 메시지였다. 20년 전에 비만, 고혈압, 당뇨가 나타난 것은 "당신의 피가 오염되었으니 그것을 고치세요"라는 경고신호였는데 이 메시지를 알아듣지 못하고 근본원인을 그대로 두니까 점점 더 상태가 심각해져서 결국 암까지 생겨버린 것이다.

미국 스탠퍼드대학의 유전자생물학자 브루스 립튼 교수의 책에 이런 이야기가 나온다. 립튼 교수는 학창시절에 자동차 서비스 공장에서 아르바이트를 했다고 한다. 어느 날 저녁 동료들과 퇴근을 준비하고 있는데 한 젊은 여성이 계기판에 '엔진 고장' 메시지가 떴다면서 엔진을 고쳐달라고 찾아왔다. "지금은 퇴근시간이니까 내일 다시 오라"고 하니까 "급한 비즈니스로 장거리 운행을 해야 하니까 지금 꼭 좀 고쳐달라"고 사정을 했다. 아무리 설득을 해도 그녀가 고집을 꺾지 않자 직원들 중에 장난이 심한 친구가 "알겠어요, 제가 고쳐드릴게요" 하고는 공장 안으로 차를 몰고 가더니 채 5분도 되지 않아 다시 차를 갖고 나왔다. '엔진 고장' 메시지가 사라졌음을 확인한 여성은 엔진이 고쳐진 줄 알고 차를 몰고 떠났다. "와! 너 무슨 수로 그렇게 빨리 고쳤어?" 동료들이 묻자 이 친구는 엔진을 고친 게 아니라 엔진이 고장 났다는 메시지의 전원을 꺼버렸다고 말했다. 엔진에는 손도 대지 않고 경고 메시지만 사라지게 했다는 것이다. 그 후에 이 차는 어떻게 되었을까? 어쩌면 외딴 길 한복판에서 차가 멈춰서 낭패를 당했거나 최악의 경우에는 목숨이 위험한 상황이 벌어졌을지도 모르는 일이다.

2011년, 나의 클리닉에 대장암 진단을 받고 수술날짜를 기다리고 있던 70대 여성 환자가 찾아왔다. 이 환자는 지난 20년 동안 고혈압과 당뇨병을 앓아왔는데 수술 전에 당뇨와 혈압을 약 없이 조절하고 싶다고 말했다.

이 환자도 녹즙-생채식 요법을 매뉴얼대로 실천한 후 2주 만에 약 없이 혈당치와 혈압이 정상수준으로 회복되었다. 20년 동안이나 약을 써도 낫지 않던 병증이 좋아지자 그녀는 암수술을 조금 더 미루고 6개월간의 3단계 과정을 먼저 실행하고 싶어했다. 그녀는 6개월간 녹즙-생채식 과정을 다 마친 후에 대장암 수술을 받았다. 수술 소견상 어떤 전이도 없었고 따라서 항암, 방사선 치료도 필요 없었다. 수술 후에도 이 환자는 내가 권하는 녹즙-생채식, 산소요법(풍욕), 온열요법 등을 꾸준히 실천하여 나날이 건강해졌다. 혈압약, 당뇨약과는 이미 이별한 지 오래였다.

수술받은 지 5년이 지난 어느 날, 이분이 나의 클리닉에 다시 찾아왔다. 그리고 "박사님, 정말로 감사합니다. 6년 전 나랑 같이 암 병동에 입원해서 치료받았던 7~8명의 환자들이 모두 세상을 떠나버렸는데 저 혼자만 이렇게 살아났습니다" 하며 내게 눈물을 글썽였다.

고혈압, 당뇨, 고지혈증, 비만 등의 대사장애를 가지고 있는 사람들에게서 3대 사망원인 질환(암, 뇌혈관 질환, 심장병)이 압도적으로 많이 발병하는 이유는 그들이 엔진을 고치지 않고 있기 때문이다. 지금 혈압

약, 당뇨약을 먹고 있는 사람들은 깊게 생각해야 한다. 고혈압, 당뇨는 그 자체로 병이 아니라 적신호, 곧 경고신호임을 정확하게 인식해야 한다. 즉, 엔진을 고침으로써 약 없이도 혈압과 혈당이 정상이 되도록 피를 깨끗하게 해독해야 한다.

어떻게 이 환자는 고령임에도 암이 재발하지 않았고 과거의 고혈압, 당뇨도 다시 나타나지 않았을까? 엔진을 고쳤기 때문이다. 고혈압과 당뇨, 대장암이 병이 아니라 고장 난 엔진, 곧 오염된 피와 붕괴된 면역체계가 진짜 병이었기 때문이다.

2016년 겨울의 일이다. 췌장암 수술 후에 항암치료를 받던 한 40대 여성 환자가 더 이상 항암치료를 견딜 수 없다며 나의 클리닉을 찾아왔다. 그녀는 지난 10년 동안에 네 차례나 암수술을 받았고 그때마다 항암치료를 병행했던 병력을 가지고 있었다. 맨 처음엔 갑상선암 수술을 받았고 그 후로 유방암, 자궁암, 췌장암이 2~3년 간격으로 발병했다. 그때마다 수술, 항암제, 방사선으로 암을 공격했지만 계속 재발하고 있었다. 오늘날 이런 고통을 겪고 있는 암환자들이 얼마나 많은지 모른다. MRI, CT 등을 통해 확인되는 종양 덩어리는 암의 전부가 아니다. 암세포를 계속해서 생산해내고 있는 오염된 피와 붕괴된 면역체계가 진짜 암이다.

바닷물 위에 보이는 빙산은 전체 얼음 덩어리의 5~10%일 뿐이고 90% 이상은 수면 아래 감춰져 있어 보이지 않는다. 많은 암환자들이 아무리 열심히 치료를 받아도 다시 재발하는 이유는 수면 아래에 더 큰 얼음 덩어리가 숨어 있기 때문이다. 암은 특정 장기에만 국한되어 있는 국소병이 아니라 처음부터 전신에 퍼져 있는 전신병이다. 어떤 환자가 암 진단을 받았다면 확인된 그 부위에만 암이 있는 것이 아니라 이미 전신에 암이 있다는 사실을 인식해야 한다. 수면 밑에 있어 보이지 않는 그 90%의 얼음 덩어리를 녹여버려야 한다.

암은 국소병이 아니고 전신병이다. 또한 급성병이 아니고 만성병이다. 암은 진단받을 무렵에 갑자기 생긴 것이 아니라 오래전, 아마 10년이나 20년 전부터 발병이 시작된 경우가 대부분이다. 따라서 암환자는 눈에 보이는 종양만 제거한다고 될 일이 아니라 몸 전체를 치료해야 하고, 단기간의 치료로 끝낼 일이 아니라 평생 그 근본 원인을 관리해야 한다는 사실을 꼭 명심해야 한다.

췌장암 수술과 항암치료에 시달릴 대로 시달린 이 환자는 몹시 쇠약해져 있어서 누가 봐도 회생할 가능성이 적어 보였다. 그녀는 녹즙-생채식과 함께 매일 6회 이상의 산소요법(풍욕), 4회 이상의 커피관장, 생즙 마시기, 온열요법, 해독과 면역증강 요법, '이제는 다 나았다'고 믿는 신념요법 등을 실행했다. 특히 간 해독요법(Liver Flush)을 통해서 엄청난 양의 간 내 담석과 노폐물을 배출했는데, 그 양에 본인은 물론이고 우리 병원의 직원들 모두가 깜짝 놀랐다. 그동안 간과 혈액에 저렇게 많은 노폐물과 독성이 쌓여 있었으니 그것을 해독하지 않은 채로 수술과 항암제만 쓴다고 해서 어떻게 암이 낫겠는가?

간과 혈액의 대청소 후에 이 환자의 얼굴은 완전히 바뀌었다. 너무나 맑고 깨끗하게 변해서 전혀 다른 사람처럼 보였다. 식욕도 생기고 생기가 넘치는 건강한 모습을 되찾았다. 얼마 지나지 않아서 '이제는 더 이상 암이 생기지 않겠구나'라는 확신을 본인 스스로 갖게 되었다.

이 책의 저자인 고오다 미쓰오 선생은 암환자들에게 수술 등 현대의학의 치료를 받기 전에 3~6개월가량 해독과 면역증강 요법을 먼저 실행하고 그 후에 필요하다면 수술을 받도록 권한다. 그리고 수술 후에도 이 생활방식을 평생 실천하게 한다. 그러면 암의 재발 가능성이 현저히 줄어든다. 다시는 암이 생기지 않는 체질로 바뀌기 때문이다.

암 진단 후 맨 먼저 3~6개월간 해독과 면역증강 요법을 열심히 한 사람들 중에는 그것만으로도 암이 완전히 사라져버려서 더 이상 수술 받을 필요가 없게 되었다는 사람들도 많다. 나 역시 암 진단을 받은 환자에게 고오다 요법을 실천하게 했더니 암이 저절로 사라져버려서 수술받을 필요가 없게 된 사례들을 지난 30년간 수없이 목격했다. 고오다 교수 이외에 '거슨 요법'으로 유명한 막스 거슨Max Gerson, 《암은 병이 아니다》와 《기적의 간 청소》의 저자인 독일 의학자 안드레아스 모리츠Andreas Moritz, 《암, 다시는 결코 두려워하지 말라》의 저자인 미국 MIT의 레이먼드 프란시스Raymond Francis 등이 제시하는 치료법들도 그 원리는 모두 동일하다.

이런 의학자들이 한결같이 주장하고 있는 바의 핵심은 '진짜 암의 실체는 눈에 보이는 종양이 아니라 암세포를 만들어내고 있는 오염된 피와 고장 난 면역체계'라는 것, 그리고 생채식으로 식습관을 바꾸고 산소요법, 온열요법, 해독과 면역증강 요법 등을 병행하면서 암에 대한 두려움을 버리고 반드시 낫는다는 믿음을 가진다면 암에서 완전히 벗어날 수 있게 된다는 것이다.

2016년 가을, 어느 대학병원 암센터에서 췌장암 4기로 진단받은 환자가 찾아왔다. 수술은 불가능하고 항암치료를 하더라도 길게 생존하기는 어렵다고 했다. 그는 담관 폐색으로 인한 황달이 있어서 담즙배액술을 받고 나서 우리 클리닉의 매뉴얼대로 해독과 면역증강 요법을 실행했다. 그리고 약 3개월 후에 원래의 그 병원에서 재진을 했는데 종양의 크기가 반으로 줄어들었고, 다시 3개월이 지난 후에는 거의 다

사라져버렸다.

2016년 초에 찾아왔던 79세의 중증환자는 C형간염이 간경화를 거쳐 간암으로 진행되어 항암치료를 받더라도 6개월 이상 생존하기 어렵다는 진단을 받은 상태였다. 이분은 지금 1년이 지났는데 아주 건강하게 지내고 있다.

이분들이 실천한 방법을 간략하게 소개하자면 이렇다. ─ 날마다 맨발로 땅을 밟고, 밤에는 땅과 연결된 매트에서 숙면을 취한다.(온열과 해독). 아침에 일찍 일어나자마자 40분간 합장 명상을 한다.(암이 다 사라져버린 이미지를 상상하기) 산소요법(풍욕, 나체요법 30분), 커피관장(30분), 녹즙과 생채식 섭취, "병이 다 나아서 감사합니다. 완전케 되어서 감사합니다"라는 말을 하루 만 번 이상 염송하기(자기암시) 등등.

어떻게 해서 이런 단순한 방법이 난치병을 낫게 하는지, 그 위대한 생명력이 어떻게 발현되는지는 자연의 모습을 관찰해보면 쉽게 알 수 있다.

불과 얼마 전인 2017년 초에 조류독감(A.I.) 때문에 전국적으로 양계장 닭 약 3천만 마리를 폐사시킨 일이 있었다. 그런데 산에 풀어놓고 친환경 사육법으로 기른 닭들은 한 마리도 조류독감에 걸리지 않았다. 산에 풀어놓은 가축이나 야생동물들은 멀쩡한데 왜 우리에 갇혀 있는 가축들은 병에 취약한가? 야생동물들은 땅과 접촉하고 햇볕을 쬐며 피부호흡(풍욕)을 충분히 한다. 밤에는 숙면을 취하고, 자연 속에서 먹이를 찾고 스트레스가 적다. 반면 우리에 갇혀 있는 가축들은 땅과 햇볕으로부터 오는 자연치유력을 발휘하지 못하고, 밀집된 환경에서 살므로 피부호흡(풍욕)이 안 되며, 밤에도 밝은 불빛 아래서 숙면을 취하지 못한다. 늘 화학적 사료만 먹고, 콘크리트 우리 안에 갇혀 스트레스가 많다. 이것이 바로 가축들의 피가 오염되고 면역체계가 붕괴되어 병이 만연하게 되는 배경이다.

오늘날 많은 사람들이 난치병에 시달리는 이유는 마치 우리에 갇힌 동물처럼 살고 있기 때문이다. 병을 고치려면 호흡하고, 먹고, 잠자고, 활동하고, 마음을 쓰는 일들을 자연의 질서에 맞게 하는 것이 무엇보다도 중요한데 이처럼 가장 기본이 되는 생활방식은 소홀히 하면서 수술과 약에만 의존하고 있으니 어떻게 병이 낫겠는가?

우리에 갇힌 가축들을 야생동물처럼 자연 속에 풀어주면 어떤 병도 쉽게 나을 것이다. 앞의 사례들에서 절망적이었던 암환자들이 극적으로 좋아진 이유는 자연의 삶으로 돌아갔기 때문이다. 야생동물처럼 땅과 햇볕의 생명에너지와 접촉하고, 피부호흡을 하고, 자연 속의 음식물을 먹고, 두려움과 절망 등의 스트레스를 벗어나니까 병이 쉽게 나은 것이다.

2013~2015년의 3년 동안 한국에서는 매년 약 1,300만 명이 국민건강검진을 받았는데 그들 중에 약 35%가 병원에 다니는 병자들이고 완전히 건강한 사람은 약 25%에 불과하다는 통계가 있다. 나머지 40%는 미병未病상태, 곧 건강에 이상은 있으나 아직 병원에는 다니고 있지 않은 질병 예비상태에 해당한다고 한다.

한국에도 야생동물과 같은 생활방식을 추구하는 사람들의 집단이 있는데, 이들은 늘 햇볕을 쬐며 농사일을 하고, 땅과 접촉하고, 충분한 풍욕으로 산소와 질소를 받아들이고, 밤에는 깊은 숙면을 취하며 스트레스가 거의 없이 살아간다. 특히 내가 가장 유심히 지켜보고 있는 것은 채소와 과일만을 먹는 생채식 집단인데, 이들 중의 96%가 더없이 건강한 상태를 유지하고 있다. 게다가 놀랍게도 혈중 헤모글로빈, 단백질, 칼슘 등 필수적인 영양상태가 도시인들보다 훨씬 양호하다. 놀랍지 않은가? 그 누구라도 난치병에서 벗어날 수 있는 비밀이 바로 여기에 있다.

'제2의 히포크라테스' 또는 '의학의 황제'라고 일컬어지는 파라셀수스Paracelsus는 르네상스 시대의 위대한 의사이자 의학사상가이다. 그는 기존의 의학사상과 지식체계를 과감히 던져버리고 혁신적인 의학이론과 방법론을 제시함으로써 근대 의학의 시조가 되었다.

그는 바젤대학에서 첫 강의를 시작하기 전에 천 년 동안이나 서양 의학을 지배해왔던 갈레누스 의학의 교과서를 학생들 앞에서 불태우면서 "의사들이 보고 배울 유일한 교과서는 오직 환자뿐이다. 낡은 고정관념과 전통의 굴레를 벗어던지고 사실과 진리에만 접근하라"고 가르쳤다고 한다.

그는 전통적인 지식이 의학의 발전을 가로막는 가장 큰 장애라고 가르쳤으며, 오로지 '자연의 책'으로 돌아가야 한다고 설파했다. 파라셀수스는 자연이 가르치는 대로 따라야 한다는 원리하에 다양한 관찰과 경험을 토대로 독창적인 의학체계를 세웠는데, 21세기인 오늘날에도 그의 의학사상을 높게 평가하고 따라 배우고자 하는 분위기가 있다.

파라셀수스가 남긴 다음의 한 문장에는 환자와 의사가 함께 생각해봐야 할 깊은 뜻이 담겨 있다. "의술은 자연으로부터 나오는 것이지 의사로부터 나오는 것이 아니다. 그러므로 의사는 열린 마음으로 자연으로부터 시작해야 한다."

나는 지난 수십 년 동안 환자들이 이 녹즙-생채식 요법을 통해 난치병의 굴레에서 풀려나는 기적을 수없이 보아왔다. 그러나 그 과정에서 한 가지 난점을 발견했으니, 바로 이 요법을 오랫동안 꾸준히 실천하기가 쉽지 않다고 토로하는 사람들이 적지 않다는 사실이었다. 그들은 병을 고치기 위해 처음에는 이를 악물고 이 녹즙-생채식 요법을 실천했지만, 병이 호전되면서 차츰 긴장된 마음이 풀어져 맛있는 음식의 유혹을 이기지 못하고 옛날의 생활로 돌아가게 되었다고 고백했다.

어떻게 해야 사람들로 하여금 고오다 선생이 제시하는 치료법을 부담 없이, 오랫동안 실천하게 만들 수 있을까? 나는 이 문제를 풀기 위해 그동안 여러 가지 실험을 해보았다. 조사해보니 사람들이 가장 어려워하는 것은 날마다 몇 차례씩 녹즙을 짜야 하는 번거로움과 생곡식 가루를 직접 만들어야 하는 불편함이었다. 그래서 나는 자연농법으로 재배된 10여 가지의 생채소를 저온건조하여 분말로 만들어서, 손쉽게 휴대하고 다니면서 언제 어디서라도 물에 타서 쉽게 먹을 수 있도록 했다. 싹 틔운 발아현미와 곡식들도 마찬가지 방식으로 간단히 섭취할 수 있게 했다. 여기에다 미역이나 다시마 같은 해조류, 약간의 볶은 곡식, 견과류나 과일을 곁들이는 타협적인 방법을 쓰게 했더니 중도에 포기하는 환자들의 비율이 크게 줄었다.

이처럼 고오다 선생의 정통적인 생채식을 조금 변형시켜 약간은 덜 엄격한 녹즙-생채식 요법을 적용했는데도 그 의학적 효과는 거의 비슷하다는 사실을 나는 자주 확인하고 있다. 내 환자들 중에는 이와 같은 녹즙-생채식 요법을 10여 년 이상 실천하고 있는 분들이 적지 않고, 이분들은 한목소리로 평생 이 식생활을 지켜갈 것이며 이제는 오히려 불로 조리한 화식을 먹고 있는 다른 사람들이 불쌍하게 보인다고까지 말하기도 한다. 앞으로도 환자들과 의사들이 함께 협력하여 효능을 더욱 극대화하면서도 누구나 쉽게 재밌게 즐길 수 있는 생채식의 방법들을 찾고 개발해나갔으면 하는 것이 나의 소망이다.

2015년 봄에 나는 미국 로스앤젤레스 라이프대학(Life University) 병원 교수진들의 초청을 받아 녹즙-생채식 요법에 대해 강의한 적이 있었다. 그 자리에서 미국의 대도시에는 이미 생채식(Raw Food) 레스토랑과 힐링카페들이 수십 개 이상씩 있다는 반가운 소식을 접하게 되었다. 또한 로푸드 디톡스(Raw Food Detox), 로푸드 다이어트(Raw Food Diet), 로푸드 레시피(Raw Food Recipe) 등의 이름으로 녹즙-생채식 요법을 안내하는 관련 서적들이 많이 출간되어 있는 모습도 보았다. 이처럼 고오다 선생이 체계화한 녹즙-생채식 요법은 이제 단순한 건강법 차원을 넘어서 새로운 생활방식으로서, 치유의 문화로서 세계적인 트렌드로 발전되어가고 있다.

20세기의 의성醫聖이라 불리는 고오다 선생에게서 녹즙-생채식 요법이라는 위대한 의학체계를 직접 배울 수 있었던 것은 내 인생에 더없이 큰 행운이 아닐 수 없다. 이 자리를 통해 고오다 선생께 깊은 존경과 감사의 인사를 드린다.

한국 독자들에게

필자는 어렸을 때부터 병약해서 수없이 큰 병을 앓았다. 그 때문에 건강해지고 싶다는 생각은 누구보다도 강렬하여, 현대의학은 물론 동양의학적 치료법이나 기타 민간요법과 건강법을 두루 시도해보았다. 그러는 가운데 유명한 니시건강법의 절식과 생채식의 탁월한 효과를 체험을 통해 터득하게 되었다. 그리하여 병원을 개업한 후 계속해서 이 니시건강법을 바탕으로 현대의학이 고치지 못한 난치성 질병 환자들에게 단식과 생채식을 실시하게 하여 주목받을 정도로 좋은 성과를 거둘 수 있었다.

이러한 임상경험을 통해 필자는 '숙변*이 만병의 근원'이라는 점을 확신하게 되었다. 그리고 이 숙변을 완전히 배설하고 건강하게 늙어가기 위해서는 아무래도 '소식'의 습관을 몸에 익히는 일이 대단히 중요하다는 사실을 알게 되었다. 그리하여 '소식에 질병 없다'는 진리에 대한 연구를 오랫동안 계속해왔는데, 그 과정에서 현대영양학의 상식으로는 도저히 생각할 수 없을 정도의 초소식만으로도 충분히 건강하게 생활할 뿐만 아니라 여러 가지 난치병도 치료되는 사례를 수없이 목격하게 되었다. 그러한 사례들을 한 권의 책으로 정리하여 출판한 것이 바로 이 책이다.

이번에 이 책이 박영일 선생과 전홍준 선생에 의해 한국어로 번역·출판되게 되어 대단히 기쁘게 생각하며, 두 선생에게 마음으로부터 감사를 드린다.

가능하면 한 사람이라도 더 이 책을 읽고 생채식을 실행하여 무병장수의 행복을 얻기를 염원하며 서문에 갈음한다.

고오다 미쓰오

---

* 역주: 최근 숙변의 개념과 진위에 관한 논쟁이 있어, 이론과 실제의 양 측면에서 이것을 짚어보고자 한다. 숙변의 가장 큰 원인은 소장 내 세균과다증식(SIBO)이다. 대장내시경으로 대장 속을 아무리 살펴봐도 숙변은 발견되지 않는다고 주장하는 사람들은 소장이 숙변의 결정적 근원이라는 점을 간과하고 있다. 섬유질이 풍부한 채소, 과일, 통곡식 위주의 소식을 할 경우 장점막에서 미세융모와 치밀결합조직의 손상이나 염증반응이 거의 일어나지 않으므로 숙변이 생길 가능성은 상대적으로 적다. 그러나 식이섬유가 부족한 흰밀가루, 흰설탕, 흰쌀밥, 동물성음식의 과식, 불규칙한 폭식, 지나친 스트레스, 알코올이나 화학약품의 과용 등이 소화효소와 담즙, 췌장효소의 결핍을 초래하고 과도한 단백분해효소의 화학작용을 부추겨 장점막의 직접적인 손상과 정상세균총(Normal flora)의 약화, 세균과다증식, 내독소(endotoxin)의 축적을 가져오는데, 이처럼 장벽에 두루 코팅되어 배설되지 못한 '염증성 독성 노폐물'을 가리켜 숙변이라고 부른다.

미세융모의 총면적은 피부면적의 200배(약 400평방미터)나 될 정도로 넓다. 이 넓은 장벽에 달라붙어 코팅되어 있는 숙변, 곧 염증성 독성 노폐물은 손상된 장점막을 통해서 누수되듯이 혈중으로 새어들어 갈 수 있는데 이를 장누수증후군(Leacky Gut Syndrome, LGS)이라고 부른다. 이런 장누수증후군이 세포와 혈액 내에 내독소혈증(Endotoxemia)을 일으켜 많은 병의 근원이 된다. 그러나 생채식과 녹즙절식으로 장내를 비우면 평소에 이완되고 확장되어 있던 장 내강(Intesinal lumen)이 수축되면서 장의 탄력성이 회복되고 장연동운동이 항진되는데, 이때 수산화마그네슘같은 대변연화제(stool softener)를 투여하고 장청소(관장)를 해주면 장벽에 코팅되어 달라붙어 있던 염증성 독성물질이 마치 피부의 때가 벗겨져 나오듯이 떨어져 나오게 된다.

나는 1986년에 이 책의 저자인 고오다 선생의 병원 현관에 부착되어 있는 수많은 숙변 사진들을 처음 보게 되었는데, 그 이후로 나의 클리닉에서도 환자들이 배출한 여러 가지 모양의 숙변을 꾸준히 관찰하고 있다. 암갈색의 콜타르 모양, 새까만 피찌꺼기 같은 모양, 부식된 질긴 고무 같은 모양, 모래, 포도씨, 콩알, 팝콘 모양 등 그 형태도 다양하고 냄새도 다양하다. 어떤 숙변은 마치 부패한 동물의 시체냄새처럼 악취가 심한 것도 있다.

나는 환자들이 배출한 숙변을 대학병원 임상병리실에 의뢰하여 조사해본 일이 있는데 숙변은 대체로 수분이 적고 주로 세균, 염증세포, 담즙산, 부패한 중간대사산물, 괴사된 장점막세포 등으로 이루어져 있다는 사실을 확인했다. 건강한 성인의 일상적인 대변은 80%가 수분이고 나머지 20%는 고형물질이다. 이 고형물질의 2/3는 음식물 찌꺼기이고 1/3은 장내세균, 장점막세포 등으로 이루어져 있는데 이러한 통상적인 대변의 성분은 숙변의 성분과는 아주 다르다.

소장 내 세균과다증식(SIBO) 외에도 숙변이 생기는 또 하나의 배경은 대장점막의 장독혈증(Intestinal endotoxemia)이다. 대장 속에 음식 잔여물이나 변비가 오래 머물러 있게 되면 마치 쓰레기통에 음식물 쓰레기가 쌓여서 부패하듯이 유해세균이 증식하여 악취가 나는 유해가스와 독성물질이 생성되어 정상세균총(Normal flora)을 약화시키고 장독혈증을 초래케 하는데 이런 염증성 독성물질이 대장점막에 겹겹이 쌓여 숙변 생성의 원인이 된다.

오늘날 거의 모든 사람들의 장내에는 '염증성 독성 노폐물'. 즉 숙변이 존재하고 있다. 고혈압, 당뇨, 비만 등 대사 장애, 난치성 피부병, 만성 통증, 자가면역질환, 암 등 만성 난치성 질환의 배후에는 틀림없이 숙변, 곧 더러운 장이 절대적인 영향을 미치고 있기 때문에 이런 병들을 완치하고자 한다면 반드시 숙변을 없애야만 한다. 나아가서 질병의 예방과 체질개선, 피부미용과 체중감량, 무병장수와 삶의 질의 향상을 원하는 사람들도 반드시 장내의 숙변부터 없애고 장을 깨끗하게 청소해야 한다.

책머리에

자연에서 이탈한 사회

경제대국 일본이 비록 세계 제일의 장수국가라고는 하지만 그 내실은 실로 형편없어서 장래가 극히 비관적이라고 할 수밖에 없다. 그 원인은 대체 어디에 있는가? 그 원인의 하나로 생각되는 것은, 문명이 진보함에 따라 우리의 생활방식이 자연의 법칙에서 지나치게 벗어나게 되었다는 점이다. 지구상에 생명이 출현한 지 약 40억 년이 되었고, 인류는 그동안 일어났던 수많은 환경의 격변을 견뎌내고 살아남아 오늘날까지 진화해왔다. 따라서 우리 인간의 체내에는 환경의 변화에 적응하는 힘이 갖추어져 있음이 틀림없다. 그러나 최근 100여 년 동안에 일어난 문명개화의 물결은 우리의 체내에 갖춰진 적응력의 범위를 뛰어넘을 정도로 격렬했다. 바로 그렇기 때문에 오늘날과 같이 환자가 속출하는 사회가 출현하게 된 것이다. 문명의 진보에 따라 발달한 거대한 산업활동이 환경오염을 심화시키고, 냉난방이 완비된 현대식 건축물 안에 거주함으로써 피부기능을 단련할 기회가 없어지고, 발달한 교통수단의 이용으로 다리나 허리가 약화되고, 나아가 농약이나 식품첨가물에 의한 '반자연적인' 음식물의 섭취로 인간의 체질은 급속하게 열악해졌다. 여기에다가 인구가 급격하게 증가함에 따라 인간관계가 복잡해지면서 스트레스를 많이 받게 되어 심인성心因性 질환이 늘어나고 있다.

이와 같이 우리는 '문명'이 만들어낸 부산물들을 병고病苦로 받아들여야 할 비운에 처해 있다. 그러나 오늘날 일반인들에게 나타나고 있는 병적 증상은 앞으로 시작될 한층 심각한 고통의 일단에 불과하다. 이제 우리는 이 심각한 사태를 통찰하고 자연의 법칙에 적합한 생활로 되돌아가야만 한다.

'생명'을 소홀히 해온 데 대한 응보

인간의 삶이 자연에서 이탈한 결과 오늘날 대기오염에 의한 기온상승, 산성비, 나아가 열대림의 감소, 사막화 확대 등의 환경파괴가 전지구적 규모로 진행되고 있다. 이 상태로 가다가는 가까운 장래에 인류의 생존은 고사하고 모든 생물이 살아남을 수 없을지도 모른다는 경고가 세계 각지에서 제기되고 있다. 이러한 현실은 현대인의 생활방식에 근본적인 잘못이 있음을 말해준다.

약 400만 년에 이르는 인류의 역사는 '인류 독존'이라는 차별사상에 의거한 삶으로 일관해왔다. 인류는 자신들의 편리를 위해 야생동물을 가축화해서 이용하고, 남획하고, 절멸시키는 행위를 계속해왔다. 또한 자신들의 생존에 불리한 생물은 무조건 죽여버렸다. 그러나 이제는 지구상에 생존하는 모든 '생명'과 공존공영하는 참다운 평등사상, 곧 예수와 붓다가 설파한 가르침에 바탕을 둔 생활태도를 확립해야 하며, 그러한 삶에 의해서만 참다운 번영이 약속된다는 사실을 깨달아야만 한다. 즉 현재 인류가 처해 있는 곤경은 지금까지 '생명'을 소홀히 다뤄온 것에 대한 인과응보라고 겸허하게 반성하고, 앞으로는 진정한 평등사상에 의거한 삶을, 말로써만이 아니라 진정으로 실천해야 할 것이다.

모든 '생명'에 사랑과 자비를

결국 모든 '생명'을 소중하게 다루어야 한다는 말인데, 실제로 어떠한 생활을 하면 좋을 것인가? '생명'에도 여러 가지가 있지만 대략 다음과 같은 네 가지 종류를 생각해볼 수 있다.

자신의 생명

누구에게나 가장 귀한 것이 자신의 생명이다. 따라서 자신의 생명을 소중히 여기는 것은 당연한 일이다. 매일 아침 조깅을 하거나 건포마찰을 하는 것도 모두 자신의 목숨이 귀하기 때문이다. 건강법이 붐을 이루고 있는 오늘날 각양각색의 건강법이 다양한 경로를 통해 소개되고 있는 것도 모두 자신의 생명을 귀하게 여기기 때문이다.

다른 사람의 생명

그러나 아무리 자신의 생명을 소중히 여긴다 해도 타인의 생명을 소홀히 하면 결국 자신의 생명마저 위협받게 된다. 오늘날 전 세계적으로 커다란 문제가 되고 있는 공해의 근본원인도 결국 자기중심의 차별사상에서 비롯된 것이다. '나만 좋으면 된다, 남의 목숨은 어떻게 되어도 상관없다'는 차별사상 때문에 농약이나 식품첨가물이 남용되고, 그 결과 자신의 목숨까지 위협당하고 있는 것이다. 이제는 갓난아이에게 젖을 먹이고 싶어도 모유 속에 들어 있는 맹독성 다이옥신이 무서워 젖을 빨리지 못하는 시대가 되어버렸다.

결국 자신의 목숨만을 소중히 여겨서는 건강해질 수 없다. 타인의 목숨도 자신의 목숨과 똑같이 소중히 여겨야만 한다.

동식물의 생명

한편 인간 생명만의 평등을 중시한 나머지 동식물의 생명을 차별하고 소홀히 해서는 안 된다는 점이 중요하다. 이것은 '건강법' 차원에서도 중대한 문제이다.

우리가 매일 먹는 먹거리, 즉 생선이나 육류, 쌀이나 채소 등 모든 것이 '생명'인데, 우리는 과연 그 생명들을 소중하게 여기고 있는지 자문해볼 필요가 있다. 가게에서 먹거리를 사는 주부들이 '이 생선은 싸다'든가 '이 무는 비싸다'는 생각은 하면서도 그 생선이나 무를 하늘이 준 귀중한 '생명'으로 보지는 않는다. 그 결과 배가 너무 불러 소화제를 먹는 일이 다반사이다. 우리가 앓게 되는 여러 가지 질병도 사실은 이러한 태도에 대한 하나의 경고라고 해석할 수 있다. 즉 '생명'을 소홀히 해온 데 대한 인과응보로서 하늘이 내린 경고인 것이다.

모든 '생명'을 소중하게 여기는 생활태도를 식생활과 관련지어 말한다면 한마디로 '소식'이라고 할 수 있다. 가능한 한 살생을 하지 않는 소식주의는 사랑과 자비의 구체적인 표현이다. 이 소식이 건강법의 비결이라는 점에서 심오한 대자연의 뜻을 엿볼 수 있다. 하늘은 소식이라는 사랑과 자비를 실행하는 자에게 '건강하게 늙는 행복'으로 보답해준다.

미생물의 생명

네 번째 '생명'은 오늘날 농업이나 의료 부문에서 커다란 문제가 되고 있는 미생물의 생명이다. 현대농업과 현대의학에서 남용되고 있는 농약이나 항생물질로 인해 여러 가지 골치 아픈 문제가 일어나고 있는데, 이 상태가 계속되면 가까운 장래에 땅이 죽고 건전한 농작물은 자라지 않으며 인체의 저항력도 약해져 결국 우리 자신이 치명적인 타격을 입게 될 것이다.

이것은 미생물의 목숨이라고 하더라도 소홀히 해서는 안 된다는 하늘의 경고이다. 따라서 자연의학이나 자연농법 등이 대두되어 커다란 기대를 모으고 있는 것은 극히 당연한 일이라고 할 수 있다.

이와 관련하여, 농의일체론農醫一體論의 견지에서 '땅으로부터의 의료'를 주제로 하여 현재의 비뚤어진 먹거리와 농업의 근본적인 개혁 운동을 추진하고 있는 이들이 있다. 규슈 구마모토 현의 다케구마竹態 선생과 같은 선각자들이 그들로, 이후로도 각지에서 많은 인물들이 '우국지사'와 같은 활동을 전개하게 될 것이다.

소식에 질병 없다

필자는 오랫동안 단식과 생채식 등을 실천하고 연구해온 결과, '소식'이야말로 건강의 원천이라는 것을 확신하게 되었다. 오늘날 각종 대중매체를 장식하고 있는 여러 가지 건강법이 아무리 훌륭한 것이라 하더라도, 이 '소식'을 지키지 않고 과식이나 포식을 계속하는 사람은 얼마 가지 않아 틀림없이 질병으로 쓰러지게 될 것이다.

반대로 교원병膠原病, 천식, 아토피성 피부염, 만성 위장병, 암 등으로 장기간 고통받던 사람들이 엄격한 소식을 지키면서 양생법을 실천한 결과 완벽하게 건강을 회복한 예가 적지 않다. 결국 소식을 실천하지 않으면 하늘은 '건강하게 늙는' 행복을 주지 않는 것이다. '소식에 질병 없다'는 격언은 건강법으로서 최고의 위치를 차지해야 할 가치가 있음을 시사한다.

필자는 오랜 임상경험을 통해 이 '소식' 실천의 성과에 관한 연구를 계속해왔다. 그 과정에서 필자는 현대의학으로 치료가 불가능하다는 '난치병'에도 현저한 효과가 인정될 만한 놀라운 사례를 수없이 보아왔으며, 그 일부를 《단식소식건강법》,《소식이 건강의 원점》 등의 책에 소개한 바 있다.

이러한 사례들은 필자 한 사람만의 임상 실적이 아니다. 예를 들면 《소식을 권한다》를 펴낸 저명한 아카이시明石 선생의 위대한 업적도 주목할 가치가 있으며, 그 밖에 소식과 단식을 기본으로 한 '천수학天壽學'을 보급하고 있는 후토다太田 선생도 귀중한 인물이다.

필자의 소식요법 연구가 진전됨에 따라 현대영양학의 상식으로는 도저히 생각할 수 없는 초소식으로도 5년, 10년이라는 장기간에 걸쳐 건강한 생활을 계속할 수 있다는 증거가 속속 나타나고 있다.

생채식에 의한 초소식 사례의 속출

그러면 도대체 소식의 한계는 어디까지인지, 또한 그 소식의 내용은 어떤 것인지 궁금해진다. 필자가 오랜 연구를 통해 확인한 사실은, 엄격한 소식을 잘 견딜 수 있으려면 무엇보다 불로 익히지 않은 '생채식'을 해야 한다는 것이다. 먹는 양이 적을수록 그 질을 중요시해야 한다는 것은 말할 필요도 없다. 똑같은 채소라도 농약이나 화학비료를 사용한 것보다는 자연농법이나 유기농업으로 생산된 것을 선택해야 한다.

그런데 식품의 질과 관련해서는 무엇보다도 전체식全體食을 하는 것이 중요하다. 다시 말해 쌀이라면 백미보다는 현미, 흰 빵보다는 검은 빵, 생선일 경우에도 참치나 청새치와 같이 큰 물고기보다는 정어리나 뱅어와 같은 것을 먹는 것이 좋다. 즉 동식물의 전체를 먹는 것이다. 생선회나 비프스테이크와 같이 일정한 부분만을 먹어서는 영양이 편중돼버린다. 따라서 채소의 경우에도 전체를 먹는 식사법이 가장 좋다. 무의 경우에도 뿌리와 잎을 전부 먹을 수 있도록 노력해야 한다.

그런데 필자는 수많은 임상사례를 통해 똑같은 전체식이라도 불로 익혀서 조리하는 것보다 날것으로 먹는 것이 영양가가 한층 더 높다는 것을 알게 되었다. 예컨대 현미라도 불로 익힌 현미밥보다는 생현미가루가 질적으로 영양이 높은 식품이라는 것이다.

현대영양학을 공부한 사람이라면 필자의 이런 주장을 터무니없는 것으로 여길 것이다. 거의 모든 영양학 서적에는 '익히지 않은 베타(β)전분은 소화가 안 되므로 불로 익혀 알파(α)전분으로 전환하지 않으면 소화흡수율이 오르지 않는다'고 분명히 쓰여 있기 때문이다.

그러나 실제는 어떨까? 확실히 생현미가루를 먹기 시작한 초기에는 소화가 잘 안 되지만, 인체가 일단 생현미의 베타전분에 적응하게 되면 이 생현미에서 상상 이상의 큰 힘이 나오게 된다. 이 책에 실린 임상사례들에서 볼 수 있는 바와 같이, 생현미나 생채소에 숨어 있는 힘은 실로 놀라운 것이다. '그렇게 적은 양의 식사로 인간이 살아갈 수가 있겠느냐'고 의심하는 사람도 많을 것이다. 그러나 그것은 사실이다. 부디 이 책을 끝까지 읽고 판단해주기 바란다.

사례 1

무병장수의 비결 '선인식仙人食'

불로 익힌 것을 일절 먹지 않고 생채소만을 매일 대량(하루 1,200~1,400g)으로 먹는 특수한 식사법, 즉 생식을 필자가 처음으로 배운 것은 1950년 무렵이다.

만성 간염, 만성 대장염이라는 고질병을 극복하기 위해 필자는 현대의학의 치료는 물론 한방, 침구鍼灸, 그 밖에 거의 모든 민간요법을 연구했다. 필자는 그 수많은 요법들을 몸으로 실천하는 과정에서 만나게 된 '니시건강법'으로부터 이 생식법을 배우게 되었고, 곧 그 실천자가 되었다.

그 후 45년에 걸친 실천과 연구 과정에서, 필자는 수많은 임상체험을 통해 생식이야말로 고대로부터 전해 내려온 체질개선과 난치병 근치根治의 비법일 뿐만 아니라 무병장수의 비결이기도 하다는 것을 확신하게 되었다.

그러나 규정에 따른 생식요법은 생채소만을 대량으로 먹는 것이므로 하루의 섭취 열량은 겨우 300~400kcal 정도이다. 게다가 염분도 가능한 한 적게 섭취하는 것이 좋기 때문에 무염無鹽을 계속 실천하는 도중에 대부분의 사람들이 전신무력감을 겪게 되고 체중도 눈에 띄게 줄어드는 것이었다. 따라서 필자는 이런 방법으로는 3개월에서 6개월에 이르는 장기간에 걸친 생채식은 도저히 불가능하다는 사실을 통감하게 되었다

그래서 의지가 약한 사람이라도 누구나 비교적 편하게 장기간에 걸쳐서 실행할 수 있는 방법을 이리저리 모색하던 중에 생각해낸 것이 현재 필자의 병원에서 실시하고 있는 생채식이다. 즉 생채소 1일 1kg(잎 부분: 다섯 종류 이상, 합계 500g / 뿌리 부분: 무, 당근, 산감자 등 합계 500g)과 생현미가루 140g을 점심과 저녁에 나누어 먹고, 그 밖에 불로 익힌 것은 일절 먹지 않는 방법이다. 또 염분 섭취도 1일 10g까지는 허용하고 있다.

이러한 생채식은 니시건강법에서 규정하는 생식법과 비교할 때 효과면에서는 다소 떨어지겠지만, 이러한 방법으로 여러 가지 난치병이 좋아진다는 사실이 서서히 증명되기 시작했다. 또한 이 생채식은 전신무력감도 적고 체중 감소도 현저하지 않기 때문에 비교적 편하게 장기간에 걸쳐서 실행할 수 있다.

필자는 1971년 무렵부터 이 '생채식'을 현대의학에서 난치병으로 치는 각종 질환(중증 근무력증, 다발성 경화증, 만성 관절류머티즘, 만성 신장염, 만성 간염, 당뇨병 등)에 응용하여 주목할 만한 성과를 거둘 수 있었다. 환자들 중에서는 하루에 겨우 900kcal, 단백질도 평균 25g이라는 극히 적은 양의 생채식을 1~2년간 장기간에 걸쳐 실행하는 사람들이 속속 나타났다. 그중에는 5년간이나 사이좋게 이 생채식을 실행하고 있는 노령의 오오이大井 씨 부부 같은 사례도 있다.

오오이 씨의 부인은 난치병인 피부암을 극복하기 위해 생채식을 실행하게 되었다. 오오이 씨는 아내를 사랑하는 마음에서 자신도 함께 해보겠다고 결심을 했다. 이리하여 두 사람이 생채식을 시작하게 되

었고, 이후 5년간이나 계속하게 된 것이다. 오오이 씨는 생채식을 실행하는 과정에서 나타난 정신·신체상의 변화를 정리하여 《생채식 체험수기: 생채식을 통한 건강한 삶·늙는 방법》이란 제목으로 책을 출판했다.

그런데 이 오오이 씨 부부를 포함해서, 수년에 걸쳐 생채식을 실행하고 있는 사람들 가운데서 필자의 병원이 권장하고 있는 표준 생채식의 양이 너무 많다고 얘기하는 사람들이 나타나기 시작했다. 하루 두 끼(점심과 저녁)의 생채식에서 한 끼(점심 또는 저녁)를 거르고 하루 한 끼만으로도 건강하게 생활하는 예가 늘어나기 시작한 것이다. 이럴 경우 하루에 섭취하는 양은 450kcal에 불과하다.

개중에는 생채식에서 생현미가루를 생략하고 생채소만으로도 충분히 지낼 수 있다고 말한 사람도 있었다. 즉 1일 1kg(잎 부분과 뿌리 부분 각각 500g)의 생채소만으로도 충분하다는 것이다. 이럴 경우 하루에 불과 400kcal의 '초소식'이 된다. 단백질 섭취량도 하루 10g 정도이다. 현대의학의 상식으로는 이와 같이 적은 양의 식사로 1년이나 2년이라는 기간을 건강하게 생활할 수 있다는 것은 도저히 생각할 수 없다.

그러나 실제로 이러한 초소식으로 건강하게 생활하고 있는 사람들이 있다. 한 걸음 더 나아가 절반의 생채소, 즉 하루 500g만으로도 건강하게 생활할 수 있다는 사람도 나타났다. 다시 말해 하루에 200kcal라는 '선인식仙人食'으로 생활할 수 있는 사람들이 나타난 것이다. 이와 같은 현대판 '선인'들과 관련해 그 식생활의 내용을 상세하게 기록함과 동시에 장기간 실행하는 과정에서 나타난 정신적, 육체적 변화를 정리해보기로 한다. 우선 나의 병원에서 탄생한 '선인' 제1호에 대한 이야기이다.

H부인의 임상과정

1925년 8월에 출생한 H부인(와카야마 현 다베 시 거주)이 필자의 병원에 처음 검진을 받으러 온 것은 1986년 9월 22일이었다. 극심한 두통이 반년 이상이나 끈질기게 지속되면서 그 정도가 점점 심해지고 있다고 했다. 가끔 의식이 갑자기 희미해지는 발작이 일어나기도 했다. 그럴 때마다 당장에라도 뇌혈관이 터져 뇌졸중으로 쓰러져 버리지나 않을까 하는 불안을 느꼈다고 했다. 여기에다가 전신무력감, 심계항진, 현기증 같은 증상까지 겹쳐서, H부인은 죽을 날이 가까워지고 있다고 느끼고 이미 유언장도 써두었다고 했다.

필자의 병원에서 검진을 받을 수 있는 인연이 된 것은 우선 남편이 필자의 병원에 입원하여 단식으로 전립선비대증을 극복한 일이 있었기 때문이었다. H씨는 2~3년 전부터 소변 보기가 조금씩 힘들어져 고생하고 있었다. 병원에서 검사를 받은 결과 전립성비대증으로 수술을 해야 한다는 것이었다. 그러나 H씨는 수술 말고 자연요법으로 낫는 방법은 없을까 하고 여러 가지로 모색하던 중에 필자의 강연을 듣게 되었다.

강연을 들은 H씨는 고오다 병원에 입원하여 단식을 해보고 싶다는 절실한 희망을 품게 되었다. 그리하여 1986년 8월 필자의 병원에서 대망의 단식을 실행하여 전립성비대증을 깨끗하게 극복할 수 있었다. 현대의학에서 수술밖에 방법이 없다던 전립성비대증을 단식으로 극복한 그는 필자의 치료법에 절대적인 신뢰를 가지고 퇴원했었다. 따라서 '이번에는 아내의 질병도 고쳐보겠다'는 생각에 부인을 필자의 병원으로 데리고 오게 되었다.

10년간이나 현미를 먹고 있었는데도 숙변이 대량 배출되다

초진 시 H부인의 혈압측정치는 190/128로, 특히 최저혈압이 높고 동맥경화가 상당히 진행된 상태였다. 그러나 그보다도 더 걱정스러웠던 것은 장내에 쌓여 있는 대량의 숙변이었다. 또한 그 숙변의 정체가 원인이 되어 '장 마비'가 상당히 심하게 일어나고 있다는 사실도 알게 되었다.

장내에 대량의 숙변이 쌓이면 장내 세균에 의해 분해되고 부패·발효되는 과정에서 악취를 풍기는 가스가 발생하는데, '장 마비'가 심해 장의 연동운동이 둔해진 상태에서는 그 가스가 순조롭게 아래쪽 장으로 내려가지 못한다. 그 때문에 가스가 몸 밖으로 배출되지 못하고 장벽에서 재흡수된다. 이것이 혈액 속으로 들어가 뇌를 비롯한 전신을 순환하는 과정에서 각 장기나 조직에 여러 가지 나쁜 영향을 미치게 되는 것이다. 예를 들면 뇌에서는 신경세포가 자극을 받은 결과 격심한 두통이나 현기증과 같은 증세가 나타난다. 필자는 때때로 의식이 갑자기 희미해지곤 하는 H부인의 증상도 숙변 정체의 결과라고 확신했다.

"부인은 혈압도 높아서 극히 주의가 필요합니다. 하지만 그보다도 우선 뱃속에 많이 쌓여 있는 숙변을 배출해야 합니다. 숙변을 배출해버리면 지금까지 부인을 괴롭히고 있는 두통이나 현기증도 깨끗하게 나을 수 있습니다." 필자가 이렇게 설명해주자 부인은 납득하지 못하겠다는 표정을 지었다.

"선생님, 제 뱃속에 숙변이 그렇게 많이 쌓여 있다는 게 정말입니까? 사실 저는 지금까지 10년 동안 계속 현미를 먹어오면서 하루에 두 번씩이나 대변을 보고 있습니다. 단 하루도 변비를 겪은 일이 없습니다. 역시 현미를 먹고 있기 때문에 이렇게 변이 잘 나오는구나 하고 안

심하고 있었지요. 그런데 숙변이 많이 쌓여 있다는 말씀을 하시니 이해가 가질 않습니다." H부인으로서는 당연히 필자의 말을 믿기가 어려웠을 것이다. 그래서 필자의 말이 맞는지 틀리는지는 일단 입원해서 단식을 해보면 알게 될 것이라는 말로 상담을 끝냈다.

그리하여 1986년 10월 19일에 입원한 H부인은 곧바로 현미죽과 두부만으로 감식減食을 시작하여 10월 25일부터 5일간, 다시 11월 5일부터 5일간 '맑은장국단식'을 두 차례 시행했다. 장국단식을 실행하는 방법에 대해서는 표로 정리했는데, 상세한 것은 졸저 《가정에서 할 수 있는 단식건강법》을 참고하기 바란다.

생수만 마시고 다른 것은 일절 입에 대지 않는 '본단식'과 비교하면 이 '맑은장국단식'은 실행하기가 훨씬 쉬운 데다가 숙변의 배설에도 대단히 좋은 효과가 있다는 평을 얻고 있다(고오다 병원에서는 단식만을 단독으로 실시하는 것이 아니라 주로 니시건강법을 응용한 종합적인 치료를 행하고 있으며, 그 일환으로 단식을 시행하고 있다는 점을 참고로 말해둔다).

두 차례의 단식 중, 첫 번째에는 숙변 같은 것이 전혀 배설되지 않았다. 그러나 두 번째에는 거의 매일 밥공기로 두 공기 정도의 숙변이 나왔다. 이렇게 되자 H부인도 약간 놀란 모양이었다. 아무것도 먹지 않는데도 짙은 다갈색의 끈적끈적한 대변이 매일 나오고 있었기 때문이다. 하루에 서너 차례나 대변을 보는 날도 있었으니 놀라는 것도 당연했다. 이렇게 숙변이 배설되면서 극심하던 두통이 불가사의할 정도로 급속히 사라지기 시작했다.

이렇게 두 차례의 5일 단식을 끝내고 11월 15일부터 세 번째로 '맑은장국단식'을 실행했다. 세 번째 단식에 들어가자 숙변의 배설량이 한층 많아져서 한 사발 정도의 양이 매일같이 나왔고, 그에 따라 장이 활발하게 움직이기 시작했다.

입원하기 전까지 H부인은 장의 연동운동을 자각한 적이 없었다. 그런데 숙변이 술술 배출됨에 따라 장이 잘 움직이게 되면서 밤중에는 꼬르륵거리는 소리까지 듣게 되었고, 자연히 가스(방귀)가 잘 나오게 되었다. 이전까지 H부인은 거의 방귀를 뀌지 않는 체질이어서, 집에서 남편이나 아이들이 수시로 뀌어대는 방귀를 '매우 버릇없는 짓'으로 생각할 정도였다고 한다. 그런데 세 번째 단식에 의한 숙변의 배설로 커다란 변화가 생겨 방귀를 잘 뀌는 체질이 되어버린 것이다. 그때까지는 대량의 숙변 정체로 장이 고무풍선처럼 부풀어오르고 마비되면서 연동운동이 둔화되어 있어서 배에서 꼬르륵거리는 소리를 전혀 듣지 못했던 것이다.

숙변이 대량으로 정체되어 있는 사람은 흔히 가스가 잘 발생하는 음식물, 예를 들면 콩 종류나 감자 따위를 먹으면 배가 부풀어올라 '복부 팽만감'을 호소하곤 한다. 이것은 장 마비 때문에 가스가 순조롭게 아래쪽 장으로 내려가지 못하기 때문이다. 장 마비가 없는 사람은 이 가스를 밑으로 쑥쑥 내려보내 방귀로 배출할 수 있기 때문에 흔히 배에서 꾸르륵거리는 소리를 듣게 된다. 배가 차가워지면 복부가 부풀어올라 괴롭다고 호소하는 사람도 적지 않은데, 이러한 사람 역시 장이 마비된 사람이다. 배가 차가워지면 설사를 하는 체질이 좋은 것이다.

이야기가 약간 벗어났지만, 어쨌든 H부인은 단식 일수가 늘어감에 따라 장이 활발하게 움직이게 되었고, 그에 따라 가스도 잘 나오게 되었다. 방귀가 너무 자주 나와서 옆 침대의 환자에게 미안해할 정도였다. 필자가 "부인, 조금도 염려하지 마시고 푹푹 뀌세요" 하고 농담을 던지며 웃던 기억이 난다.

이처럼 방귀가 자주 나오게 되자 신기하게도 몇 년 동안 끈질기게 지속되던 두통이 점차 가라앉았고, 또 갑자기 의식이 혼미해지는 증세나 뇌혈관의 압박 증세도 사라졌다.

결국 그러한 증세들이 모두 숙변이 정체되어 생긴 장 마비가 원인이었음을 충분히 알 수 있었다. 장 마비가 심했기 때문에 장내에서 발생한 가스가 순조롭게 하부로 내려가지 못하고 체내에 그대로 흡수되고 있었으며, 그 가스 때문에 뇌신경이 자극을 받아 여러 가지 고통스러운 증세가 나타났던 것이다.

다행히 H부인은 체력이 좋은 편이었기 때문에(신장 150cm, 입원 시 체중 68kg) 세 번째 단식은 무려 70일간이나 할 수 있었다. 이 70일간의 단식이 끝나는 날까지 숙변이 매일같이 나왔던 것이다. 따라서 단식을 하고 있던 당사자는 물론이고 필자까지 놀랄 정도였다. 뒷날 증거로 쓰게 되지 않을까 하여 그 숙변을 모두 사진으로 찍어두었는데, 모두 합쳐보니 양동이로 한 통은 될 것 같았다.

흔히 현미밥을 먹으면 식물성섬유를 많이 섭취할 수 있기 때문에 변통이 좋아지고 변비도 낫는다고 알려져 있다. H부인도 그것을 믿고 하루 두 차례의 변통이 있는 것으로 괜찮다고 생각하고 숙변의 정체는 꿈에도 생각하지 않았었는데, 실제로 단식을 하고 보니 엄청난 양의 숙변이 나왔던 것이다.

이처럼 현미와 같이 변통을 좋게 하는 음식을 먹는데도 숙변이 정체되는 이유는 무엇일까? 그것은 위장이 처리할 수 있는 능력을 초과해서 먹기 때문이다. 그러므로 현미가 건강식이라고 해서 마음 놓고 과식을 하는 것은 주의해야 한다(이 문제에 관해서는 졸저 《소식이 건강의 원점》에 상세하게 설명했으니 참고하기 바란다).

이렇게 장기간 단식을 실행하여 숙변을 대량으로 배설하는 데 성공한 H부인은 자신을 괴롭히던 갖가지 증상에서 깨끗하게 벗어날 수 있었다. 몇 년 동안 지속되던 격심한 두통에서 해방되고, 일어설 때 현기증이 나는 증상, 심계항진, 전신무력감 등도 사라지고 '날마다 화창한 날씨처럼 상쾌한 기분'이라면서 퇴원할 수 있었다. 처음 진찰했을 때 190/128이던 혈압도 순조롭게 내려가서 퇴원할 때에는 젊은 아가씨들과 같은 수준인 120/80이 되어 있었다.

생채식을 시작하다

단식과 소식을 기본으로 한 니시건강법을 시행하는 과정에서 여러 가지 고통스러운 증세가 전부 없어지고 생기를 되찾은 H부인은 숙변이 배설되면서 위장의 흡수력이 좋아졌는지, 그 후 소식을 해도 살이 찌는 체질로 변해버렸다. 그리하여 고오다 병원에서 퇴원한 후 다시 혈압이 상승하는 것을 막기 위해 자택에서 생채식을 실행하게 되었다.

전립성비대증을 극복한 남편도 함께 생채식을 하고 싶어했기 때문에, 두 사람이 1987년 2월 초부터 생채식을 시작했다. 처음에는 고오다 병원이 정해준 표준적인 생채식이었다. 즉 잎 부분(여러 종류 혼합) 하루 500g(점심 250g, 저녁 250g), 뿌리 부분(무 간 것 100g, 당근 간 것 120g, 산감자 30g) 250g씩 점심, 저녁 두 차례로 하루 500g에다가 생현미가루 140g을 하루 두 차례(점심과 저녁 각각 70g)로 나누어 먹는 것이다. 이렇게 되면 대체로 1일 900kcal, 단백질 약 25g이므로 현대영양학의 상식으로는 기초대사량에도 못 미치는 '저영양식'이 된다.

일반인들이 이러한 생채식을 실행하면 처음 한두 달 동안은 체중이 줄게 된다. 심한 사람은 두 달 사이에 10kg이나 줄어드는 경우도 있다. 이런 사람들을 보면 '역시 생채식을 해서는 안 된다', '이런 저영양식으로는 도저히 지탱할 수가 없다', '영양불량으로 쓰러져 버릴 것이 틀림없다'는 등의 생각이 들 수도 있다. 그러나 단식과 소식으로 숙변을 배설하여 위장의 소화흡수력이 좋아진 사람이 똑같은 생채식을 할

		'87. 2. 초순 ~5. 말	'87. 6. 초순 ~7. 중순	'87. 7. 중순 ~9. 말	'87. 10. 초순 ~12. 20	'87. 12. 21 ~'88. 12. 20
생채식	점심	생야채 잎 250g	○	○	○	○	○
		생야채 뿌리 250g	○	○	○	–	–
		생현미가루 70g	○	○	–	–	–
	저녁	생야채 잎 250g	○	–	–	–	–
		생야채 뿌리 250g	○	–	–	–	–
		생현미가루 70g	–	–	–	–	–

표 1. H부인이 실행한 생채식량

때에는 체중이 줄어들지 않는다. 이 H부인도 그런 경우의 하나였다.

고오다 병원에서 실행한 장기단식으로 68kg에서 54kg으로 줄어들었던 H부인의 체중은 퇴원 후에도 54kg 수준에서 변화가 없었다. 따라서 생채식을 시작할 때에도 체중이 54kg이었고, 두 달 뒤에도 그 수준에서 조금도 감소하지 않았다. 남편의 체중은 2개월 사이에 약 5kg이 빠졌지만, 부인은 조금도 빠지지 않고 똑같은 체중이 지속되고 있었다. 이것은 장기간 단식으로 숙변이 대량으로 배설된 결과 위장의 흡수력이 좋아졌기 때문일 것이다.

H부인은 대체로 한 달에 한 번 정도 필자의 병원을 찾아왔는데, 4개월이 지난 뒤에도 54kg의 체중이 유지되고 있었다. 그러던 어느 날 H부인이 하는 말이, "지금 먹고 있는 생채식의 양이 너무 많은 것 같다"는 것이었다.

그때까지 필자의 지도로 생채식을 실행하고 있던 사람들 중에도 규정량의 절반, 즉 두 끼에서 한 끼를 거르고 1일 1식(1일 섭취열량 합계 약 450kcal)으로 지내고 있는 사람이 이미 많이 있었다. 이렇게 1년 이상이나 1일 1식으로 건강하게 생활해오던 사람들이 있었기 때문에

야채의 종류		중량 (g)	열량 (cal)	단백 (g)	지방 (g)	칼슘 (mg)	철 (mg)	비타민A (IU)	비타민C (mg)
수채(조릅나물)		21.5	3.44	0.32	0.02	32.25	0.32	154.8	9.03
순무		10.0	1.5	0.12	0.01	20.0	0.15	200.0	8.0
근대		28.75	6.33	0.69	0.03	24.44	1.18	460.0	1.73
어린 배추		65.0	7.15	1.10	–	91.0	0.72	650.0	29.25
돌미나리		7.5	2.5	0.25	0.01	4.88	0.08	157.5	4.13
번행초		11.25	1.58	0.24	0.01	5.4	0.34	202.5	4.5
청경채		18.75	2.25	0.28	0.02	24.38	0.21	155.6	5.44
무잎		12.5	2.5	0.25	0.01	26.25	0.31	175.0	8.75
당근잎 컴프리 녹즙 케일 모로헤이야 공심채 토란잎	5g 20g 6.25g 8.75g 7.5g 10g	67.5	20.25	2.03	0.07	125.0	2.7	1350.0	54.0
계		242.75	48.0	5.28	0.18	363.6	6.01	3505.4	124.83

표 2. H부인의 하루 식사

필자는 H부인에게도 식사량을 조금 줄이도록 지시했다. 즉 점심식사의 양은 전과 똑같이 하고, 저녁식사에서 현미가루를 빼고 생채소만을 먹도록 한 것이다(표1 참조). 이것이 1987년 6월의 일이다.

그때로부터 다시 한 달 남짓 지나서 병원을 찾아온 H부인은 "이 양도 너무 많다"고 했다. 그래서 이번에는 한층 더 양이 적은 1일 1식의 생채식을 지시했다.

1일 1식의 생채식으로 더욱 건강해지다

점심으로 생채소 500g(잎 부분 250g, 뿌리 부분 250g)과 생현미가루 70g을 먹고 저녁식사를 거르게 되면 하루의 섭취열량은 불과 450kcal가

된다. 그런 '초소식'이 H부인의 몸에 악영향을 미치지나 않을까 찜찜해하고 있던 참이었는데, 2개월 후에 다시 병원을 찾은 모습은 이전보다 더욱 건강해 보이는 것이 아닌가! 혈액검사 결과에서도 아무런 이상을 발견할 수 없었다(표3 참조). 더욱 놀라운 일은, 점심만 먹는 1일 1식의 생채식을 계속하다가 그 양도 조금 많다고 생각되어 10여 일 전부터는 현미가루를 빼고 점심에 생채소만 500g씩 먹고 있다는 것이었다.

필자는 말문이 막혀 H부인의 얼굴을 멍하니 바라볼 수밖에 없었다. 여전히 체중은 조금도 줄어든 것 같지 않았다. 몸상태도 여전히 양호해서, 고질적이던 두통이나 전신무력감이 말끔히 사라지고 오히려 지금까지 느껴보지 못한 상쾌한 기분을 매일같이 느끼고 있다는 것이었다. 혈액검사에서도 빈혈이나 간기능 장애 등의 징후가 전혀 나타나지 않았기 때문에 당분간 그 상태로 식사를 계속하면서 경과를 보기로 했다.

하루에 불과 200kcal, 단백질 10g 정도밖에 되지 않는 식사를 과연 언제까지 계속할 수 있을까? 나는 한 달쯤 계속하다 보면 틀림없이 체력의 한계를 느끼면서 다시 현미가루를 먹고 싶다는 말을 할 것이라고 예상하고 있었다.

하루는 필자가 전화를 걸어 그 후의 상태를 물어보자 H부인이 침착한 목소리로 대답했다.

"지금의 생채소만으로 충분합니다. 감식하고 있다거나 단식을 하고 있다는 기분은 조금도 없습니다. 지금의 식사로 제 몸이 대단히 만족하고 있으니 가능하면 이 식사를 계속하고 싶습니다." 필자는 일단 H부인의 자유의사에 맡겨두기로 했다.

연말을 앞두고 있던 그해 12월 21일, H부인이 전화를 걸어왔다.

"오늘부터 당분간 하루 한 번(점심) 녹즙(여러 종류를 혼합한 것) 한 잔(약 250cc)을 마시는 것만으로 식사를 대신해보고 싶다"는 것이었다. 그 이 유인즉 "범벅상태로 찧은 생채소 500g을 먹으면 배가 약간 부풀어오 르기 때문에 찌꺼기를 버리고 녹즙으로 마시면 위장이 편안해질 것 같다"는 것이었다. 그러나 녹즙 한 컵은 열량이 50kcal 정도밖에 되지 않으므로(표2 참조) 이렇게 되면 사실상 단식을 하는 것이나 매한가지 가 된다.

1년간의 '녹즙단식'으로도 체중이 줄지 않다

하루에 녹즙 한 컵만을 마시고 달리 칼로리가 될 만한 것은 일절 먹 지도 마시지도 않는 식사는, 매일 포식·미식을 하던 사람들에게는 거 의 단식을 하는 것이나 마찬가지이기 때문에, 2~3일 지나면 허기가 져 머리가 빙빙 돌면서 일을 할 힘도 빠지고 몸져눕게 될 것이다. 필자도 처음에는 H부인이 아무리 건강하고 체력이 있다 한들 이렇게 적은 식 사로는 한 달도 버티지 못할 것이라고 생각하고 있었다.

실제로 녹즙 한 컵이라는, 단식이나 다름없는 초소식을 아무한테나 시켜서는 안 된다. 위험이 따르기 때문이다. 그때까지 H부인의 몸이 하루 200kcal라는 초소식의 생채식에 적응해왔다고는 해도, 이 '녹즙 단식'은 기껏해야 3주간을 한도로 해서 중지시켜야 한다고 생각하고 있었다. 그런데 3주가 지나도 체력이 쇠퇴하기는커녕 점점 건강해지 고 있지 않은가. 또한 체중도 조금도 줄지 않고 변함없이 54kg을 유지 하고 있었으며, 혈액검사에서도 전혀 이상이 나타나지 않았다.

도대체 H부인의 몸이 어떻게 된 것인가? 필자는 놀라지 않을 수 없 었다. 그러나 H부인은 차분한 어조로 "녹즙 한 컵만 마셔도 몸상태가 아주 좋다. 피곤해지는 일도 없고, 하루종일 손자를 보고 밭일을 하는 등 바쁘게 돌아다니고 있다. 그러니 당분간 녹즙단식을 더 해보고 싶다"는 것이었다.

그 여유 있는 태도에 필자도 녹즙단식을 계속하는 데 동의하지 않을 수 없었다. 다만 한 달간만 더 실행하되, 혹시 몸상태가 조금이라도 나빠지면 곧바로 중지하라고 다짐을 받아두었다. 그리하여 이후로도 단식이 계속되었지만, H부인의 몸은 더욱더 건강해졌다. 옛날부터 깊은 산중에서 이슬을 먹고 사는 선인仙人이 있다는 이야기가 있었지만, 오늘날에도 이러한 신비로운 사람이 있을 수 있는가 하고 경탄하지 않을 수 없었다. H부인은 고오다 병원에서 탄생한 '선인' 제1호였던 것이다.

H부인은 그 후로도 녹즙단식을 계속하여, 반년이 지난 1988년 7월 9일 본 병원에서 개최한 생채식연구회에 건강한 모습으로 참석했다. 이때 '반년간의 녹즙단식을 기념하며'라는 주제로 발표를 했는데, 참석자들은 반년이라는 장기간 동안 하루 50kcal 전후의 녹즙만으로 살아왔다는 H부인의 이야기에 압도되고 말았다.

그 후 H부인의 식사는 원칙적으로 녹즙단식을 계속하는 가운데 가끔(한 달에 한두 번 정도) 저녁식사 때 불에 익힌 것, 예를 들면 현미밥이나 두부, 채소 삶은 것, 흰살 생선 따위를 약간(평균 100~200kcal) 먹는 것이 주된 식사 내용이었다.

그러나 신체가 오랜 단식에 적응한 탓인지, 간혹 저녁식사로 조금 집어먹은 음식이 몸에 좋지 않은 영향을 미치는 때가 있었다. 잠이 잘 오지 않고 다음 날 아침에는 몸이 나른하면서 손발이 붓곤 했다. 그래서 H부인은 그런 저녁식사를 한 다음 날, 혹은 그 다음다음 날은 완전 단식을 했다. 그러면 다시 몸상태가 좋아진다는 것을 체험으로 알게 되었기 때문이다.

이런 식생활을 지속하면서 아무런 탈 없이 쾌적한 나날을 보내고 드디어 만 1년을 맞게 되었다. 1988년 12월 20일이었다. 처음에는 생각조차 할 수 없었던 일이 현실로 일어난 것이었다.

필자는 H부인의 1년간에 걸친 녹즙단식에서 대단히 깊은 감명과 교훈을 얻게 되었다. 녹즙 한 컵에 담긴 놀라운 힘, 그리고 그것만으로 건강하게 살아가는 인체의 신비로움에 다시 한 번 감탄할 뿐이었다. 지금까지 생채식을 실행해온 많은 환자들의 임상경험을 통해 현대영양학의 상식으로는 생각할 수조차 없는 초소식, 즉 하루 500~800kcal로도 성인 남자가 건강하게 생활할 수 있다는 데 대해서는 확신하고 있었지만, H부인과 같은 극단적인 녹즙단식의 결과는 상상도 하지 못했었다. 요컨대 세상은 아직도 신비로운 일로 가득 차 있다고 하겠다. 과학적 지식이라는 것도 연구가 진척됨에 따라 얼마든지 바뀔 수 있다는 사실을 확인케 해준 사례였다.

장기간의 녹즙단식과 뇌의 에너지

녹즙단식을 장기간에 걸쳐 실행할 경우 뇌는 과연 어떻게 에너지를 확보할까 하는 의문이 남는다.

현대의학의 정설에 따르자면 뇌는 포도당만을 에너지원으로 쓰고 지방은 이용하지 못한다고 되어 있다. 뇌가 하루에 소비하는 에너지는 총 섭취 칼로리의 약 20%이다. 예컨대 하루에 2,400kcal를 섭취하는 경우에는 그 20%에 해당하는 480kcal가 뇌에서 소비된다는 계산이다.

480kcal의 에너지원을 전부 포도당에서 얻는다면 약 120g의 포도당이 필요하게 된다. 가령 저녁식사에서 60g의 포도당을 섭취했다고 해도, 그 포도당은 야간수면 중에 뇌에서 소비돼버린다. 뇌는 잠을 잘

때에도 낮과 마찬가지로 에너지를 소비하기 때문에, 아침에 일어날 무렵에는 전날 저녁식사에서 얻은 포도당은 모두 소비되고 없다. 따라서 아침식사를 하지 않으면 오전에는 뇌에 포도당을 공급할 수 없게 된다. 그 때문에 혈당치가 내려가고 뇌기능도 저하할 수밖에 없다. 이런 연유로 아침식사를 걸러서는 안 된다는 것이 현대의학의 상식으로 자리 잡게 된 것이다.

그런데 H부인은 하루에 겨우 50~100kcal의 식사로 1년간이나 생활했다. 그렇다면 그동안에 뇌는 도대체 어떻게 소비에너지를 확보했을까? 과연 H부인의 뇌기능이 저하하고 있었을까? 필자는 H부인에게 몇 번이나 "머리의 활동상태는 어떻습니까? 둔해졌다거나 건망증이 심해지지는 않았습니까?" 하고 물었다. 그러나 대답은 항상 똑같았다. "머리가 나빠지기는커녕 오히려 점점 맑아지는 것 같다"는 것이었다. 또 몇 년을 두고 괴롭히던 두통이 단식으로 좋아진 뒤에는 재발할 조짐이 전혀 없다는 것이었다.

이 사례를 통해 알 수 있듯이, 우리가 단식을 시행해도 또 생채식과 같은 초소식을 계속해도 뇌기능이 저하되지 않도록 하는 인체 내의 적응력이 내재해 있는 것으로 추정된다. 머지않아 이러한 신비로운 사실이 의학적으로도 해명되는 때가 되면, '아침식사를 거르면 뇌기능이 떨어진다'는 현재의 정설이 붕괴할지도 모른다.

녹즙단식을 7년 동안이나 계속하다

이제 1년간의 녹즙단식을 무사히 끝내고 난 H부인의 식생활이 어떻게 변해 있는지가 궁금할 것이다. 오랜 기간의 녹즙단식이 초래할 수 있는 정신적인 스트레스, 즉 맛있는 것을 배부르게 먹고 싶다는 욕망의 폭발도 무섭겠지만, 육체적인 변화, 즉 소화기 계통이 어느 정도까지 쇠약해졌을까 하는 의문도 충분히 제기될 법하다.

우선 정신적인 면에서, 스트레스는 한마디로 기우에 불과했다. 스트레스가 폭발하기는커녕 오히려 그 정반대였던 것이다. 1년간의 녹즙단식으로 신체와 정신이 먹는 것을 잊을 정도로 적응해버린 탓인지, H부인은 담담한 태도로 아직도 녹즙단식을 계속하고 있다. 스스로도 아귀 같은 식욕이 솟구치지 않는 것이 신기하다는 고백이다. 때때로 (한 달에 두 차례 정도) 식구들이 먹는 초밥이나 현미밥, 채소 삶은 것, 생선회 따위를 조금씩 집어먹는 일이 있지만 기껏해야 300~500kcal 정도로, 그것만으로 충분히 만족하고 있다고 한다. 따라서 정신적으로는 어려운 문제가 거의 없다고 해도 좋을 것이다.

그러나 육체적로는 위장의 변화가 조금 있었다. 즉 1년여의 '선인식'(하루에 불과 50kcal 전후의 녹즙 한 컵)에 신체가 적응해버린 탓으로, 보통사람들의 1인분(700~800kcal)을 먹지 못하게 된 것이다. 800kcal의 반 정도라도 먹으면(대개 저녁식사 때) 그날 저녁은 대단히 불편하여 숙면을 취할 수 없게 되었다. 따라서 다음 날은 몸상태가 좋지 않고, 체중도 1kg 이상이나 늘며 발도 무거워진다고 한다. 그래서 저녁식사 때 약간 집어먹은 후에는 이틀간 생수만 마시며 단식을 한다. 그러면 다시 몸상태가 좋아지고 체중도 본래대로 줄어들면서 기분 좋게 일할 수 있게 된다는 것이다. H부인은 결국 자신은 더 이상 보통사람들처럼 먹을 수 없는 신체가 되어버렸다고 체념하게 되었다. 그래도 가끔 (한 달에 두세 차례) 먹고 싶은 욕망이 일어날 때에는 200~300kcal 정도를 집어먹곤 한다. 이 정도의 양으로는 잠자리에서 그렇게 고생도 하지 않고 다음 날 몸상태가 나빠지는 일도 없다는 사실을 알게 된 것이다. 이와 같은 식생활이 1년간의 녹즙단식 후부터 현재까지 계속되고 있는데, H부인이 하루에 섭취하는 총열량은 대체로 100kcal 정도에 불과하다. 현재 일본인이 하루 평균 2,000kcal 정도를 먹고 있다는 점을 감안하면, H부인은 그 20분의 1이라는 극단적인 소식(소식이라기보다는 단식)을 지속하고 있다.

H부인은 7년 남짓이라는 오랜 기간을 이와 같은 '선인식'으로 살아가고 있다. 손자를 넷이나 돌보면서 농장에서 채소를 재배하는 등 아침 일찍부터 밤늦게까지 아주 바쁘게 일을 하는데도, 신기하게도 체중이 조금씩 느는 경향을 보이고 있다.

1년간의 녹즙단식을 끝낼 때(1988년 12월 20일) 54kg이었던 체중이 그 후로 조금씩 늘어서 최근(1994년 3월 1일)에는 58kg이 되었다. 그 사이에 몇 차례 본단식(생수나 감잎차를 마시는 것 외에는 일절 마시거나 먹지 않는 단식)을 2~5일씩 되풀이했는데도 좀처럼 본래의 체중으로 줄어들지 않았다. 이렇게 하루에 겨우 100kcal의 초소식으로도 살이 찌는 사람이 있는 것을 보면, 체중을 줄이기 위해 애쓰는 비만인들의 고통을 충분히 헤아릴 수 있을 것 같다.

1994년 11월 4일부터 10일간 물만 마시는 본단식을 실행한 H부인이 단식 마지막 날(11월 13일)에 생채식연구회에 출석하기 위해 필자의 병원을 찾아왔는데, 10일간의 본단식을 하고 있는 사람이라고는 도저히 생각할 수 없을 정도로 건강한 모습이었다. 게다가 단식 전에 58kg이던 체중이 단식을 끝낼 때에도 58kg으로 전혀 줄지 않았다. 도대체 H부인의 신체는 어떻게 된 것일까? 1995년 1월 16일부터 16일간의 본단식을 실행했을 때에도 58kg의 체중이 조금도 줄지 않은 것은 정말로 신기하다고밖에 할 도리가 없었다. 단백질도 마찬가지이다. 무려 7년간이나 하루에 겨우 5g 정도의 단백질만 섭취하고 있는데도 훌륭한 근육이 붙어 있는 H부인의 모습을 보고 있으면, 영양학이라는 학문에 대해 절로 의구심이 든다.

최근 H부인은 녹즙단식을 앞으로도 변함없이 계속해 나가겠다는 계획을 밝혔는데, 일종의 득도의 경지에 이른 것으로 보인다. H부인은 지금까지 지속해온 녹즙단식을 자신의 건강법으로 삼아 이후로도 차질없이 실행하여 건강하게 늙어가고 싶다고 한다. 혈압도 대체로 140/85 전후로 계속 안정된 수치를 나타내고 있다. 때때로 혈액검사도 시행하고 있는데, 빈혈이나 간기능 장애 같은 이상은 전혀 찾아볼 수 없다(표3 참조). 1995년 1월 28일의 혈액검사에서는 혈청단백 8.1g/dl, 헤모글로빈 15.3g/dl에 헤마토크릿치는 47.3%로 나타났다.

'선인식'이 인류의 미래식이 될 것인가

오랫동안 영양학에 관한 연구를 계속해온 필자에게 H부인이 실행한 7년간의 '선인식'은 실로 충격적인 사건이었다. 현대영양학의 상식으로 판단할 때 도저히 지탱해 나갈 수 없는 초소식(하루 100kcal, 단백질 약 5g)으로 수년간이나 건강하게 생활할 수 있는 사람이 있다는 사실을 도대체 어떻게 받아들여야 한단 말인가. '이슬만 먹고도 살아갈 수 있다'는 인체의 신비를 과학적으로 해명하는 일이 앞으로 남겨진 과제일 것이다. 또한 녹즙(생채소)에 담겨 있는 위대한 생명력에도 주목하지 않으면 안 될 것이다. 만일 녹즙(생채소)만으로 인간이 난치병을 물리치고 무병장수할 수 있게 된다면 현대의학은 혁명적 비약을 이룩하게 될 것이다.

또한 이러한 생채식이나 선인식이 질병을 고치는 치병식治病食으로 커다란 효과가 있을 뿐만 아니라 건강하게 늙기 위한 지주가 된다는 사실이 밝혀지면 이 사회 자체가 크게 변화할 것이 틀림없다. 녹즙 선인식만으로 100살은 물론 그 이상으로 건강하게 살아갈 수 있게 된다면 지상낙원을 건설할 수 있는 토대의 하나가 이루어지는 것이기 때문이다.

지금 인류는 머지않은 장래에 닥쳐올 것으로 예상되는 세계적인 식량부족 사태를 어떻게 극복할 것인가 하는 과제를 안고 있다. 지금으로부터 반세기 후에는 세계인구가 100억(현재 65억)을 넘을 것으로 예측되고 있는데, 이와 같은 급격한 인구증가를 식량증산이 과연 따라갈 수 있을지 의문이다. 실제로 이미 지구상에서 수억의 사람들이 기아로 죽어가고 있지 않은가.

식량부족 문제에 관해서는 현재 비관론도 있고 낙관론도 있어서 확실하게 단언할 수는 없지만, 어느 쪽이 되든 간에 인류는 이 중대한 문제를 극복하기 위해 여러 가지로 고민하지 않으면 안 될 것이다. 그러는 가운데 우리의 식생활도 필연적으로 변혁될 것이라고 필자는 확신한다.

첫째는 '소식'이 건강장수의 비결이라는 사실이 각종 의학적 연구에 의해 증명되어 그 이론을 배경으로 '소식'이 경제에까지 영향을 미치게 될 것이며, 인구급증에 대처하는 방안도 이 '소식'을 기본으로 해서 마련될 수밖에 없을 것이다.

둘째로, 인류가 앞으로 진화해가야 할 목표는 이 지구상에 사랑과 자비가 충만한 지상낙원을 건설하는 일이라고 믿는다. 그러한 이상적인 사회에서는 식생활도 가능한 한 살생을 피할 수 있는 소식이 될 것으로 생각한다. 이렇게 살생을 최소한으로 줄이는 식생활, 즉 소식이 전 인류에게 정착될 때 비로소 진정한 지상낙원이 실현될 수 있다고 필자는 확신한다. 그래서 인간이 가능한 한 살생하지 않고 생활을 지탱할 수 있는 소식의 한계선을 규명하는 연구가 진전되어, 녹즙단식과 같은 '선인식'이 인류의 바른 식생활로 정착할 시대가 다가올 것이다. 현재와 같이 통돼지구이나 생선회를 배부르게 먹고 즐기는 시대에는 진정한 평화도, 건강도 얻을 수 없을 것이다. 이렇게 보면 현대인들이 이런저런 병으로 고생하고 있는 것은 너무나도 당연한 일이라고 할 수 있다.

따라서 인류가 지상낙원을 꿈꾼다면, 우선 식생활을 변혁하여 '참인류'로 다시 태어날 필요가 있다. 필자는 먼 훗날 참인류들이 '녹즙단식'만으로 건강장수하고 평화가 충만한 지상낙원을 건설하게 되는 꿈을 꾸어본다. 이 참인류들은 "1만 년 전 우리 선조들은 돼지를 통째로 구워먹거나 살아 있는 생선을 회로 만들어 먹으면서 즐거워했다"며 그 잔인함을 비웃게 될 것이다. 그때가 되면, 살해되어 식용으로 쓰일 걱정이 없는 소, 돼지, 닭들이 느긋하고 자유롭게 초원에서 풀을 뜯는 모습을 볼 수 있을 것이다.

참인류 한 사람 한 사람이 붓다나 예수와 같은 사랑 깊은 성자가 될 때 이 지구라는 행성이 대우주와 더불어 생존하게 될 것이고, 고도로 진화한 '생명들'과 함께 어울릴 수 있는 자격을 얻게 될 것이다.

H부인의 '선인식'을 보며 생각한다

7년이라는 긴 세월 동안 하루에 겨우 100kcal라는 '선인식'과 같은 녹즙만으로 식생활을 계속할 수 있었던 데에는 H부인 한 사람의 힘만이 아니라 신의 가호가 있었던 것이 틀림없다. H부인은 고오다 병원에서 탄생한 '선인' 제1호인데, 필자는 이것은 신이 우리에게 미래에 나타날 '참인류'의 모습을 미리 보여준 것이라고 믿는다. 현재의 인류가 머지

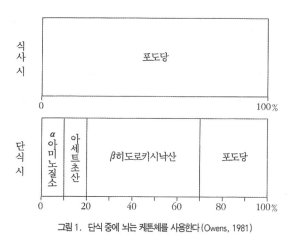

그림 1. 단식 중에 뇌는 케톤체를 사용한다(Owens, 1981)

않아 참인류로 탈바꿈하여 이러한 식생활을 영위해야 한다고 가르쳐 주고 있는 것이다.

더욱이 H부인은 지난 7년간에 오히려 점점 젊어졌으며 주위 사람들이 놀랄 정도로 피부색이 고와졌다. H부인뿐만 아니라 '생채식'을 실행한 사람들은 피부가 한결같이 아름다워졌다. 생채식이야말로 세계 제일의 '미용법'이라고 할 수 있는 것이다.

또한 H부인의 머리가 맑아진 현상에도 주목해야 한다. 60세를 넘으면 거의 예외 없이 기억력이 쇠퇴한다고 한탄하는데, 이 '생채식'은 '다시 젊어지는 식사법'이라고 불릴 정도로 기억력을 유지하는 데 큰 힘을 발휘한다. 물론 흰머리가 검어지고 백내장이 고쳐지는 현상도 기뻐해야 할 성과지만, 무엇보다도 두뇌가 맑아진다는 점은 특별히 주목할 만하다.

하루에 불과 100kcal 이하의 소식으로 어떻게 뇌에 충분한 에너지를 공급할 수 있을까. 현대의학의 상식으로는 하루 120g의 포도당, 즉 480kcal의 열량 공급이 없으면 뇌가 정상적으로 활동할 수 없는 것으로 여겨지고 있다. 그러나 H부인은 100kcal밖에 먹지 않았으므로, 뇌가 이것을 전부 포도당으로 소비한다 해도 25g밖에 되지 않는다. 아무리 생각해도 H부인의 뇌는 정상적으로 활동할 수 없었을 것만 같다.

게다가 단식을 하면 뇌는 포도당뿐만 아니라 케톤체(ketone, 지방의 연소에 의해서 생김)도 에너지원으로 사용하게 된다는 오웬스Owens의 포도당 연구도 있다(그림1 참조). 즉, 단식으로 뇌에 에너지를 보급하는 재료(포도당)가 없어지면, 뇌는 하는 수 없이 케톤체를 에너지로 사용하게 되는 것이다. 그렇다면, 아침식사를 생략함으로써 사실상 매일같이 오전에 단식을 하는 사람도 점점 그런 체질로 변해갈 것인가? 그러나 H부인의 식사량으로는 케톤체의 재료인 지방도 충분히 섭취할 수가 없다. 따라서 뇌의 기능이 떨어지지 않도록 인체 내에 또 다른 방법이 구비되어 있을 것이 틀림없는데, 그 메커니즘은 현대의학이 풀어야 할 숙제이다. 어쨌든 7년간이나 거의 단식이나 다름없는 소식 생활을 계속하는 과정에서 머리가 한층 더 맑아지고 있다는 H부인의 사례를 순수하게 사실로 받아들여야 할 것이다.

표1에서 볼 수 있는 바와 같이, 7년이나 되는 긴 세월 동안 하루 100kcal도 안 되는 '선인식'(녹즙단식)을 계속하고 있는데도 빈혈 등 간 기능의 이상이 전혀 발견되지 않고 있다. 적혈구의 수나 혈색소의 양, 혈청 총단백량이 모두 정상수치를 유지하고 있는 것이다.

흔히 채식을 하면 비타민B$_{12}$ 섭취량이 부족해지기 때문에 악성빈혈이 되는 경우가 있다고 알려져 있다. 그래서 필자는 H부인의 비타민B$_{12}$의 혈중농도가 어떤지를 조사해보았다. 그런데 이것도 정상수치에서 조금도 부족하지 않았다. 검사결과만을 놓고 보면 H부인이 하루 100kcal의 녹즙단식을 계속하고 있다고는 꿈에도 생각할 수 없는 일이었다.

검사시기 단위 검사항목		입원 시 (단식 전) '86. 10. 19	장국단식 11일째 '86. 11. 25	장국단식 38일째 '86. 12. 22	장국단식 53일째 '87. 1. 6
GOT	단위	17	19	21	24
GPT	〃	13	15	11	10
TTT	〃	1.1	1.3	0.8	1.3
ZTT	〃	8.4	8.1	6.3	6.1
알카라인 포스퍼테이즈	〃	7.7	5.2	4.5	4.7
A/G		1.75	1.80	1.99	1.88
콜린에스터레이즈	△ph	1.26	0.97	0.87	0.88
CCLF	(−)	(−)	(−)	(−)	(−)
코발트반응	R	3(x)	3(4)	3(x)	3(x)
혈청총단백	g/dl	7.8	7.3	7.0	7.1
혈청콜레스테롤	mg/dl	189	198	230	204
HDL콜레스테롤	mg/dl	51	38	46	38
혈청빌리루빈	mg/dl	$0.3 \begin{cases} 0.1 \\ 0.2 \end{cases}$	$0.6 \begin{cases} 0.2 \\ 0.4 \end{cases}$	$0.5 \begin{cases} 0.2 \\ 0.3 \end{cases}$	$0.6 \begin{cases} 0.2 \\ 0.4 \end{cases}$
혈당치	mg/dl	98	83	74	88
BUN	mg/dl	18	10	12	14
크리에티닌	mg/dl	1.0	1.3	1.2	1.1
r-글로불린	%	15.4	15.7	13.7	15.0
적혈구수	万/mm³	442	499	439	445
백혈구수	/mm³	6400	4900	6200	4800
혈색소량	g/dl	13.1	14.2	13.1	13.0
헤마토크릿치	%	39.5	43.3	39.2	39.7

표 3-1. H부인의 혈액검사 결과 추이

최근 일본에서는 갱년기를 넘긴 여성에게 많이 발생하는 골다공증이 사회문제가 되고 있다. 이러한 골다공증은 칼슘 섭취가 충분하지 못하거나 운동부족, 비타민D(일광욕도 포함한) 부족 등이 원인이라는 사실이 의학적으로 규명되어 있다. 따라서 칼슘을 많이 함유한 식품을 적극적으로 섭취하는 것이 골다공증의 예방과 치료에 필수적인 것으로 알려져 있고, 일본인 성인 남녀의 경우 하루에 적어도 600mg의 칼

검사시기 단위 검사항목		장국단식 70일째 '87. 1. 20	단식 후 생채식 14일째 '87. 2. 14	생채식 중 (2. 1 개시) '87. 4. 20	생채식 중 '87. 10. 26
GOT	단위	18	16	17	18
GPT	〃	9	10	8	17
TTT	〃	1.1	1.3	1.2	2.1
ZTT	〃	7.3	8.7	8.4	10.5
알카라인 포스퍼테이즈	〃	5.3	7.5	7.6	10.1
A/G		2.01	1.86	1.80	1.71
콜린에스터레이즈	△ph	0.92	1.22	1.26	1.16
CCLF	(−)	(−)	(−)	(−)	(−)
코발트반응	R	3(x)	3(4)	3(4)	3(x)
혈청총단백	g/dl	7.6	7.8	7.7	8.3
혈청콜레스테롤	mg/dl	257	221	229	232
HDL콜레스테롤	mg/dl	53	62	67	56
혈청빌리루빈	mg/dl	0.7 $\left\{ {0.4 \atop 0.3} \right.$	0.5 $\left\{ {0.2 \atop 0.3} \right.$	0.4 $\left\{ {0.2 \atop 0.2} \right.$	0.4 $\left\{ {0.2 \atop 0.2} \right.$
혈당치	mg/dl	86	82	85	92
BUN	mg/dl	27	22	24	23
크리에티닌	mg/dl	1.3	1.0	1.1	1.1
r-글로불린	%	14.0	15.4	15.1	15.5
적혈구수	万/mm³	447	435	422	436
백혈구수	/mm³	6300	6100	6600	6800
혈색소량	g/dl	13.6	13.0	12.5	13.2
헤마토크릿치	%	39.7	38.8	38.5	40.6

표 3-2. H부인의 혈액검사 결과 추이

슘을 섭취하도록 권장하고 있다.

그런데 H부인이 지속해온 '선인식'의 경우 하루 칼슘 섭취량이 100mg 정도에 불과하기 때문에 골다공증의 위험성이 극히 높다고 볼 수 있다. 그래서 필자는 1993년 5월 7일 오사카 시립대학 생활과학부의 오쿠다奧田 교수에게 의뢰하여 H부인의 골밀도를 측정했다. 그런데 놀랍게도 H부인의 골밀도는 같은 연령의 여성 평균치보다도 높은

검사시기 단위 검사항목		생채식 중 '87. 2. 1 시작 '88. 1. 26	생채식 중 '87. 2. 1 시작 '88. 5. 6	생채식 중 '87. 2. 1 시작 '88. 8. 30	생채식 중 '87. 2. 1 시작 '88. 11. 7
GOT	단위	15	16	15	16
GPT	〃	11	8	9	10
TTT	〃	1.7	1.1	0.9	0.8
ZTT	〃	11.8	10.6	10.2	8.5
알카라인 포스퍼테이즈	〃	9.8	9.3	6.9	8.9
A/G		1.73	1.76	1.77	1.72
콜린에스터레이즈	Δph	1.38	1.23	1.03	1.04
CCLF	(−)	(−)	(−)	(−)	(−)
코발트반응	R	3(x)	3(x)	3(4)	3(x)
혈청총단백	g/dl	8.8	8.2	7.9	8.0
혈청콜레스테롤	mg/dl	242	233	223	232
HDL콜레스테롤	mg/dl	67	69	62	68
혈청빌리루빈	mg/dl	$0.3 \left\{ \begin{matrix} 0.1 \\ 0.2 \end{matrix} \right.$	$0.6 \left\{ \begin{matrix} 0.2 \\ 0.4 \end{matrix} \right.$	$0.5 \left\{ \begin{matrix} 0.2 \\ 0.3 \end{matrix} \right.$	$0.5 \left\{ \begin{matrix} 0.2 \\ 0.3 \end{matrix} \right.$
혈당치	mg/dl	93	82	84	78
BUN	mg/dl	22	24	23	24
크리에타닌	mg/dl	1.2	1.1	1.3	1.1
r-글로불린	%	16.9	16.3	16.4	15.7
적혈구수	万/㎟	475	446	436	427
백혈구수	/㎟	7400	7500	6200	7700
혈색소량	g/dl	14.8	13.5	13.2	13.4
헤마토크릿치	%	43.9	41.0	40.0	39.6
비타민B12	pg/ml				1018

표 3-3. H부인의 혈액검사 결과 추이

수치를 나타내고 있었다(그림2 참조). 정말 신기한 일이었다. 도대체 H
부인의 체내 칼슘 대사는 어떻게 되어 있는 것일까? 생채식을 실행하
는 데 주의할 사항은 생채소의 종류를 가능한 한 많게 할 것, 뿌리와
잎을 거의 같은 분량으로 먹을 것, 또 잎 부분을 끈적끈적한 범벅상태
로 찧어서 반드시 찌꺼기도 함께 먹을 것 등이다.

검사시기 단위 검사항목		생채식 중 '89. 2. 13	생채식 중 '89. 6. 19	생채식 중 '89. 12. 16	생채식 중 '90. 6. 3
GOT	단위	15	14	17	16
GPT	〃	10	12	9	11
TTT	〃	0.8	1.3	0.9	0.7
ZTT	〃	9.2	11.6	11.4	10.6
알카라인 포스퍼테이즈	〃	8.1	8.3	7.9	7.7
A/G		1.72	1.60	1.79	1.88
콜린에스터레이즈	△ph	1.12	1.29	1.26	1.18
CCLF	(−)	(−)	(−)	(−)	(−)
코발트반응	R	3(x)	3(4)	3(x)	3(4)
혈청총단백	g/dl	7.8	8.2	8.3	8.0
혈청콜레스테롤	mg/dl	231	236	232	224
HDL콜레스테롤	mg/dl	70	72	69	71
혈청빌리루빈	mg/dl	$0.4 \begin{cases} 0.2 \\ 0.2 \end{cases}$	$0.6 \begin{cases} 0.2 \\ 0.4 \end{cases}$	$0.6 \begin{cases} 0.2 \\ 0.4 \end{cases}$	$0.5 \begin{cases} 0.2 \\ 0.3 \end{cases}$
혈당치	mg/dl	81	91	82	84
BUN	mg/dl	22	23	24	20
크리에타닌	mg/dl	1.3	1.1	1.2	1.1
r-글로불린	%	15.2	16.6	15.7	16.0
적혈구수	万/mm³	423	445	478	454
백혈구수	/mm³	7600	6200	7300	6300
혈색소량	g/dl	13.1	14.0	14.2	13.9
헤마토크릿치	%	39.8	42.6	44.0	42.8
비타민B$_{12}$	pg/ml	1669		1490	
LDH	단위	320	280		

표 3-4. H부인의 혈액검사 결과 추이

　　필자가 니시건강법의 창시자인 니시西勝造 선생에게서 배웠던 생채식 건강법의 원칙은 생채소의 뿌리와 잎을 전부 먹는 것이었다. 잎 부분을 끈적끈적한 범벅상태로 찧어서 즙을 짜내 마시는 것은 변칙으로서 특수한 환자, 예를 들면 위궤양 환자에게만 권하는 것이라고 배웠었다. 생채소 찌꺼기에도 영양이 풍부하게 포함되어 있기 때문에 결

검사항목	단위	생채식 중 '90. 11. 18	생채식 중 '91. 5. 8	생채식 중 '91. 12. 7	생채식 중 '92. 7. 10
GOT	단위	17	14	16	15
GPT	〃	12	9	10	8
TTT	〃	0.7	0.9	0.7	0.9
ZTT	〃	8.6	9.8	10.4	11.2
알카라인 포스퍼테이즈	〃	8.1	8.9	8.4	8.7
A/G		1.22	1.24	1.27	1.26
콜린에스터 레이즈	△ph	1.14	1.08	1.22	1.12
CCLF	(−)	(−)	(−)	(−)	(−)
코발트반응	R	3(x)	3(4)	3(4)	3(x)
혈청총단백	g/dl	8.3	8.1	8.0	7.9
혈청콜레스테롤	mg/dl	226	223	228	220
HDL콜레스테롤	mg/dl	74	70	68	69
혈청빌리루빈	mg/dl	0.5 {0.2 / 0.3}	0.4 {0.2 / 0.2}	0.5 {0.2 / 0.3}	0.4 {0.2 / 0.2}
혈당치	mg/dl	87	89	86	92
BUN	mg/dl	22	24	22	22
크리에티닌	mg/dl	1.1	1.3	1.2	1.1
r-글로불린	%	16.2	15.8	16.3	16.1
LDH	단위	294	312	310	314
적혈구수	万/mm³	432	446	438	430
백혈구수	/mm³	6300	5800	6400	6300
혈색소량	g/dl	13.6	14.5	13.2	13.0
헤마토크릿치	%	41.3	42.6	41.8	41.4
비타민B₁₂	pg/ml				1585

표 3-5. H부인의 혈액검사 결과 추이

코 버려서는 안 되며, 찌꺼기를 버리고 녹즙만을 장기간 마시게 되면 영양실조에 빠질 우려가 있다는 것이었다. 이러한 선입관이 있었기 때문에 필자는 1950년부터 생채식을 실행해오면서 변함없이 끈적끈적한 범벅상태로 찧어서 전부를 먹어왔다.

그런데 1964년 무렵, 오랜 세월에 걸쳐 대량의 생채식을 한 결과 위

검사시기 단위 검사항목		생채식 중 '92. 12. 8	생채식 중 '93. 5. 6	정상치
GOT	단위	19	21	8~40
GPT	〃	11	14	5~35
TTT	〃	1.4	1.0	0~5
ZTT	〃	9.6	10.5	4~12
알카라인 포스퍼테이즈	〃	8.1	9.5	2.7~10
A/G		1.27	1.21	1.3~2.3
콜린에스터레이즈	△ph	9.9	1.08	0.7~1.3
CCLF	(−)	(−)	(−)	(−)
코발트반응	R	3(x)	3(4)	R2~R4
혈청총단백	g/dl	8.3	8.0	6.5~8.3
혈청콜레스테롤	mg/dl	237	226	130~220
HDL콜레스테롤	mg/dl	74	69	40~70
혈청빌리루빈	mg/dl	0.5 { 0.2 / 0.3	0.4 { 0.2 / 0.2	직접 0~0.5 간접 0.2~0.6
혈당치	mg/dl	87	91	60~110
BUN	mg/dl	26	23	8~20
크리에티닌	mg/dl	1.1	1.3	0.6~1.5
r-글로불린	%	16.3	16.0	12.0~21.0
LDH	단위	290	310	150~400
적혈구수	万/㎜³	436	446	남 400~540 여 380~480
백혈구수	/㎜³	6100	6900	4000~8000
혈색소량	g/dl	13.9	14.2	남 12.5~17.0 여 11.5~16.5
헤마토크릿치	%	41.5	42.8	남 34~50 여 32~47
비타민B₁₂	pg/ml		1545	210~945

표 3-6. H부인의 혈액검사 결과 추이

와 대장이 나빠진 뒤부터 생채소를 대량으로 먹을 수 없는 체질이 되
어버렸다. 끈적끈적한 상태로 짓이긴 생채소를 대량으로 먹으면 헛배
가 불러와 고통스러울 뿐만 아니라 복통이 심해졌기 때문에, 아무리
애를 써도 먹을 수가 없었던 것이다.

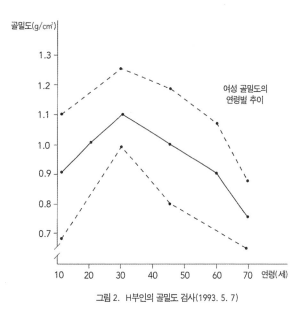

그림 2. H부인의 골밀도 검사(1993. 5. 7)

　그러나 생채소는 어디까지나 찌꺼기를 버리지 않고 끈적끈적한 상태로 먹어야 한다는 선입관에 사로잡혀 있던 필자는 그 후로도 여러 차례에 걸쳐 똑같은 방식의 생채식에 도전했다. 그렇지만 아무리 고집이 센 필자라도 복통만은 이길 수 없었다.

　그러면 상태가 좋아질 때까지 기다렸다가 다시 똑같은 방식의 생채식에 도전하곤 했다. 수없이 도전을 해도 같은 결과로 끝나고 말았다. 1950년부터 계속해온 대량의 생채식으로 장이 형편없이 나빠졌기 때문이었다.

　결국 위장이 근본적으로 회복될 때까지는 찌꺼기를 버리고 녹즙만을 짜내 마시기로 했다. 그 후 수년간에 걸쳐 찌꺼기를 버리고 녹즙만 음용하는 생활을 통해 녹즙의 여러 가지 효용을 체득할 수 있었다. 그러나 계속해서 녹즙만 음용해서는 얼마 못 가 영양실조로 쓰러져버릴 것이라는 믿음에는 변화가 없었다.

따라서 H부인이 처음에 녹즙을 내서 마시는 변칙적인 생채식을 시작할 때에도 필자는 장기간 계속한다는 데 대해 불안감이 없지 않았었다. 그런데 예상과 정반대로 녹즙만 마시는 생채식을 1년, 2년 계속하는 동안 점점 건강해지는 H부인의 모습에 놀라고 만 것이다. 이로써 필자는 찌꺼기를 걸러낸 녹즙에도 놀라울 정도로 풍부한 영양이 함유되어 있다는 사실을 알게 되었다.

하지만 H부인이 현재와 같이 찌꺼기를 버린 녹즙 한 컵만으로 계속 살아갈 경우 과연 어떻게 될 것인지는 솔직히 필자로서도 전혀 예측할 수 없다. 앞으로의 추이를 관심을 가지고 지켜볼 뿐이다.

사례 2

소뇌실조증을 완전 치유하다

필자는 젊을 때부터 만성 위장병, 만성 간염 및 담낭담도염 등의 질환으로 고생하면서 오랫동안 현대의학의 치료를 받았지만 기대한 만큼의 효과가 없어 앞날을 비관하고 있던 차에, 동양의학과 민간요법에 희망을 걸고 새로운 연구를 시작했다.

그리하여 1950년 8월 이코마 산(生駒山)에서 처음으로 11일간의 단식을 실행하고 증상이 호전되는 등 좋은 성과를 얻어 건강하게 집으로 돌아올 수 있었다.

간장병에는 균형 잡힌 영양식이 필요하다는 상식에 비추어볼 때 단식은 당치 않은 짓인데도 병세가 오히려 호전되었기 때문에, 당시 필자는 단식에는 현대의학으로 아직 해명되지 않은 심오한 무언가가 숨어 있는 것이 틀림없다고 생각했다. 그렇게 체력을 회복하고 나서 단식에 매료된 필자는 이후 수십 차례에 걸쳐 단식을 실행했다.

필자는 단식을 거듭할 때마다 건강을 회복할 수 있었고, 단식에 숨겨진 진리를 하나하나 체득할 수 있었다. 그 결과 단식이 난치병 근치와 체질개선의 비법이라는 옛말이 진실이었음을 마음속 깊이 믿게 되었다.

이리하여 단식법 연구에 몰두하게 된 필자는 그 후 병원을 열게 되었고, 현대의학의 치료법으로는 포기상태에 있는 난치병 환자들을 위해 단식 전문가가 될 것을 아무런 망설임 없이 결심하게 되었다. 개원 후 한층 다양한 건강법을 연구, 실천하는 과정에서 니시 선생이 가르친 '니시건강법'을 충분히 이해할 수 있었고, 환자들에게 지도하는 건강법도 이 니시건강법을 기본으로 삼게 되었다.

이후 필자는 니시건강법의 '6대 원칙', 즉 평상, 목침, 붕어운동, 모관운동, 합장합척운동, 등배운동 등을 환자의 질병상태나 체력에 따라 적절하게 실행하도록 지도하면서 단식을 실행하도록 했다. 또 피부단련을 위해 풍욕風浴과 냉온욕冷溫浴을 권장하고 질병상태에 따라 적절하게 시행하도록 지도해왔다(이 운동법에 대해서는 부록에서 간단히 소개했다).

이러한 종합적인 건강법을 실행하는 과정에서 단식법이 특히 효험이 있어서였는지, 해가 지남에 따라 현대의학의 치료로는 효과가 없는 이른바 난치성 질환, 예를 들면 만성 관절류머티즘이나 고혈압, 당뇨병, 만성 간염, 만성 신장염, 기관지 천식, 아토피성 피부염, 중증 근무력증, 다발성 경화증, 암 등이 호전되는 사례가 속속 나타났다. 이러한 성과는 그 후 《단식소식건강법》, 《가정에서 할 수 있는 단식건강법》 등으로 정리해 보고한 바 있다.

그와 함께 1967년 히노日野厚 선생, 이마무라今村基雄 선생, 가와지마川嶋昭司 선생 등 저명한 의사들과 협력하여 '절식연구회絶食研究會'를 조직해 단식법을 과학적으로 연구, 발전시키는 모체가 되기도 했다.

그 후 30년이 지난 1994년에 제30회 연구회를 오카야마에서 개최했는데, 최근에 이르러 마침내 전문의들 사이에서도 단식법에 대한 관심이 높아진 것은 실로 기쁜 일이 아닐 수 없다.

필자는 단식과 함께 생채식에도 강한 흥미를 가지고 지난 40여 년 간 집중적인 연구를 해왔다(1995년 기준). 생채식은 니시건강법에 포함 된 식사법의 하나로, 불로 익힌 것은 일절 먹지 않고 매일 대량의 생채 소만을 지속적으로 먹는 특수한 식사법이다.

이러한 생식법도 체질을 개선하여 난치병을 근치하는 비법으로 알 려져 있었는데, 그 사실 여부를 확인하기 위해 손수 실천을 반복하면 서 연구를 거듭했다. 그 결과 녹황색 생채식도 확실히 질병치료와 건 강증진에 커다란 효과가 있음을 알게 되었으며, 이것을 단식법과 병 행하여 응용하게 되었다. 지금까지 약 6,000명이 이 생채식을 실행했 는데, 그 효과의 일부가 졸저 《생채식건강법》과 《소식이 건강의 원 점》에 수록되어 있다.

고오다 병원에서 일반환자들에게 지도하고 있는 표준 생채식의 내 용은 표1과 같은데, 하루에 섭취하는 총열량은 약 900kcal, 단백질 은 평균 25g 정도이다. 흔히 이런 식의 '저영양식'을 며칠간 계속하 면 날이 갈수록 야위어 결국에는 영양실조로 쓰러져버릴 것으로 생각 하기가 쉽다. 현대영양학의 상식에서 보면 당연한 생각이다. 하루에 900kcal의 식사는 기초대사량에도 미치지 못하기 때문이다.

그런데 실제로 생채식을 실행해보면 절대로 그렇지 않다. 생채식을 시작한 처음에는 체중이 점차 줄면서 몸이 야위지만, 3~4개월이 지나 면 체중 감소가 그치면서 얼마 동안 일정한 체중을 유지하게 된다. 사 람에 따라 편차가 있지만 그 기간은 대개 수개월 계속되고, 그 이후에 는 신기하게도 조금씩 체중이 늘기 시작하는 것이다. 이것은 필자가 1974년 3월부터 1년 10개월 동안 처음 생채식을 시도했을 때 이미 체 험한 사실이다(그림1 참조).

하루에 900kcal, 단백질 25g 정도의 저영양식으로 살이 찐다는 것

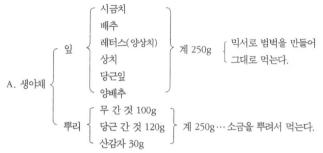

1. 아침 식사는 거를 것
2. 점심
   - A. 생야채
     - 잎
       - 시금치
       - 배추
       - 레터스(양상치)
       - 상치
       - 당근잎
       - 양배추

       계 250g — 믹서로 범벅을 만들어 그대로 먹는다.
     - 뿌리
       - 무 간 것 100g
       - 당근 간 것 120g
       - 산감자 30g

       계 250g…소금을 뿌려서 먹는다.
   - B. 생현미가루 70g………가루째 먹는다.
   - C. 소금 5g(조미료로 사용)
3. 저녁………점심과 똑같이
4. 생수와 감잎차를 하루에 1~1.5ℓ씩 마실 것
5. 매일 아침 마그밀(완하제) 20cc를 물 1홉에 타서 마실 것
6. 이 외에, 일체의 음식을 금지할 것
7. 니시건강법의 6대 법칙을 실행한다.
   ① 평평한 나무 침대와 반원형 목침을 사용
   ② 붕어운동 1일 3회, 1회 2분
   ③ 모관운동 1일 3회, 1회 2분
   ④ 합장합척운동 1일 3회, 1회 100번
   ⑤ 등배운동 1일 3회, 1회 10분
8. 풍욕 1일 3회, 냉온욕 1일 1회 실시할 것

표1. 고오다 병원에서 실행 중인 생채식

은 도저히 믿기 힘든 현상이지만, 그러나 틀림없는 사실이다. 그래서 이 체중이 상승하는 곡선을 '고오다 곡선'으로 부르기로 했다. 그 후 수많은 환자들에게 필자가 실행한 것과 동일한 생채식을 시행하도록 했는데, 역시 체중이 늘어나면서 동일한 고오다 곡선이 나타나는 사례가 잇달았다. 그리하여 생채식으로 체중이 늘어나는 경향은 결코 필자 한 사람에게만 나타난 현상이 아니었다는 사실을 알게 되었다.

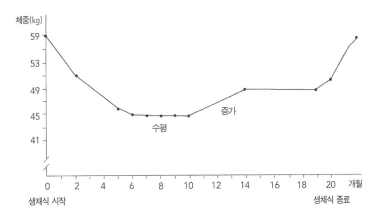

그림 1. 필자가 체험한 생채식 기간 중 체중 변화('74. 3~'75. 12)

그 후 생채식 실천 사례가 더욱 늘어남에 따라, 그때까지의 표준 생채식량이 너무 많다고 이야기하는 환자들이 나타나기 시작했다. 1~2년이라는 장기간에 걸쳐 생채식을 실행하는 과정에서 생채식에 포함되어 있는 생현미가루(하루 140g, 약 500kcal)를 생략한 생채소(하루 1kg)만으로도 충분히 건강하게 생활할 수 있으며 체중도 줄지 않는다는 사람들이 나타나기 시작한 것이다.

이렇게 1~2년의 장기간에 걸쳐 소량의 생채식만으로도 확실히 건강하게 일상생활을 영위해 갈 수 있는 사람이 현재까지 열 명 이상 나타났다. 그중에는 생채소의 양을 반으로 줄여 하루에 500g만으로 생활하는 사람도 있다. 이는 하루에 겨우 200kcal만을 섭취한다는 말이니, 이야말로 현대판 '선인'이라고 불러도 무방할 것이다. 더욱 놀라운 사실은, 이러한 '선인식'을 계속하면서 단식까지 시행하는 사람이 나타나고 있다는 것이다. 이런 현상에는 필자도 경탄하지 않을 수 없다. 다음에 이 현대판 '선인' 중 한 사람이 시행한 단식의 경과를 소개한다.

M씨에게 지도한 건강법

단식 및 생채식 요법

M씨는 1987년 5월 16일부터 생채식을 실행하게 되었는데, 그 전인 1986년 12월 16일 고오다 병원에 입원한 뒤 현미 5부 죽(현미 50%와 물 50%로 끓인 죽)과 두부로 소식(하루 약 1,100kcal) 요법을 시작하여 12월 18일부터 이듬해 1월 10일까지 24일간, 다시 1987년 3월 21일부터 4월 9일까지 20일간 두 차례에 걸쳐 장국단식을 단행했다(표2 참조).

단식을 시작할 때에는 우선 준비식, 즉 현미보통식에서 현미 5부 죽, 3부 죽(현미 30%와 물 70%로 끓인 죽)으로 점차 감식하다가 장국단식에 들어간다. M씨는 이틀간의 준비식을 하고 나서 단식을 시작했다.

단식을 끝낸 후에도 다시 현미 3부 죽, 5부 죽으로 점차 늘려가는데, M씨의 경우 이 회복식(漸增食) 기간은 준비식보다 긴 5일이 필요했다.

한편 생채식에 들어갈 경우에는 단식과 같이 그렇게 엄격한 준비식은 행하지 않으며, 경우에 따라서는 보통식에서 곧바로 생채식으로 이행하는 일도 있다. M씨는 단식을 끝낸 후 현미 5부 죽을 계속하고 있었기 때문에 현미 5부 죽 단계에서 곧바로 생채식을 시작했다.

이상과 같은 생채식을 매일 계속하면서 한편으로는 니시건강법의 6대 원칙을 비롯하여 풍욕과 냉온욕을 착실하게 실행했다(표1 참조).

여기서 잠시 니시건강법의 풍욕법과 냉온욕법 등에 관해 설명해둔다.

풍욕風浴

풍욕은 피부단련법의 하나로, 겨울에도 가벼운 옷차림만으로 지낼 수 있고 감기에도 걸리지 않는 건강체가 되는 것을 목표로 하고 있다.

그 방법은 이렇다. 우선 실내에서 나체 혹은 팬티만 걸치고 몸 전체

1. 물 3홉(540cc)에 다시마 10g과 표고버섯 10g을 넣는다.
2. 물이 끓으면 다시마와 표고버섯을 꺼낸다.
3. 여기에 흑설탕 30g과 간장 30g을 넣으면, '장국'이 완성된다.

→ 차가워지기 전에 전부 마신다.
이것이 한 끼니분으로 점심과 저녁 두 차례 똑같은 것을 마신다.
이 외에 생수와 감잎차를 제외하고는 아무것도 먹지 않는다.

표 2. 장국단식 실행법

를 공기에 노출시킨다. 그리고 일정한 시간이 지나면 담요로 몸을 덮어 따뜻하게 한다. 이와 같이 담요를 덮었다가 벗는 것을 반복하는 것이 흥미로운 대목이다.

나체로 있는 시간과 담요를 덮어 몸을 따뜻하게 하는 시간은 표3과 같은데, 이 시간을 정확하게 지키도록 한다. 처음 시작하는 경우에는 다음과 같은 순서를 지킬 필요가 있다.

1일째 : 20초부터 시작하여 70초까지 행한다.

2일째 : 20초부터 시작하여 80초까지 행한다.

3일째 : 20초부터 시작하여 90초까지 행한다.

4일째 : 20초부터 시작하여 100초까지 행한다.

5일째 : 20초부터 시작하여 110초까지 행한다.

6일째 : 20초부터 시작하여 120초까지 행한다.

이후에는 매일 20초부터 시작하여 120초까지 지속적으로 행한다. 처음부터 갑자기 120초까지 하면 감기에 걸릴 우려가 있기 때문에, 반드시 70초까지만 하도록 주의해야 한다.

횟수	창문을 열고 나체로 있는 시간	담요를 덮고 있는 시간	
1	20초	1분	따뜻하되 땀이 나진 않을 정도로 한다.
2	30초	1분	
3	40초	1분	
4	50초	1분	
5	60초	1분 30초	
6	70초	1분 30초	
7	80초	1분 30초	
8	90초	2분	
9	100초	2분	
10	110초	2분	
11	120초	옷을 입고 담요를 덮고 누워서 2~3분 동안 쉰다.	

표 3. 풍욕법 실행 시간표

시행하는 시각은 원칙적으로 해가 뜨기 전과 해가 진 후에 하도록 되어 있지만, 병약자는 정오가 지난 가장 따뜻한 시각에 시작하여 매일 30분에서 한 시간씩 앞당겨 점차 오전 5~6시경에 하도록 한다. 체질개선을 위해서는 하루 3~4회 실행하는 것이 바람직하다.

냉온욕冷溫浴

냉온욕은 냉욕과 온욕을 교대로 반복하는 목욕법으로, 처음에는 냉탕에 1분간 들어간 다음에 온탕에 1분간 들어가고, 다시 냉탕에 1분간 들어가고 하여 냉-온-냉-온-냉탕을 반복한다. 반드시 처음에 냉탕부터 들어가서 마지막에도 냉탕으로 끝나기 때문에, 냉탕에 들어가는 것이 한 번 더 많다. 대체로 냉탕 4~5회에 온탕 3~4회가 적당하며, 질병에 따라서는 냉탕에 10회 이상 들어가는 경우도 있다.

냉탕의 온도는 계절과 관계없이 섭씨 14~15도가 이상적이지만, 지하수를 사용하는 경우에는 여름 17~18도, 겨울에는 12~13도 정도가 된다. 고오다 병원에서는 샘물을 사용하고 있는데, 계절과 관계없이 17~19도를 유지하고 있다.

한편 온탕의 온도는 보통 목욕탕의 온도, 즉 섭씨 41~42도로 한다.

이 냉온욕은 입원환자 전원이 빠짐없이 하도록 하고 있으나, 고혈압이나 동맥경화, 심장병 환자는 금지시키고 있다.

M씨는 이러한 풍욕과 냉온욕을 입원한 이래 매일 착실하게 실행했다(표1 참조).

기타 건강체조

이상의 피부단련법 외에 고오다 병원에서는 니시건강법의 붕어운동, 모관운동, 합장합척운동, 등배운동 등을 원칙적으로 입원환자 전원에게 일과로서 실행하도록 지도하고 있다(그 실제에 관해서는 부록에서 간단히 설명한다). M씨는 이러한 건강체조도 규칙적으로 실행했다(표1 참조).

M씨에게 실시한 검사내용

M씨가 고오다 병원에 입원해 있던 1986년 12월 16일부터 1987년 6월 30일까지 체온, 체중, 맥박 및 악력握力은 매일 측정하고 혈압, 소변(단백, 당, ph, 혈뇨) 및 혈액(ESR, 혈구, 적혈구 수, 백혈구 수, 혈색소량, 헤마토크릿치 및 백혈구 분류), 간기능(GOT, GPT, TTT, ZTT, 알카라인포스퍼테이즈, A/G, 콜린에스터레이즈, CCLF, 코발트반응, 혈청 총단백, 혈청콜레스테롤, 혈청빌리루빈, 혈당치, BUN, 크리에티닌, γ-글로불린), 흉부 X선 등의 검사를 정기적으로 실시했다(표5 참조).

퇴원 후에도 정기적으로 이러한 검사를 시행했는데, 시간이 지나면서 병세가 점차 호전됨에 따라 검사의 횟수와 항목을 줄여나갔다. 또한 혈액검사는 일본의학임상검사연구소에 의뢰했고, 질소 및 단백질 대사, 골밀도 등의 검사는 오사카 시립대학 생활과학부의 오쿠다奧田 豊子 교수에게 의뢰했다.

M씨의 임상과정과 치료내용

1962년 12월 25일 출생한 M씨(여)는 태어난 후 이렇다 할 병 없이 비교적 무사히 성장하긴 했으나, 가끔 두통, 복부팽만, 피로감 등의 증상을 겪었기 때문에 일반적으로 건강한 아이들에 비해 약간 허약한 편에 속했다.

가정환경의 영향으로 어릴 때부터 건강식으로 현미를 상식常食했으며, 건강법에 많은 관심과 흥미가 있어서 고교 3학년 때에는 고오다 병원에 입원하여 단식을 체험할 정도로 열심이었다. 퇴원 후에도 니시건강법이나 사쿠라자와櫻澤식 식이요법에 대한 공부와 실천을 계속했고, 간혹 고오다 병원에서 습득한 생채식을 한 달이나 달포 동안 실행하곤 했다.

그런데 전문대학을 졸업하고 야오八尾 시에 있는 모 양호학교에 근무하던 중, 추락사고로 머리를 크게 다쳐 병원으로 실려가는 불행을 당했다. 다행히 병원에서 곧바로 의식을 회복했고 여러 검사에서도 아무런 이상이 없어 바로 다음 날 퇴원했다. 그런데 그 후 한 달 남짓 지나면서부터 이상한 증상이 나타나기 시작했다. 신체의 평형을 유지하지 못하고 비틀거려서 똑바로 걸을 수가 없었고, 심할 때에는 엎드려 손발로 기어야 할 정도가 된 것이다.

병원에서 정밀검사를 받은 결과 소뇌실조증小腦失調症이라는 진단이 나왔는데, 이렇다 할 치료법이 없다는 것이었다. 날이 갈수록 증세가 더욱 심해져서, 그대로 가다가는 평생을 누워서 보내는 처지가 되지 않을까 하는 우려가 들었다.

현대의학으로는 완치될 가망이 없다는 것을 확인한 M씨는 그때까지 연구해오던 동양의학에 희망을 걸고 있었다. 그러던 차에, 고오치高知에 살면서 사쿠라자와식 식이요법과 침구치료를 시행하고 있는 S선생의 신봉자였던 작은어머니의 권유로 S선생의 치료를 받게 되었다.

M씨가 S선생의 치료를 받게 된 것은 고오다 병원에서 습득했던 생채식의 특성과도 관련이 있었다. 동양의학에서는 생채소나 과일류를 음성식품으로 분류해 일반적으로 음성체질에는 좋지 않다고 여기고 있었기 때문에, 음성체질인 M씨는 생채식이 자신에게는 적합하지 않다고 생각한 것이다. 실제로 M씨는 생채소를 조금만 많이 먹으면 다리가 휘청거리고 어지러운 증세가 나타났다. 학창시절에 여러 차례 실행했던 생채식으로 체질이 더욱 음성화된 것이 아닌가 하는 생각도 들었다.

그래서 고오다 병원이 있는 야오 시에서 고오치로 가서 약 6개월간 S선생의 지도를 받으면서 사쿠라자와식 식이요법을 규정대로 실행하고 침구치료도 열심히 받았다. 그 결과 처음에는 병세가 약간 호전되었으나, 얼마 지나지 않아 오히려 점점 악화되었다. 생채소나 과일류 같은 음성식품은 일절 입에 대지 않고 현미채식을 엄격하게 지켰음에도 다리가 휘청거리는 증세가 더욱 심해졌다. 게다가 무 간 것이나 생오이 같은 음성식품을 약간만 먹어도 증세가 한층 심해졌다. 얼굴과 다리에 가벼운 부종이 나타나고 전신무력감도 심해졌으며, 소변검사 결과가 단백(+)으로 나와 신장기능 장애도 우려되었다.

이윽고 1986년 연말이 다가오면서, 이전에는 전혀 겪지 못했던 극심한 추위를 느끼게 되었다. M씨의 체질이 점점 더 음성화되고 있다는 증거였다.

철저한 양성식陽性食을 통해 음성체질을 양성화하며 병을 고치겠다는 목적으로 사쿠라자와식 식이요법을 실행해왔는데, 오히려 체질의 음성화가 심해져 기대와 전혀 어긋난 결과가 되고 만 것이다. 그래서 그 식이요법을 지속하는 데 의문을 품게 된 M씨는 다시 야오 시로 돌아와 고오다 병원에서 입원치료를 받기로 결심했다. 1986년 12월 16일의 일이었다.

고오다 병원에서 실행한 단식의 경과

고오다 병원에 입원한 M씨에게 필자는 곧바로 장국단식을 시행하도록 했다. 입원 전부터 감식을 해왔기 때문에 준비식을 생략하고 12월 18일부터 곧바로 단식에 들어갔다. 단식기간은 24일간으로 비교적 길었다. 그런데 이 단식이 주효하여, 단식이 끝날 무렵에는 소뇌실조증이 현저하게 좋아졌다. 이런 상태라면 단식을 반복함으로써 병을 고칠 수 있겠다는 확신이 생겼다.

그런데 다음 단식을 준비하는 과정에서 문제가 발생했다. 체력(체중)의 회복이 그다지 순조롭지 않았던 것이다.

입원 후 첫 번째 단식을 하기 전에 51.4kg이었던 M씨의 체중이 24일간의 장국단식을 끝낸 후에는 46.5kg으로 줄어들어 있었다. 그래서 체중이 다시 50kg 정도로 회복된 뒤에 두 번째 단식을 시작할 요량으로 회복식을 일반 입원환자들보다 많이 먹도록 했다. 그런데 하루 1,600kcal의 식사량으로도 체중을 50kg까지 회복하기가 쉽지 않았다. 하루 1,600kcal의 식사를 2개월간 계속한 뒤인 3월 12일에도 체중은 아직 47.0kg이었다. 두 달 동안 겨우 0.5kg이 늘어난 셈이었다.

하는 수 없이 체중 회복을 기다리지 않고 곧바로 두 번째 장국단식을 시작하기로 했다. 3월 21일에 시작된 단식은 20일간 계속되었다.

이 두 번째 단식으로 소뇌실조증이 한층 호전되면서 보행이 상당히 편해졌다. 또 이전에는 니시건강법의 등배운동을 제대로 할 수 없었는데, 이제는 문제없이 할 수 있었다. 그러나 이 두 번째 장국단식으로 체중은 더욱 감소하여 단식을 끝낸 4월 9일에는 41.5kg을 기록했다.

회복식이 시작되자, 첫 번째 단식을 끝냈을 때와 달리 이번에는 체중이 빠르게 증가하기 시작했다. 단식을 끝내고 회복식을 시작한 37일째인 5월 15일의 체중이 44.0kg이었으니 37일 동안 2.5kg이나 증가한 것으로, 첫 번째 단식 후 60일 동안 0.5kg밖에 늘지 않았던 것과 비교하면 대단히 빠른 속도였다. 위장의 흡수율이 대단히 좋아졌다는 증거였다. 한편 체력도 눈에 띄게 좋아져 보행에도 힘이 있어 보였다. 여기에 자신을 얻어 5월 16일부터 생채식을 단행하기로 했다.

생채식을 시작하다

생채식은 대체로 표1의 내용에 따라 실행했는데, 한편으로는 생채소를 그렇게 대량으로 먹으면 소뇌실조증이 더욱 악화하지 않을까 하는 걱정도 있었다. 앞에서도 이야기했듯이 M씨는 고오다 병원에 입원하기 전에 잘게 간 무와 생오이 등 생채소를 조금만 먹어도 다리고 휘청거리는 증상이 심해지고 하루나 이틀은 똑바로 걸을 수조차 없었다. 그 결과 생채소에 대해 공포심까지 느끼고 있었다.

따라서 우선 생채식에 대한 두려움을 없애는 일이 중요했다. 필자는 단식으로 이렇게 좋아졌으니 이제는 괜찮을 것이라는 확신을 가지고 안심하고 생채식을 시작하도록 격려했다.

결과는 과연 생채소를 대량으로 먹어도 아무런 일이 없었다. 본인은 물론 주위 사람들까지 놀랄 정도였다. 단식으로 생채소를 먹을 수 있는 체질로 변했기 때문이었다.

이리하여 생채식을 순조롭게 진행할 수 있었고, 그에 따라 몸상태는 눈에 띄게 호전되었다. 무엇보다도 머지않아 소뇌실조증 증세도 근치될 수 있다는 희망이 보이기 시작했다. M씨의 표정은 하루가 다르게 밝아지면서 환자 같은 모습이 점점 사라지고 있었다.

생채식을 실행하는 사람들은 거의가 난치병으로 고생하는 사람들이다. 자신의 목숨을 위협하는 난치병을 치료하기 위해 생채식에 필사적으로 매달리고 있는 것이다. 생채식은 불에 익힌 보통의 식사와 달라서 숙달되기까지는 먹기가 거북하고, 게다가 결코 맛이 있다고는 할 수 없다. 그러나 저마다 '난치병'을 고칠 목적으로 참고 견디고 있을 뿐이다. 본심은 하루라도 빨리 끝내고 싶어한다. 마음속으로부터 진심으로 생채식을 기뻐하는 사람은 거의 없다고 보는 것이 옳을 것이다.

그런데 M씨는 일반적인 경향과 다르게 생채식을 진정으로 즐기면서 먹었다. 그 이유는 물론 이전에는 절대금기였던 생채소를 대량으로 먹을 수 있는 신체로 변했다는 사실 때문이었다

이처럼 세상에는 생채소를 안심하고 먹을 수 없는 사람도 많다. 생채식을 실행하면 병을 고칠 수 있다는 사실을 알고 있으면서도 체질 때문에 생채소를 먹지 못하는 사람들이 적지 않은 것이다. 필자도 수많은 임상경험을 통해 그런 환자들을 심심찮게 보아왔다. 따라서 생채식을 아무 탈 없이 실행할 수 있다는 사실만으로도 행복하게 여겨야 할 것이다.

M씨는 생채소를 아무 탈 없이 대량으로 먹을 수 있다는 사실을 정말로 기뻐했다. 일생을 생채소나 과일을 먹어보지 못하고 보내지나 않을까 하는 두려움이 있었기 때문일 것이다.

M씨가 생채식을 실행하는 과정에서 특히 주목할 만한 현상은 체중

의 변동이었다. 일반적으로 생채식을 시작하면 처음에는 체중이 점차 감소하여 2~3개월 동안에 7~8kg이 줄어드는 것이 보통이다. 사람에 따라서는 15kg이나 줄어드는 경우도 있다. 그런데 M씨의 경우에는 체중 감소를 거의 볼 수 없었다. 생채식을 시작한 5월 16일에 44.0kg 이었던 체중이 고오다 병원에서 퇴원한 6월 30일에는 43.5kg이 되어 있었다. 생채식을 실행한 1개월 반 동안에 0.5kg밖에 줄지 않은 것이 다. 이것은 입원 중에 실행한 24일 및 20일간의 두 차례에 걸친 장기 간 단식으로 위장의 소화흡수력이 좋아져서 소량의 생채식으로도 충 분히 견딜 수 있는 체질로 변했기 때문일 것이다.

고오다 병원의 입원환자 중에는 1주일 전후의 단식을 서너 번 거듭 하고 나서 생채식을 시작하는 환자가 가끔 있는데, 이들은 거의 모두 생채식에 의한 체중 감소가 극히 적었다. M씨도 그런 경우의 하나라 고 할 수 있을 것이다. 이리하여 생채식을 순조롭게 실행할 수 있게 된 M씨는 집에 돌아가서도 생채식을 계속할 수 있겠다는 자신감을 가지 고 퇴원했다.

M씨의 각오는 그대로 실천으로 옮겨져, 집에서 생채식을 계속 실 행하여 더욱더 건강해졌다. 체력도 현저하게 향상되었으며, 소뇌실 조증 증세도 거의 없어진 것으로 생각될 정도로 몸이 가벼워졌다. 체 중도 차차 늘어나기 시작했다. 고오다 병원에서 퇴원한 지 꼭 한 달이 되는 7월 30일에 체중이 47kg으로 늘었고 두 달 후인 8월 31일에는 49kg으로 늘어났다. 생채식을 시작한 지 근 100일 만에 체중이 무려 5.5kg이나 늘어난 것이다. 하루에 1,000kcal에도 미치지 못하는 생채 식으로 말이다. 생채식을 1~2년 이상 실행하면 대개 체중이 증가하는 현상이 나타나는데, M씨의 경우는 그 속도가 지나치게 빠른 것이 아 닌가 하고 생각될 정도였다.

생채식 기간에 단식까지 할 수 있는 체질로 바뀌다

이렇게 체중이 순조롭게 늘어나 11월에는 50kg에 이르렀다. 표정도 대단히 밝아지고 건강해 보였으며, 체력도 크게 향상되었다. 이 정도로 건강을 회복했기 때문에 이제는 단식도 가능할 것으로 판단되어, 곧바로 단식을 실행하도록 했다.

필자가 지도하는 환자 중에는 장기간에 걸쳐 생채식을 하는 과정에서 체력이 강화되어 생채식 기간에 단식까지 실행하는 사람이 적지 않다. 겨우 1,000kcal의 생채식으로 체중이 늘어나는 것도 신기한 일이지만, 거기에다 단식까지 할 수 있는 체력을 지닐 수 있다는 사실이 더욱 신기하게 생각될 것이다. 그러나 이것은 틀림없는 사실이다. 이것은 생채식에 완전히 적응한 신체가 단식까지 걱정 없이 할 수 있는 체질로 변했기 때문이다.

평상시에 생채식을 하던 사람은 보통 화식火食을 하는 사람에 비해 단식을 훨씬 편하게 할 수 있다. 지속적으로 하루에 2,000kcal 이상을 섭취하는 식사를 하던 사람이 물 외에 일체의 음식물을 섭취하지 않는 엄격한 단식을 실행할 경우, 사나흘 정도만 지나면 눈이 빙빙 돌면서 전신무력감으로 정신이 없을 것이다. 그 결과 대부분은 온종일 맥없이 침대에 누워 텔레비전을 보거나 신문을 읽으면서 '길고도 긴 하루'를 보낼 것이다. 당연히 정상적인 생활은 꿈도 꿀 수 없는 것이다.

그러면 생채식을 하는 사람들은 어떨까? 이들은 이미 신체가 하루 1,000kcal 이하의 소식에 적응해 있기 때문에 단식을 해도 그렇게 큰 고통을 느끼지 않고 일상적인 일을, 아무렇지 않게 할 수 있다. 고오다 병원에서는 이러한 사례를 심심찮게 볼 수 있으며, M씨의 경우도 바로 이런 경우에 해당한다.

11월 29일부터 5일간 물과 감잎차만을 마시는 본단식을 실행했는데, 이 기간 동안 일상의 생활패턴을 조금도 바꾸지 않고 아무 탈 없이 지낼 수 있었다. 이 단식으로 체중이 50.5kg에서 47.5kg까지 줄었는데, 단식을 끝내고 다시 생채식을 시작하자 3주 만에 원래의 체중 50.5kg을 회복했다.

이렇게 신속한 체중 증가는 어떻게 해서 가능한 것인가 하는 의문이 당연히 들 것이다. 현대영양학의 상식으로는 도저히 생각할 수 없는 일이기 때문이다. 그러나 이것 또한 엄연한 사실로, 장기간 생채식을 실행하던 사람은 거의 예외 없이 그러한 경험을 보여주고 있다.

이렇게 건강한 모습으로 생채식을 계속하면서 1987년을 보낸 M씨는 이듬해인 1988년 1월 1일부터 다시 2일간, 3월 28일부터 2일간, 5월 1일부터 2일간, 7월 11일부터 7일간 등 단식을 반복해서 시행했다(표4 참조). 각 단식 기간에 일시적으로 체중이 감소했지만, 단식을 끝내고 생채식을 시작하면 체중은 다시 급속하게 원래 수준으로 회복되었다. 이 기간에도 입원하고 있을 때와 마찬가지로 정기적으로 혈액검사를 통해 간기능 장애나 빈혈 발생 여부 등을 조사해보았지만 어느 것도 이상을 찾아볼 수 없었다(표5 참조). 생채식을 계속하고 있던 1988년 9월에는 체중이 53kg까지 늘어나 생채식의 양을 더 줄이도록 했다.

현미가루를 뺀 생채식도 가능해지다

생채식의 양을 줄이는 첫 단계로 점심식사에서 생현미가루 70g을 없애 생채소 500g(잎 부분 250g, 뿌리 부분 250g)만으로 줄이도록 하고, 저녁식사는 종전과 마찬가지로 생현미가루 70g과 생채소 500g을 먹도록 했다. 9월 15일부터 실행한 이 감식으로 하루에 섭취하는 칼로리가 약 650kcal로 줄었다.

횟수	기간	일수	단식 종류
1	'87. 11. 29~12. 3	5일	본단식
2	'88. 1. 1~1. 2	2일	본단식
3	'87. 3. 28~3. 29	2일	본단식
4	'88. 5. 1~5. 2	2일	장국단식
5	'88. 7. 11~7. 17	7일	녹즙 + 벌꿀단식
6	'88. 8. 30~9. 3	5일	장국단식
7	'88. 12. 27~'89. 1. 4	9일	본단식
8	'89. 4. 29~5. 7	9일	사과즙단식
9	'92. 9. 21~10. 3	13일	본단식
10	'93. 6. 1~6. 17	17일	본단식
11	'94. 5. 15~5. 22	8일	본단식

표 4. M씨가 퇴원 후 생채식 기간 중(7년 4개월)에 실시한 단식

M씨는 이와 같은 초소식으로도 아무 탈 없이 평상시와 같이 지낼 수 있었다. 체중도 줄지 않았고, 체력도 떨어지지 않았다. 오히려 점점 더 건강해지는 모습이었다. 해가 바뀌고 1989년 2월, 3월이 되자 10km의 조깅까지 할 수 있게 되었다. 그래서 식사량을 더욱 줄여 저녁식사 때에도 생현미가루를 없애도록 했다. 1989년 5월 16일부터 새로운 감식을 시작한 것이다.

M씨가 최초로 생채식을 시작한 것이 1987년 5월 16일이었으므로 만 2년간의 생채식으로 신체가 이렇게까지 변해버린 것이다. 생현미가루를 일절 먹지 않고 생채소만 하루에 1kg(잎 부분 500g, 뿌리 부분 500g)을 점심과 저녁 두 차례에 나누어 먹는데, 이러면 약 400kcal의 초소식이 된다. 여기에 꿀을 하루에 30g씩 먹도록 했기 때문에 하루에 섭취하는 양이 500kcal쯤으로, 기초대사량에도 훨씬 못 미치는 양이다. 게다가 단백질도 하루에 10g 정도로 대단히 적기 때문에, 흔히

이러한 식사량으로는 몇 개월도 버틸 수 없다고 생각하기가 쉽다.

그런데 이 초소식의 '생채식'을 다섯 달, 여섯 달 계속하는데도 몸이 쇠약해지기는커녕 점점 강건해지는 것이 아닌가! 체중도 줄어들지 않았다. 혈액검사 결과에서도 이상을 조금도 찾아볼 수 없었다(표5 참조). 얼굴색도 한층 더 좋아지고 아침 일찍(보통 5시 30분 기상)부터 밤늦게(보통 자정 12시 취침)까지 분주한 시간을 보내면서 일이나 공부에 몰입해도 피곤을 모르는 것이었다.

이에 필자는 물론 주위 사람들까지 놀라운 눈으로 보지 않을 수 없었다. 생채식을 시작할 무렵에는 "바보 같은 짓을 하루빨리 집어치우라"고 충고하던 사람들조차 아무 말도 못 하게 되었다. M씨의 건강한 생활모습을 보고는 아무런 반론도 제기할 수 없었던 것이다.

이렇게 하루에 생채소 1kg만을 먹는 초소식을 시작한 지 1년 반이 지난 1991년 1월부터 식사량을 더욱 줄이게 되었다. 이제 점심식사를 완전히 생략하고 저녁식사로 생채소 500g만 먹게 된 것이다. 그런데 얼마 안 가 하루에 생채소 1kg만 먹어도 배가 땡땡하게 나와서 불편하다고 호소해 더욱 감식을 하도록 했다. 따라서 점심과 저녁에 생채소 500g씩 하루에 1kg을 먹던 식사에서, 점심을 생략하고 저녁식사 한 끼로 생채소 500g만을 먹도록 한 것이다.

하루 150kcal 이하의 '선인식'을 시작하다

그런데 이렇게 식사량을 줄였는데도 여전히 배가 약간 불러 거북하다고 호소하는 것이었다. 그래서 이번에는 생채소를 믹서로 갈아서 걸러 낸 찌꺼기를 버리고, 또 뿌리 부분도 당근 250g을 강판으로 갈아 걸러 낸 후에 즙만을 마시도록 해보았다.

그제야 겨우 복부팽만감이 없어졌다. 500g의 생채소즙(잎 부분 250g,

당근 250g)이 하루 식사량의 전부인 이러한 식사는 1일 섭취 칼로리가 150kcal에도 미치지 못하며, 단백질 섭취량도 5g 정도에 불과하다. 매일 이렇게 적은 식사로 일상생활은커녕 살아남을 수조차 있을까? 이야말로 전설에서나 들을 수 있는 '선인식'이 아닌가?

그러나 지난 3년 반 동안 처음에는 하루 900kcal의 생채식을 하는 과정에서 단식을 수차례 거듭 실행하고 그때마다 감식하여 '소식'에 적응해온 M씨에게는 이 '선인식'이 그다지 문제가 되지 않았던 모양이다. 그렇게 '선인식'을 계속하면서도 일상생활은 이전과 달라진 것이 없었고 6개월이나 지나도 체중이 줄지 않았으며, 혈액검사 결과에서도 아무런 이상을 찾아볼 수 없었다. 도대체 M의 신체는 어떻게 변한 것인가?

옛날부터 인가에서 멀리 떨어진 산중에 '이슬'만 먹고 사는 '선인'이 살았다는 식의 전설을 들어본 적이 있을 것이다. 그러나 필자는 오늘날과 같은 대명천지에도 그러한 일이 있을 수 있다는 사실을 믿게 되었다.

어쨌든 우리는 생채소에 숨겨진 '영양'의 위대함을 새삼스럽게 들여다볼 필요가 있다. 또한 전통적인 영양학을 근본부터 재검토할 필요가 있다. 사람이 하루에 한 컵의 녹즙과 당근즙만으로 살아갈 수 있는 비밀이 해명될 때 현재의 영양학은 비약적으로 진보할 수 있을 것이다.

'선인식' 도중에 단식을 실행하다

M씨의 '선인식'이 순조롭게 진행되어 완전히 적응한 것으로 생각될 즈음, 본인의 강력한 희망으로 1992년 9월 21일부터 단식을 하기로 했다. '선인식'을 시작한 지 1년 10개월이 지났으므로 그에게는 모든 날이 '단식'처럼 생각되었을 것이다. 실제로 M씨는 물과 감잎차만을 마시는 단식과 별반 다름이 없는 '선인식'을 2년 가까이 계속해왔기

때문에 단식을 단행하는 데 조금도 두려움이 없다고 했다.

그러면 9월 21일부터 시작된 본단식은 어떻게 진행되었을까? 13일간 칼로리를 전혀 섭취하지 않아도 일상생활은 조금도 변함이 없었고, 직업인 침구치료도 쉬지 않고 계속 해내고 있었다. 단식에 들어가기 전에 47kg이었던 체중은 13일간의 단식기간에 4kg이 줄어 단식을 끝낼 때에는 43kg으로 감소했다. 그럼에도 불구하고 건강상태가 나빠졌다는 징후는 조금도 없었다.

더욱 놀라운 것은, 단식을 끝내고 다시 이전의 '선인식'을 시작하자 체중이 늘어나기 시작했다는 사실이다. 이리하여 1992년을 건강하게 보내고 1993년 1월에는 단식을 시작했던 3개월 전의 체중 47kg을 회복했다. 이후로 체중이 계속 늘어 5월에는 49kg으로 증가했다. 하루 150kcal의 '선인식'으로 반년 사이에 체중이 6kg이나 늘어난 것이다.

1993년 6월 1일부터 다시 물과 감잎차만을 마시는 본단식을 하기로 했다. 이번에도 본인의 강렬한 희망에 따른 것이었다. 다만 이번에는 소금을 조금 섭취하기로 했다. 6월이 되면 날이 더워지면서 땀을 흘리게 될 것이기 때문에 염분 부족을 예방하기 위해 하루 6~9g의 식염을 섭취하기로 한 것이다. 그 때문인지 이번에는 체중이 거의 감소하지 않았다(그림2 참조). 1992년 9월 21일부터 시작했던 단식에서는 식염을 전혀 섭취하지 않았기 때문에 체중이 13일 사이에 4kg 감소했던 데 비해, 이번 단식에서는 17일 사이에 49.5kg에서 48.5kg으로 겨우 1kg이 줄었다. 그 때문인지 이번 단식은 훨씬 수월하게 할 수 있었다. 일상생활은 전혀 변화가 없었고, 단식 2일째에는 무려 13,800보나 걸었다.

통상적인 식사를 하던 사람이 본단식을 행하면 대개 단식 2~3일째에는 심한 허기와 무력감으로 그냥 서 있기도 힘든 법인데, M씨는 단

검사시기 단위 검사항목		입원 시 '86. 12. 16	생채식 시작 전 '87. 4. 23	생채식 중 '87. 6. 17	'87. 8. 12
GOT	단위	20	49	49	16
GPT	〃	14	119	106	14
TTT	〃	1.0	0.6	1.0	1.0
ZTT	〃	7.8	5.7	5.8	6.9
알카라인 포스퍼테이즈	〃	5.5	5.5	5.1	5.9
A/G		2.19	2.79	2.60	2.27
콜린에스터레이즈	Δph	0.97	0.65	0.76	0.85
CCLF	(−)	(−)	(−)	(−)	(−)
코발트반응	R2~R4	3(4)	3(4)	2(x)	3(x)
혈청총단백	g/dl	7.8	7.3	6.9	7.2
혈청콜레스테롤	mg/dl	141	154	146	213
혈청빌리루빈	mg/dl	$0.6\left\{\begin{array}{l}0.2\\0.4\end{array}\right.$	$0.5\left\{\begin{array}{l}0.2\\0.3\end{array}\right.$	$0.4\left\{\begin{array}{l}0.2\\0.2\end{array}\right.$	$0.3\left\{\begin{array}{l}0.1\\0.2\end{array}\right.$
혈당치	mg/dl	94	125	81	94
BUN	mg/dl	11	9	3	4
크리에티닌	mg/dl	0.7	0.8	0.7	0.6
r-글로불린	%	13.5	10.5	10.8	11.7
적혈구수	万/mm³	445	385	377	370
백혈구수	/mm³	6800	3300	3100	5000
혈색소량	g/dl	13.0	11.5	12.0	11.3
헤마토크릿치	%	39.9	35.0	36.6	35.5

표 5-1. M씨의 혈액검사 결과 추이

식 이튿날에 13,800보나 걷고도 아무렇지 않은 표정을 하고 있었으니 주위 사람들이 깜짝 놀라는 것도 무리가 아니었다.

이 17일간의 단식으로 체중 감소는 겨우 1kg이었지만, 단식을 끝내고 나서 이전의 '선인식'을 다시 시작하자 체중이 곧바로 늘기 시작해 1주일 만에 49.5kg이 되었고, 1개월이 지난 7월 18일에는 단식 전보다도 1kg이나 많은 50.5kg으로 늘어났다.

이러한 과정은 하루 150kcal의 '선인식'으로도 영양이 충분했다는

검사시기 / 단위 / 검사항목		생채식 중			
		'87. 12. 17	'88. 1. 17	'88. 2. 12	'88. 7. 1
GOT	단위	20	20	15	21
GPT	〃	18	10	9	17
TTT	〃	1.1	0.8	1.5	1.1
ZTT	〃	6.5	6.9	7.5	7.8
알카라인 포스퍼테이즈	〃	7.0	5.9	9.2	5.8
A/G		2.25	2.25	2.05	2.24
콜린에스터레이즈	△ph	0.89	0.86	1.04	0.86
CCLF	(−)	(−)	(−)	(−)	(−)
코발트반응	R2~R4	3(4)	3(x)	3(x)	3(x)
혈청총단백	g/dl	7.3	7.2	7.6	7.3
혈청콜레스테롤	mg/dl	190	206	171	192
혈청빌리루빈	mg/dl	$0.5 \begin{cases} 0.2 \\ 0.3 \end{cases}$	$0.6 \begin{cases} 0.3 \\ 0.3 \end{cases}$	$0.5 \begin{cases} 0.2 \\ 0.3 \end{cases}$	$0.6 \begin{cases} 0.3 \\ 0.3 \end{cases}$
혈당치	mg/dl	89	95	98	87
BUN	mg/dl	3	4	5	5
크리에티닌	mg/dl	0.7	0.7	0.8	0.7
r-글로불린	%	12.4	11.9	12.6	12.1
적혈구수	万/mm³	403	414	399	416
백혈구수	/mm³	4300	5400	5000	4800
혈색소량	g/dl	12.2	13.1	12.6	13.2
헤마토크릿치	%	38.2	40.2	39.3	39.8

표 5-2. M씨의 혈액검사 결과 추이

것을 보여준다. 이것은 혈액검사나 골밀도검사 등의 결과를 보아도 알 수 있다(표5, 그림3 참조). 간기능이나 빈혈, 칼슘이나 철분 등 미네랄 수치에서도 아무런 이상을 찾아볼 수 없었다.

M씨는 1995년 5월 15일부터 또다시 본단식을 8일간 실행했다. 생채식을 시작한 지 만 7년이 되는 기념으로 단식을 하게 된 것인데, '선인식'을 시작한 이후 벌써 세 번째 단식이어서인지 여유가 있음은 물론 평상시와 같이 침구치료를 계속하면서 왕진까지 다녔다. 이 정도

검사시기 단위 검사항목		생채식 중			
		'89. 2. 3	'89. 6. 5	'90. 2. 3	'90. 6. 5
GOT	단위	19	14	16	14
GPT	〃	10	6	12	6
TTT	〃	1.0	1.1	1.0	0.7
ZTT	〃	9.1	8.8	9.4	7.9
알카라인 포스퍼테이즈	〃	6.1	5.7	5.6	5.8
A/G		2.28	2.39	2.14	2.30
콜린에스터레이즈	△ph	1.09	0.84	1.02	0.80
CCLF	(−)	(−)	(−)	(−)	(−)
코발트반응	R2~R4	2(x)	3(x)	2(3)	2(3)
혈청총단백	g/dl	8.0	7.4	7.8	7.6
혈청콜레스테롤	mg/dl	228	154	182	186
혈청빌리루빈	mg/dl	0.6 $\left\{\begin{array}{l}0.2\\0.4\end{array}\right.$	0.5 $\left\{\begin{array}{l}0.2\\0.3\end{array}\right.$	0.4 $\left\{\begin{array}{l}0.2\\0.2\end{array}\right.$	0.5 $\left\{\begin{array}{l}0.2\\0.3\end{array}\right.$
혈당치	mg/dl	93	92	87	90
BUN	mg/dl	6	6	7	6
크리에티닌	mg/dl	0.7	0.6	0.6	0.8
r-글로불린	%	11.8	11.9	12.1	12.4
적혈구수	万/mm³	440	397	418	421
백혈구수	/mm³	5000	5800	5200	5600
혈색소량	g/dl	13.9	12.6	13.2	13.4
헤마토크릿치	%	43.5	39.3	41.8	42.6

표 5-3. M씨의 혈액검사 결과 추이

면 이제 '선인식'이 완전히 체질화되었다고 볼 수 있었다. 단식 중인데도 그 모습이나 생활이 너무나 건강해서, 모르는 사람이 보면 단식을 실행하고 있는 사람으로 여겨지지 않을 정도였다.

이번의 8일간 단식 중에도 하루에 소금 6~9g을 섭취한 결과 체중은 겨우 1kg이 감소했다. 그리고 회복식으로 녹즙과 당근즙을 마셨는데, 1주일도 지나지 않아 이전의 체중(49.5kg)을 회복했다.

이렇게 장장 7년 8개월 동안 생채식에서 '선인식'으로 순조롭게 진

검사시기 / 단위 / 검사항목		생채식 중			
		'90. 12. 2	'91. 4. 10	'92. 2. 28	'92. 4. 25
GOT	단위	15	20	14	18
GPT	〃	8	12	8	7
TTT	〃	2.4	1.6	0.7	1.2
ZTT	〃	7.9	8.8	8.5	8.7
알카라인 포스퍼테이즈	〃	5.7	191	175	157
A/G		2.19	2.11	2.14	2.16
콜린에스터레이즈	△ph	0.93	0.92	0.81	0.84
CCLF	(－)	(－)	(－)	(－)	(－)
코발트반응	R2~R4	4(x)	3(4)	3(x)	3(4)
혈청총단백	g/dl	7.8	7.8	6.8	6.7
혈청콜레스테롤	mg/dl	204	199	156	154
혈청빌리루빈	mg/dl	0.6 {0.2 0.4}	0.7 {0.3 0.4}	0.5 {0.2 0.3}	0.5 {0.2 0.3}
혈당치	mg/dl	88	87	98	92
BUN	mg/dl	5	6	7	7
크리에티닌	mg/dl	0.7	0.6	0.7	0.7
r-글로불린	%	12.5	12.4	12.3	13.2
적혈구수	万/mm³	440	428	416	390
백혈구수	/mm³	6700	7100	6400	6100
혈색소량	g/dl	13.5	13.2	12.9	12.3
헤마토크릿치	%	41.2	40.8	40.2	39.7

표 5-4. M씨의 혈액검사 결과 추이

행한 결과 오랫동안 고생해온 소뇌실조증 증세는 완전히 사라졌고, 사고로 병을 앓기 전보다도 스태미나가 향상되었으며, 피곤을 느끼지 않을 정도로 건강한 체질로 변했다. 수면시간도 다섯 시간 정도로 줄었고, 심했던 냉한 체질도 완전히 고쳐졌으며, 피부도 이전보다 훨씬 좋아졌다. 게다가 '선인식'을 계속하는데도 불구하고 생리불순을 전혀 겪지 않았다고 하니 참으로 신기한 일이 아닐 수 없었다.

그래서 이번에는 또다시 감식을 단행하여 식사량을 더욱 줄였다.

검사시기　　단위　　검사항목		생채식 중	본단식 12일째	생채식 중	
		'92. 9. 20	'92. 10. 1	'92. 12. 3	'93. 4. 3
GOT	단위	18	22	17	18
GPT	〃	10	9	8	8
TTT	〃	2.0	1.8	0.8	1.3
ZTT	〃	11.3	11.8	10.8	10.4
알카라인 포스퍼테이즈	〃	184	165	184	198
A/G		2.10	2.16	2.32	2.36
콜린에스터레이즈	△ph	0.84	0.85	0.85	0.88
r-GTP	단위	7	6	7	8
혈청총단백	g/dl	7.6	7.6	7.2	7.7
혈청콜레스테롤	mg/dl	175	194	180	190
HDL콜레스테롤	mg/dl	58	57	66	72
혈청빌리루빈	mg/dl	$0.6\begin{Bmatrix}0.3\\0.3\end{Bmatrix}$	$0.7\begin{Bmatrix}0.3\\0.4\end{Bmatrix}$	$0.7\begin{Bmatrix}0.3\\0.4\end{Bmatrix}$	$0.7\begin{Bmatrix}0.3\\0.4\end{Bmatrix}$
혈당치	mg/dl	76	70	96	81
BUN	mg/dl	6	8	7	10
크리에티닌	mg/dl	0.7	0.8	0.7	0.6
r-글로불린	%	13.6	15.4	14.0	12.8
적혈구수	万/mm³	428	421	426	430
백혈구수	/mm³	6400	6900	4900	6300
혈색소량	g/dl	13.0	12.9	13.0	13.1
헤마토크릿치	%	39.7	39.4	40.7	40.8

표 5-5. M씨의 혈액검사 결과 추이

1994년 12월부터 당근즙을 생략하고 녹즙만 한 컵 음용하기로 했다. 하루 한 끼이므로 섭취량은 50kcal에도 미치지 않는다. 현재(1995년 2월 5일)까지 2개월 남짓 이러한 초소식을 진행하고 있는데, 체중은 47kg에서 더 이상 감소하지 않고 있다.

검사시기 / 단위 / 검사항목		본단식 17일을 마친 후	생채식 중		
		'93. 6. 23	'93. 7. 24	'93. 9. 20	'93. 12. 26
GOT	단위	12	12	18	24
GPT	〃	11	8	9	15
TTT	〃	0.7	0.7	0.8	1.0
ZTT	〃	8.3	9.2	9.5	8.7
알카라인 포스퍼테이즈	〃	137	152	176	190
A/G		2.47	2.29	2.16	2.29
콜린에스터레이즈	△ph	0.65	0.71	0.82	0.85
r-GTP	단위	4	7	7	8
혈청총단백	g/dl	6.5	6.5	7.2	7.6
혈청콜레스테롤	mg/dl	130	152	190	166
HDL콜레스테롤	mg/dl	53	60	63	75
혈청빌리루빈	mg/dl	$0.3 \left\{ \begin{matrix} 0.1 \\ 0.2 \end{matrix} \right.$	$0.6 \left\{ \begin{matrix} 0.2 \\ 0.4 \end{matrix} \right.$	$0.7 \left\{ \begin{matrix} 0.3 \\ 0.4 \end{matrix} \right.$	$0.6 \left\{ \begin{matrix} 0.2 \\ 0.4 \end{matrix} \right.$
혈당치	mg/dl	91	99	96	93
BUN	mg/dl	8	7	8	10
크리에티닌	mg/dl	0.6	0.6	0.7	0.6
r-글로불린	%	12.7	12.5	13.3	13.5
적혈구수	万/mm³	381	379	415	419
백혈구수	/mm³	5600	7200	4800	7200
혈색소량	g/dl	11.6	11.6	12.4	13.1
헤마토크릿치	%	37.2	36.3	39.9	40.4

표 5-6. M씨의 혈액검사 결과 추이

고찰

지난 30년간 고오다 병원에서는 현대의학의 치료법으로 고치지 못했던 '난치성 질병', 예를 들면 만성 관절류머티즘, 기관지 천식, 만성 간염이나 만성 신장염, 중증 근무력증, 다발성 경화증, 자가면역질환, 암등을 앓던 환자들이 니시건강법에 따른 단식과 생채식을 실행한 결과완전히 치유되어 사회에 복귀한 사례가 수없이 많았는데, M씨의 경우

검사시기 단위 검사항목		생채식 중		단식 직후	생채식 중
		'94. 3. 3	'94. 5. 6	'94. 5. 24 (8일 간 단식 직후)	'94. 6. 25
GOT	단위	16	14	15	21
GPT	〃	10	9	11	15
TTT	〃	1.4	1.3	1.2	1.1
ZTT	〃	9.7	9.4	9.8	9.6
알카라인 포스퍼테이즈	〃	186	180	166	199
A/G		2.27	2.23	2.19	2.16
콜린에스터레이즈	△ph	0.89	0.87	0.79	0.91
r-GTP	단위	8	7	6	9
혈청총단백	g/dl	7.7	7.8	6.9	7.7
혈청콜레스테롤	mg/dl	175	178	152	173
HDL콜레스테롤	mg/dl	70	72	67	70
혈청빌리루빈	mg/dl	$0.5\left\{\begin{array}{l}0.3\\0.2\end{array}\right.$	$0.4\left\{\begin{array}{l}0.2\\0.2\end{array}\right.$	$0.6\left\{\begin{array}{l}0.2\\0.4\end{array}\right.$	$0.4\left\{\begin{array}{l}0.2\\0.2\end{array}\right.$
혈당치	mg/dl	94	91	65	96
BUN	mg/dl	9	8	5	8
크리에티닌	mg/dl	0.6	0.6	0.6	0.6
r-글로불린	%	13.6	13.3	14.2	13.2
적혈구수	万/㎜³	424	432	394	439
백혈구수	/㎜³	5400	5200	5900	5800
혈색소량	g/dl	13.1	13.3	12.1	13.9
헤마토크릿치	%	41.4	41.8	37.1	42.3

표 5-7. M씨의 혈액검사 결과 추이

도 그중의 하나였다.

그러나 M씨의 경우는 비교적 발병 초기에 시작한 것이 주효했는지도 모른다. 소뇌실조증 환자라 하더라도 그 증세가 심한 경우에는 과연 어떨까? 이 문제에 관해서는 이후 더 많은 사례를 통해 연구를 계속할 필요가 있을 것이다.

M씨도 고오다 병원에서 환자들에게 지도하고 있는 통상적인 생채식(하루 약 900kcal)부터 시작했다. 그리고 이 생채식에 익숙해짐에 따라

검사시기 단위 검사항목		생채식 중 '94. 8. 2
GOT	단위	22
GPT	〃	16
TTT	〃	1.2
ZTT	〃	9.3
알카라인 포스퍼테이즈	〃	198
A/G		2.16
콜린에스터레이즈	△ph	0.96
r-GTP	단위	9
혈청총단백	g/dl	7.8
혈청콜레스테롤	mg/dl	178
HDL콜레스테롤	mg/dl	72
혈청빌리루빈	mg/dl	0.4 { 0.2 / 0.2
혈당치	mg/dl	92
BUN	mg/dl	7
크리에티닌	mg/dl	0.6
r-글로불린	%	13.8
적혈구수	万/mm³	436
백혈구수	/mm³	6100
혈색소량	g/dl	13.8
헤마토크릿치	%	42.1

표 5-8. M씨의 혈액검사 결과 추이

양을 점차 줄여 최근 3년 동안의 식사량은 하루 150kcal에 불과한 '선인식'이 되었는데, 바로 이것이 놀라운 점이다. 더욱이 '선인식'을 계속하는 과정에서 본단식(13일, 17일, 8일간 세 차례)도 시행할 수 있었다.

이것은 현대영양학의 패러다임으로는 상상조차 할 수 없는 일이다. 현대영양학은 이 신비를 해명할 수 있을 때 비로소 획기적인 진보를 인정받을 수 있을 것이다.

고오다 병원에서는 M씨 이외에도 하루 300~400kcal의 생채식을

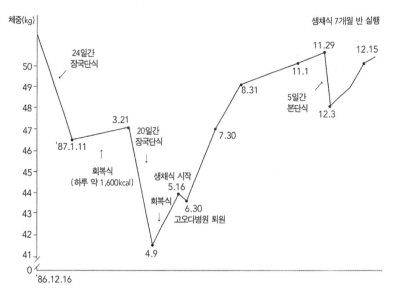

그림 2-1. M씨의 체중 추이

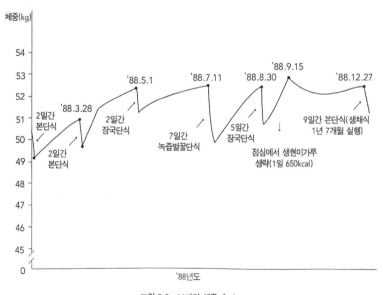

그림 2-2. M씨의 체중 추이

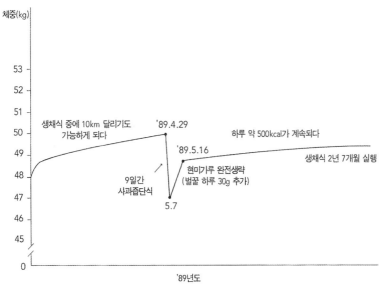

그림 2-3. M씨의 체중 추이

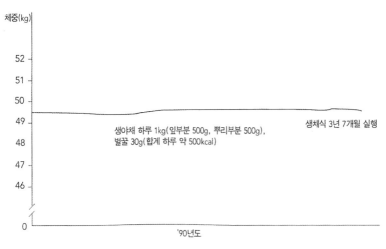

그림 2-4. M씨의 체중 추이

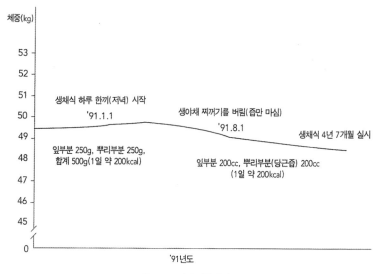

그림 2-5. M씨의 체중 추이

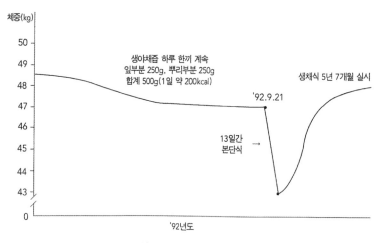

그림 2-6. M씨의 체중 추이

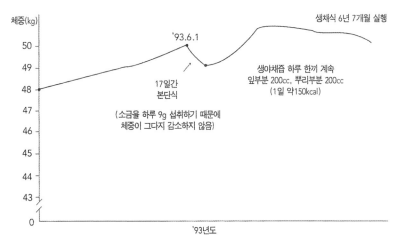

그림 2-7. M씨의 체중 추이

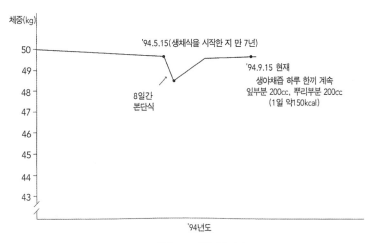

그림 2-8. M씨의 체중 추이

실행하면서 수년간에 걸쳐 건강하게 생활하고 있는 사람들이 잇달아 출현하고 있다. 앞에서 소개한 와카야마 현 다베 시에 거주하는 H부인도 그중의 하나로, H부인을 '선인' 제1호라고 하고 M씨를 제2호라고 한다면, 앞으로도 제3호, 제4호의 '선인'들이 계속해서 나타날 것이다. 이와 같이 초소식의 생채식으로 인간이 장기간에 걸쳐 건강한 생활을 영위할 수 있다는 사실은 현대영양학에 커다란 연구과제를 안기고 있다.

음양 갈등의 변증법

한편, M씨가 장기간에 걸친 생채식이라는 이른바 '음성식'을 통해 고질적이던 냉한 체질을 완전히 극복할 수 있었다는 사실도 또 다른 차원에서 중대한 문제를 제기하고 있다.

일반적으로 동양의학에서는 체질을 음과 양으로 대별하여 음성체질에는 생채소, 과일과 같은 음성식품은 부적합하다고 해서 금하는 것이 보통이다. 따라서 M씨와 같은 냉한 체질의 환자에게 생채식을 실행하도록 하는 것은 당치도 않은 일이다.

그러나 필자는 수십 년간의 식이법, 단식법 연구를 통해 체질개선에는 '음양 갈등의 변증법'을 응용할 필요가 있다는 사실을 알게 되었다. 즉 음성체질은 음성식품을 통해 양성체질로 전환할 수 있고, 또 그래야 할 필요가 있다는 확신을 갖게 된 것이다. 필자는 이런 확신을 가지고 냉한 체질로 고생하는 수많은 환자들에게 '생채식'이라는 극단적인 식이요법을 처방해온 결과, 예상한 대로 고질적인 냉한 체질을 근본적으로 치료할 수 있었다. M씨는 이러한 필자의 이론이 옳았음을 증명해주는 좋은 사례이다.

한편 M씨가 현재 시행하고 있는 '선인식'이 언제까지 계속될 것이며 그의 신체가 앞으로 어떻게 변해갈 것인가 하는 것은 참으로 흥미진진한 문제이다. 필자는 앞으로도 주의 깊은 관찰을 지속해 그 경과를 보고하려 한다.

고오다 병원에서 '생채식'이라는 특수한 식이요법을 보급하기 시작한 지 벌써 20년이 지났다(1995년 기준). 그동안 약 6,000명에 달하는 환자들이 생채식을 실행하여 주목할 만한 성과를 거두었다. M씨의 사례도 그중의 하나로, 무려 7년 8개월 동안이나 생채식을 실행하는 과정에서 그 양을 차츰 줄여 최근 3년 동안에는 1일 150kcal의 '선인식'에 이르렀다. 게다가 3개월 전부터는 하루에 불과 50kcal만을 먹는 사실상 단식과 마찬가지의 식생활을 하고 있다. 이러한 과정을 통해 소뇌실조증이라는 난치병을 깨끗하게 극복한 것은 특기할 만한 가치가 있다고 생각한다. 또한 그동안 수차례에 걸쳐 단식을 단행하여 건강하게 생활할 수 있었던 사실도 현대의학에 대한 커다란 문제제기라고 생각되어 이 책에 보고하기로 한 것이다. 선배 및 독자 여러분의 비판과 고견을 받을 수 있다면 대단한 영광이다.

앞으로 M씨가 현재의 '선인식'을 언제까지 계속할 것인가, 또 '선인식'을 끝내고 나서 보통사람들과 동일한 식사로 복귀할 때까지의 과정은 어떻게 될 것인가 하는 것이 필자에게는 커다란 관심사이다.

1. 표5에서 알 수 있는 바와 같이, 7년이라는 긴 세월 동안 초소식의 생채식을 실행하고 단식도 수차례 단행하는 과정에서 실시한 M씨의 혈액검사 결과에서 하등의 이상이 발견되지 않았다. 오히려 적혈구 수나 혈색소량, 헤마토크릿치 등이 약간이지만 증가하는 조짐이 보였다. 월경도 그 주기가 약간 길어지기는 했지만(약 40~50일) 처음 1년 반 정도를 제외하면 정기적으로 진행되었고 양도 거의 보통 수준

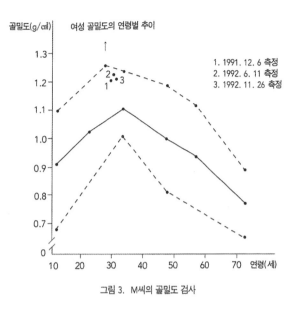

골밀도(g/㎠)   여성 골밀도의 연령별 추이

1. 1991. 12. 6 측정
2. 1992. 6. 11 측정
3. 1992. 11. 26 측정

그림 3. M씨의 골밀도 검사

이었다. M씨의 초소식이 이러한 실혈량失血量을 충분히 보충할 수 있었다는 사실이 필자로서도 놀라울 뿐이다.

2. 다만, 1993년 6월 1일부터 실행한 17일간의 본단식이나 1994년 5월 15일부터 단행한 8일간의 본단식에서는 적혈구 수, 혈색소량, 헤마토크릿치가 모두 일시적으로 저하했다. 또 혈청 총단백량도 줄었다. 그러나 단식을 끝낸 후에 생채소즙을 마시기 시작하자 서서히 회복되어 얼마 가지 않아 원래의 수치를 완전히 회복했다.

이러한 검사결과를 놓고 볼 때, 3년여에 걸친 초소식의 생채소즙에 M씨의 신체가 완전히 적응한 것으로 생각된다.

그림3에서 알 수 있는 바와 같이, M씨의 골밀도는 동년배의 여성 평균치보다도 약간 높게 나타나고 있다. 이것은 생채식을 시작하고 5

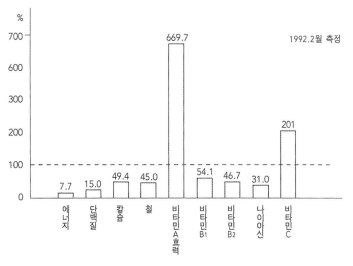

그림 4. M씨가 섭취한 영양 충족률

년이 지난 1992년의 측정값이다.

당시의 M씨는 하루 한 끼 생채소즙[잎 부분 200cc, 뿌리 부분(당근 즙) 200cc]만을 먹고 있었기 때문에 하루에 섭취하는 총 열량이 불과 150kcal 정도였으며, 칼슘의 섭취량도 하루 200mg 안팎이었다. 이러한 식사를 장기간 계속할 경우 골밀도가 평균치보다 낮을 것으로 생각하기 쉽다. 그런데 실제로는 평균보다 조금 높은 수치를 나타내고 있으니 대단히 신기한 현상이 아닐 수 없다.

또한 그림4에서 알 수 있는 바와 같이 에너지의 충족률은 불과 7.7%, 단백질은 15%로 극단적으로 낮고 철분이나 칼슘도 반 이하로 낮은 수준이다. 이와 같이 낮은 영양상태가 장기간 지속되는데 어떻게 건강하게 생활할 수 있을까?

그러나 실제로 M씨와 함께 생활해보면 그런 불안은 말끔히 사라져 버린다. 골밀도가 동년배의 여성 평균보다 높다는 것은 칼슘이 결코

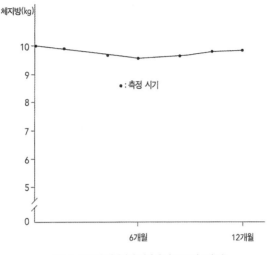

그림 5. M씨의 체지방량 변화 추이(1992년 1년 간)

부족하지 않다는 사실을 입증하는 것이다. 또 아무리 혈액검사를 해보아도 철분 결핍으로 인한 빈혈은 찾아볼 수 없었다. 오히려 조금씩이지만 적혈구 수나 혈색소량이 증가하는 경향을 보이고 있다. 그렇다면 M씨의 신체 안에서는 도대체 무슨 일이 일어나고 있는 것인가?

그림5, 그림6에 나타난 바와 같이 M씨의 체지방량體脂肪量은 약 20%로, 20대 여자로서는 평균적인 수준이었다. 생채식을 실행하는데도 체중이 줄지 않고 오히려 늘어나는 것은 진정한 체중 증가라기보다는 '물살'이 아닌가 하는 반론이 있을 수 있다. 그래서 체지방량을 측정해보았지만, 역시 20대 여자의 평균 수준이었다. 이것은 생채식을 통해 체중이 증가했다는 증거이며, 결코 '물살'이 아님을 말해주고 있다. 이렇게 초저칼로리식을 계속하고 있는데도 체지방량이 줄어들지 않는 것은 도대체 어찌된 연유인가?

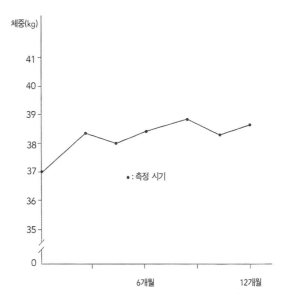

그림 6. M의 체중 변화 추이(1992년 1년간)

	mg/1kg/1일(日)
질소 섭취량	15.8
대변으로 배설한 양	20.7
흡수	-5.0
소변으로 배설한 양	50.6
차감액	-55.5
흡수율	-31.0
· 대변 중량(건조)1일	22.5g

표 6. M씨의 질소 섭취 · 배설량

소뇌실조증을 완전 치유하다

또한 질소 대사량은 크게 마이너스를 나타내고 있다. 즉, 단백질(질소)의 섭취량이 소요량의 14.8%에 불과한데도 소변과 대변으로 배설되는 질소의 양이 훨씬 많았던 것이다. 따라서 일견 체단백이 붕괴하고 있다고 생각할 수밖에 없었다. 그러나 체단백이 붕괴하면 혈액 중의 요소나 질소 등도 늘어나야 하는데, 아무리 검사를 해보아도 일반적인 식사를 하고 있는 사람들에 비해 오히려 낮은 값을 나타내고 있었다. 이 또한 신기한 일이었다.

이와 같이 하루에 겨우 150kcal라는 저칼로리식으로, 그것도 단백질 섭취가 극히 적은 초소식을 7년여에 걸쳐 실행하고 있음에도 조금도 야위지 않고 지방이나 근육이 단단하게 붙어 있는 현상을 어떻게 해석해야 하는가?

주치의로서의 감상

지금까지 필자의 병원을 찾아온 소뇌실조증 환자는 수십 명에 이른다. 필자는 이들에게 니시건강법에 따른 단식과 생채식을 함께 응용하는 고오다 병원 특유의 치료법을 시행하고 있다.

소뇌실조증은 난치성 질환이다. 결코 간단히 낫는 병이 아니다. 1~2주일 정도의 단식을 한두 번 시도해서는 전혀 좋아질 기미조차 없다. 관절류머티즘이나 기관지 천식, 혹은 아토피성 피부염 등은 1주일 전후의 단식을 두세 번 반복하면 대개 현저한 효과가 나타난다. 이와 비교하면 소뇌실조증이 얼마나 난치병인지를 알 수 있다. 따라서 M씨가 소뇌실조증임을 알고 필자는 그리 쉽게 낫지는 않으리라고 생각했었다. 단단한 각오로 고오다 병원에서 처방하는 요법을 끈기 있게 지속하지 않으면 쉽사리 극복할 수 없으리라는 것이 필자의 판단이었다. 그래서 단식을 24일간, 20일간 등 비교적 장기간 실행케 하고, 또 단식 후에는 완치될 때까지 생채식을 지속시키자는 방침을 세웠던 것이다.

이렇게 철저한 치료법을 완전히 실행할 수 있는 환자는 극소수에 불과하다. 대부분은 중도에서 좌절하고 포기해버린다. 그래서 처음에는 M씨도 과연 끝까지 참고 견뎌낼 수 있을까 하는 우려가 들었다.

그러나 M씨는 필자의 의구심을 말끔히 씻어주며 실로 초인적인 의지로 그 혹독한 요법을 완전하게 해내는 데 성공했다. 그리고 해가 거듭됨에 따라 생채식 분량을 점차 줄여가다가 종국에는 하루 150kcal라는 도저히 믿기지 않는 '선인식(녹즙단식)'의 경지에까지 이르게 되었다. 이제 생채식을 시작한 지 7년여가 되는데, 최근 3년간은 하루에 150kcal의 선인식을 하면서 아침 일찍부터 저녁 늦게까지 진료와 면학에 분주한 생활을 계속하면서도 피곤을 모르는 건강한 삶을 영위하고 있다. 그리고 3개월 전부터는 하루에 50kcal만을 섭취하는 경이의 초소식으로 건강하게 생활하고 있다.

M씨는 또한 '선인식'을 하는 기간에 물과 감잎차만을 마시고 다른 음식물은 일절 입에 대지 않는 본단식을 13일간, 17일간, 8일간 등 세 차례나 실행하는, 실로 '초인'의 면모를 보여주었다.

이러한 요법을 지속하는 동안에 M씨는 육체적으로는 물론 정신적으로도 완전히 변화된 것처럼 보였다. 소뇌실조증이 완전히 치유된 것은 물론, 타고난 냉한 체질과 두통도 말끔하게 사라졌다. 게다가 냉한 체질(음성체질)을 생채식으로 극복했다는 사실도 상식을 깨뜨리는 획기적인 성과였다. 동양의학 연구자들은 생채소만을 먹고 냉한 체질을 깨끗이 극복한 이 사례를 과연 어떻게 받아들일 것인가.

현재 M씨는 살이 포동포동하게 찌고 윤기가 흐르는 건강한 모습으로 변해 있다. 녹즙과 당근즙을 한 컵씩만 마시고 있기 때문에 하루에 섭취하는 지방분의 양은 거의 제로에 가깝다. 아니, 전혀 섭취하지 않는다고 하는 것이 더 정확한 표현이다. 그럼에도 불구하고 피부에 윤기가 흐르고 살결이 포동포동하게 고운 모습은 어떻게 가능한 것인가?

시실 장기간에 걸쳐 생채식을 한 사람은 모두 부드럽고 아름다운 피부를 지니게 된다. 화장을 할 필요가 없어지는 것이다. 따라서 생채식이야말로 최고의 미용법이라고 단언할 수 있다.

육체적인 면의 변화보다도 더 중요한 변화가 정신적인 면이나 5관官(오감을 일으키는 눈, 귀, 코, 혀, 피부)에서 일어났는데, 이에 대해서도 특별히 기술할 필요가 있다. 우선 5관이 대단히 민감해졌다. 특히 손가락의 촉각이 대단히 예민해졌다. 손바닥에서 뭔가 생명효소와도 같은 에너지가 무서운 활력으로 방사되고 있다. 그 결과, 마치 기공사氣功師들처럼 환자의 질병을 손으로 치료할 수 있게 되었다. 손바닥에서 대단히 신비로운 힘이 나오고 있는 것이다.

원시시대, 즉 불에 익힌 것은 전혀 입에 대지 않고 날것(생채소나 과일, 현곡 등)을 먹는 습관이 몸에 배어 있던 시대에는 모든 인간이 오늘날의 기공사들과 같은 능력이 있었던 것이 아닐까? 질병을 치료하는 행위를 다른 말로 "손을 쓴다"고 표현하는 것도 옛날에는 실제로 환부에 손을 대서 고쳤기 때문이 아닐까?

M씨의 손바닥은 이러한 '기氣'의 방사를 통해 질병을 치료할 뿐만 아니라 환부를 감지하는 능력까지 보여주고 있다. 통증이나 열, 즉 염증이 있는 경우 그 부위에 손바닥을 갖다 대면 신체 내부의 이상을 감지할 수 있게 된 것이다. 이러한 능력은 침구사라는 직업을 갖고 있는

M씨에게는 더할 나위 없이 바람직한 것이다. 예민한 손으로 침을 놓거나 뜸을 뜰 자리를 정확히 짚어낼 수 있기 때문이다.

침이나 뜸 치료를 시행할 때에는 무엇보다도 그 자리를 정확하게 포착하는 것이 중요하다. 관련 서적을 보면 어떤 병에는 어느 자리에 침을 놓는다 하는 것이 그림으로 예시되어 있다. 그러나 이것은 어디까지나 일반론이며, 각 개인의 침자리는 조금씩 차이가 있게 마련이다. 따라서 교과서대로 침을 놓는다 해도 정확한 자리를 포착했는지가 극히 의문이다. 그런데 M씨의 경우에는 그 예민한 손으로 환자의 침자리를 정확하게 감지할 수 있게 된 것이니, 침구사에게 이보다 더 좋은 일이 어디 있겠는가. 당연히 환자들의 치료 효과가 대단히 좋아졌고, 최근 들어 침구사로서 M씨의 명성이 급속히 높아지고 있다. 앞으로 M씨가 어디까지 성장해갈지 크게 기대되는 바이다.

이처럼 5관이 예민해진 현상과 더불어, M씨에게서는 영능력靈能力이라는 초능력이 발현되고 있다. 즉, '신의 소리'를 들을 수 있게 되었다고 한다. 여기서 그 진위는 별도로 해두자.

M씨는 또한 인체에서 발산되는 오라aura도 볼 수 있게 되었다고 한다. 생명력이 강대하고 영혼이 깨끗한 사람에게는 찬란한 색의 오라가 방사된다고 전해지고 있는데, M씨의 눈에는 그러한 오라가 잘 보인다는 것이다. 그러나 오해를 피하기 위해 이 문제에 관해서는 더 이상 언급하지 않겠다. 다만 장기간에 걸쳐 '선인식'을 지속적으로 실천하면 인간이 이렇게까지 변할 수도 있다는 점이 놀라울 뿐이다. 이러한 신비로운 능력들이 앞으로 어떻게 전개되어 나갈지 깊은 관심을 가지고 지켜보려 한다.

마지막으로 녹즙 음용에 관해 추가로 언급해둘 것이 있다. 본 병원에서 탄생한 '선인 제1호'인 H부인의 경우도 그랬지만, 문제는 역시 장기간에 걸친 녹즙 생활이다. 일반적으로 생채식의 원칙은 어디까지나 생채소의 뿌리와 잎을 전부 먹는 데에 있다. 생채소를 찧어서 즙을 내고 찌꺼기를 버리는 것은 어디까지나 변칙이다. 이러한 변칙적인 녹즙 생활을 장기간 계속하는 것은 바람직하지 않다는 것이 상식이다. 생채소 찌꺼기 속에도 풍부한 영양분이 있기 때문에 그것까지 함께 먹어야 비로소 완전한 영양을 섭취할 수 있다는 말이다. 필자도 그러한 믿음으로 오랫동안 생채소를 찧은 범벅을 그대로 먹어왔던 것이다.

그런데 M씨는 녹즙을 장기간에 걸쳐 지속적으로 마시면서도 해가 지날수록 건강해졌다는 사실이 무엇보다도 신기한 점이다. 앞으로도 이러한 녹즙만의 불완전식(?)을 계속할 경우 과연 M씨가 어떻게 될 것인지는 아무도 모른다. 필자로서는 생기 넘치는 M씨의 얼굴을 보며 말을 잊을 뿐이다.

사례 3

아토피성 피부염을 정복하다

최근 들어 아토피성 피부염으로 온몸에 습진이 생겨 여러 해 동안 고생하던 끝에 본 병원의 치료법에 마지막 기대를 걸고 찾아오는 환자들이 대단히 많아졌다. '고오다 선생은 아토피 전문 의사다'라고 할 정도로 평판이 높아진 때문이다.

필자는 이러한 환자들에게 본 병원의 독특한 현미소식요법을 실시하여 커다란 성과를 거두고 있고, 치료법에 대해 나름대로 확신도 생겼다. 그중에서도 생채식은 아토피성 피부염을 근본적으로 치료하는 최고의 방법이라고 생각될 정도로 탁월한 효과가 있었다.

그러나 생채식을 장기간에 걸쳐 실행하는 것은 극히 어려운 일로, 어지간히 의지가 강한 사람이 아니면 근치될 때까지 지속하기가 거의 불가능하다. 1년 이상 지속적으로 생채식을 실행한 아토피 환자는 지금까지 몇 명에 불과하다. 그러나 이들의 치료 효과는 실로 놀라운 것으로, 모두 넋을 잃고 쳐다볼 정도로 피부가 깨끗해졌다.

여기서 그런 환자 중의 한 사람인 A씨의 임상경과를 보고하게 된 것은, 생채식을 실행하는 과정에서 주목할 만한 증세의 변화가 나타났기 때문이다.

A씨의 임상과정

A씨가 처음 생채식을 시도했을 때에는 피골이 상접할 정도로 몸이 야위면서 보행이 곤란할 정도로 쇠약해져 있었다. 게다가 간기능도 만성 간염이 의심될 정도로 나빠져 있었다. 그러나 두 번째 생채식부터는 마치 전혀 다른 사람처럼 순조롭게 실행할 수 있었고, 종국에는 '선인식'까지도 아무 탈 없이 시행할 수 있는 신체로 변했다. 그러한 변화의 과정을 차근차근 소개하기로 한다.

입원 과정

A씨(1968년생, 당시 23세, 회사원)가 아토피성 피부염으로 오랫동안 고생하고 있다고 하소연하면서 고오다 병원에 진찰을 받으러 온 것은 1992년 2월 3일이었다.

어릴 때부터 알레르기성 체질이었던 A씨는 습진과 천식으로 줄곧 고생을 했다. 기관지 천식은 초등학교에 입학할 무렵부터 좋아져서, 그 후에는 재발하는 일 없이 성장해왔다. 그런데 그때까지는 비교적 가벼운 증세를 보였던 아토피성 피부염이 점점 심해졌다. 그 때문에 근처 피부과에서 진찰을 받고 부신피질 호르몬제 연고를 지속적으로 사용하게 되었다. 이 스테로이드제는 처음에는 대단히 잘 들어서 바르면 곧 습진이 좋아졌지만, 해가 지남에 따라 약효가 떨어졌다. 그래서 사용량을 점차 늘려갔다. 그런 과정에서 약의 부작용이 점점 심해지기 시작했다. 피부가 얇아지고 연약해지면서 조그만 자극에도 피가 흘러나왔고, 얼굴의 표피혈관이 확장되어 새빨갛게 되었다. 얼굴이나 목, 가슴 등에 생긴 심한 습진에서는 누런 고름이 계속 흘러나와 통증으로 고개를 돌릴 수조차 없었고, 가려워서 밤에는 잠도 제대로 이루

1. 아침을 거르고 생야채(여러 종류 혼합)즙 180cc를 마신다.
2. 생수와 감잎차를 하루에 1~2ℓ 정도 마신다.
3. 점심 ┌ 현미 100g으로 지은 밥을 주식으로 한다.
       ├ 두부 반모(약 200g)
       ├ 참깨 10g
       └ 다시마 가루 약간
   저녁········점심과 동일
4. 스피렌 하루 20정(1회 10정) 복용 •스피렌: 김, 다시마 등 해조류로 만든 건강식품
5. 매일 아침 마그밀(수산화 마그네슘: 완하제) 20cc를 물 1컵에 타서 마신다.
6. 이 외에, 일체의 음식을 금지할 것
7. 풍욕법 1일 3회
8. 냉온욕 1일 1회(냉-온-냉-온-냉-온-냉-온-냉 순서로 1분씩)
9. 평상에서 자고 반원형 목침을 사용한다.
10. 붕어운동 1일 3회, 1회 2분
11. 모관운동 1일 3회, 1회 2분
12. 합장합척운동 1일 3회, 1회 100번
13. 등배운동 1일 3회, 1회 10분

표 1. A씨가 자택에서 실행한 요양 내용

지 못했으며, 고름의 악취가 코를 찌르는 등 정신이 아찔할 정도의 고통으로 발버둥치게 되었다. 이렇게 지옥과 같은 고통을 겪으면서 온갖 치료법을 시도하던 중에 아는 사람으로부터 고오다 병원을 소개받아 찾아오게 되었다는 것이었다.

처음 진찰할 당시 A씨는 키 171cm에 체중 63kg이었으며 목, 등, 얼굴, 손발, 가슴, 발목 등 온몸에 염증이 번져 있었다.

진찰을 마치고 곧바로 고오다 병원의 치료법을 집에서 실행하도록 지시했는데, 그 내용은 표1과 같다.

고오다 병원에서는 쌀, 콩 등이 항원抗原(allergen)인 환자의 경우에도 현미밥과 두부를 먹도록 하고 있다. 지금까지 수천 명에 달하는 아

토피성 피부염 환자들에게 똑같은 처방을 내리고 있는데, 착실하게 실행한 환자는 모두 호전되었다.

이런 대담한 처방이 가능한 이유는 환자들에게 권하는 것이 소식 메뉴이기 때문이다. 하루 1,200kcal 정도로 소식을 하면 쌀이든 콩이든 위장에서 완전히 소화, 분해되어 쌀과 콩의 단백질은 아미노산이 되고 지방은 지방산이 되어 '영양소'로 완전히 흡수되기 때문에 위험 요소가 전혀 없다.

그러나 똑같은 현미나 콩이라도 배부르게 먹으면 문제가 생긴다. 즉 장내에서 소화불량을 일으켜 쌀이나 콩의 단백질이 분해되지 않은 상태로 체내에 흡수돼버리는 것이다. 따라서 당연히 알레르기 증세가 악화된다.

이상의 설명에서 알 수 있는 것처럼, 하루 1,200kcal의 소식을 하는 사람에게는 알레르기 양성반응 식품을 금지하는 방법을 그리 엄격하게 시행할 필요가 없다. 실제로 본 병원에서 지시한 소식 메뉴로 아토피성 피부염 환자들이 속속 치료되고 있다.

여기에서 주의해야 할 것은 스테로이드제를 장기간 사용해온 환자들이다. 스테로이드제의 부작용이 무섭다는 것을 알고 한시라도 빨리 스테로이드제 사용을 중단하고 싶어하는 환자들이 본 병원의 양생법에만 매달리게 될 경우 때때로 일이 복잡해지는 수가 있다. 스테로이드제를 중단하고 3~4일 지나면 약으로 인해 억제돼왔던 증상이 일시에 폭발하게 된다. 그러나 환자들은 어떤 수단을 써서라도 스테로이드제 사용을 중단하기를 원하기 때문에, 격렬한 증상이 폭발하더라도 꾹 참고 견뎌내려 한다.

그 과정에서 온몸이 습진으로 축축해지거나 세균에 감염되어 열이 40도 가까이 올라가는 경우도 허다하다. 이렇게 되면 아무리 의지가 군은 환자라도 마음이 약해져서 고오다 병원에 전화를 걸어 대처방법에 대해 이것저것 묻게 된다.

필자는 이런 환자들에게 처음 3~4개월간은 스테로이드제를 중단하지 말도록 주의를 시키고 있다. 스테로이드제와 고오다 병원의 양생법을 당분간 병행하면서 갑작스러운 스테로이드제 사용중단으로 인한 고통을 피하는 것이다.

표1의 양생법을 3~4개월간 착실하게 실행하면서 스테로이드제를 서서히 줄여가다가 6개월 정도 후에 스테로이드제를 완전히 중단하는 식으로 하면 아무런 탈이 없다. 이런 식으로 여러 해 동안 시달려온 아토피성 피부염을 완치한 환자들이 수없이 많다.

이상에서 알 수 있는 바와 같이, 스테로이드제를 오랫동안 사용해 온 아토피성 피부염 환자를 지도하는 데에는 약간의 요령이 필요하다. 그래서 A씨에게도 똑같이 주의를 주면서 집에서 요양하도록 했다.

그리하여 증상이 조금씩 호전되고 있던 차에, 또 다른 문제가 발생했다. A씨가 엄격한 소식 메뉴를 규정대로 실행하지 못했던 것이다. 이런 일은 비단 A씨에게서만 볼 수 있는 현상이 아니다. 대부분의 환자들이 소식 메뉴를 지키지 못하고 결국 다른 것을 먹어버리는 것이다. 본 병원에는 아토피성 피부염뿐만 아니라 여러 가지 난치병을 앓는 환자가 수없이 많이 찾아오지만, 대부분의 환자들에게 소식 메뉴를 기본으로 한 엄격한 식이요법을 실행하도록 지도하고 있다. 그러나 소식 메뉴를 견디지 못하고 비명을 지르는 사람들이 속속 나타난다. 따라서 A씨의 심정도 전혀 이해하지 못할 바는 아니었다. 그래서 고오다 병원에 입원하여 철저하게 요양하고 싶다는 본인의 희망에 따라 입원치료를 하기로 했다.

입원 중에 단식을 실행하다

A씨는 1992년 7월 1일에 입원했다. 입원과 동시에 준비식에 들어가 7월 7일부터 장국단식을 시작했다. 8일간의 예정이었고, 이때의 체중은 47kg이었다. 2월 3일 처음으로 진단했을 때의 체중이 63kg이었으므로 5개월 동안 소식 메뉴를 실행하여 16kg이나 줄어든 셈이었다.

단식 첫날의 체중은 46.5kg이었는데, 8일간의 단식으로 체중이 1.5kg 줄어서 끝날 때에는 45kg이 되었다.

이 장국단식으로 아토피성 피부염 증상은 대단히 좋아졌다. 겉으로 보아서는 환자라는 사실을 알아볼 수 없을 정도로 피부가 고와졌다. 또 자각증상에도 커다란 효과가 있어서, 가려움증이 거의 없어지고 저녁에 잠도 푹 잘 수 있게 되었다며 기뻐했다. 그러나 아직 완전히 치료되었다고는 할 수 없는 상태였기 때문에 이제는 생채식으로 병을 근치하고 싶어했다.

생채식으로 그로기 상태가 되다

7월 21일부터 생채식을 시작했다. 이때의 체중은 45kg으로, 8일간의 장국단식을 끝내고 나서 체중이 조금도 붇지 않은 상태였다. 생채식 분량은 고오다 병원에서 규정한 표준식이었다. 즉, 하루에 생채소 1kg(잎과 뿌리 부분 각각 500g), 생현미가루 140g을 점심과 저녁 2회에 나누어 먹는 것이었다.

생채식을 시작하고 나서 A씨의 체중은 한층 더 줄어들었다. 8월 16일 퇴원을 할 무렵에는 41.4kg으로, 27일간의 생채식으로 체중이 3.6kg이나 빠졌다(그림2 참조).

퇴원을 한 뒤 집에서 생채식을 실행하는 과정에서도 체중이 계속 줄어들어, 9월 3일 다시 병원을 찾았을 때에는 37kg이 되어 있었다.

표 2. 생채식 중단 후 식사내용

실로 놀라울 정도였다. 자택에서 20일간의 생채식으로 또다시 4.4kg이나 감소했던 것이다. 그와 동시에 자각증상도 심하게 나타나고 있었다. 온몸에서 힘이 빠져 걸을 때에는 다리가 휘청거리는 바람에 병원에도 겨우 올 수 있었다고 했다.

이때 실시한 혈액검사 결과에 필자는 깜짝 놀랐다. 간기능 검사에서 나타난 수치(GOT 301, GPT 728)를 보면 어떤 의사라도 곧 입원하도록 지시할 만한 상태였다. A씨가 "걷기도 힘들다"고 했던 이유를 충분히 이해할 수 있었다. 그래서 곧바로 생채식을 중지시키고 9월 5일부터 표 2와 같은 메뉴로 식사내용을 변경했다.

생채식을 중지하고 회복식으로

고오다 병원에서는 위장이 약한 환자들(만성 위염, 위하수증 및 위궤양 등)에게는 현미크림식이라는 특수한 식이요법을 실시하고 있다. 필자는 체력이 약한 A씨에게 이 방법을 응용하기로 했다. 그 결과 체력은 서서히 회복되었지만, 하루에 섭취하는 총열량이 1,300kcal에 불과해

심한 공복감에 시달려야 했다. 그래서 현미의 양을 90g에서 120g으로 늘렸는데, 이로써 열량이 약 200kcal 늘어나 10월 5일부터는 하루에 1,500kcal를 섭취하게 되었다. 보통 성인 남자라면 이 정도의 식사량으로는 아직도 충분하지 않다고 불평하겠지만, 단식이나 생채식이라는 혹독한 식이요법을 해오던 사람에게는 그 정도면 충분한 양이었다.

예상대로 A씨는 체력이 강화되고 체중도 늘어나기 시작했다(그림2 참조). 체중의 경우 10월 5일에 40kg, 11월 6일에 41.5kg으로 순조롭게 늘어나고 있었다.

1,500kcal라면 보통 성인 남자에게는 기초대사량을 조금 상회할 정도이다. 따라서 상식적으로 이와 같은 소식으로 체력이 강화되고 체중도 늘어난다는 것은 생각할 수도 없는 일이다. 그러나 단식이나 생채식 등 엄격한 식이요법을 실행하여 위장의 소화능력이 좋아지면 이정도의 소식으로도 살이 찌게 된다. 한편 열악했던 혈액검사(간기능)의 수치도 점차 좋아지기 시작했다(표3 참조).

그러던 중 해가 바뀌어 1993년 1월 8일 퇴원할 때에는 체중이 42.5kg이 되어, 생채식을 끝내던 때에 비해 5.5kg이나 늘어나 있었다. 그러나 A씨의 신장(171cm)을 고려하면 아직도 야윈 상태로 처음 진찰할 때의 63kg을 회복하기 위해서는 20kg을 더 늘려야 했다. 간기능 검사 결과도 GOT, GPT의 수치가 시간이 가면서 떨어지고는 있었지만, 1월 8일 채혈해 검사한 결과는 아직도 GOT 49, GPT 64로서 정상치를 회복하지 못하고 있었다(1992년 7월 1일 입원했을 때에는 GOT 29, GPT 30이었다).

그래서 필자는 회복식을 좀더 계속해 체중이 50kg까지 늘어난 후에 다시 생채식을 시도하는 것이 좋겠다는 생각을 하고 있었다. 그러나 A씨는 체력이 상당히 회복된 상태이니 생채식을 다시 해보겠다고 했다. "그렇게 조급하게 서두를 필요가 없으니 좀더 체중이 늘고 간기능도 완전히 정상으로 회복되고 나서 하라"고 일단 말려보았으나, A씨는 "반드시 오늘부터 생채식을 하겠다"며 결심을 굽히지 않았다. 필자는 하는 수 없이 생채식을 다시 시작하는 데 동의했다.

두 번째 생채식에 성공하다

그런데 두 번째 생채식에서는 첫 번째와는 완전히 다른 양상이 나타났다. 우선 신기하게도 체중이 줄지 않았다. 1월 8일부터 생채식을 다시 시작했는데, 1개월이 지난 2월 7일의 체중이 42.5kg으로 처음의 42.5kg에서 조금도 줄지 않았다. 게다가 한 달이 지나 병원을 찾아온 3월 6일에는 44kg으로 1.5kg이 늘어나 있었다. 다시 3월 16일에는 46kg이 되어, 체중이 부쩍부쩍 늘기 시작했다. 체중의 증가와 병행하여 혈액검사 결과도 더 좋아져서, 3월 6일에 실시한 검사에서는 GOT 18, GPT 11로 회복했다.

체력도 눈에 띄게 좋아져 조깅도 아무 문제 없이 할 수 있게 되었다. 첫 번째 생채식을 했을 때에는 전신무력감으로 다리가 휘청거려서 있는 것조차 힘들 정도였으니, '이것이 똑같은 사람인가' 하고 의심하지 않을 수 없을 정도로 변해버린 것이다. 그래서 이제는 A씨의 희망을 받아들여 단식을 실행하기로 했다. 필자는 환자들에게 "생채식을 하다 보면 단식도 할 수 있는 신체가 된다"고 자주 말해왔는데, A씨도 바로 그런 체질로 변한 것이었다.

생채식을 계속하면서 단식도 할 수 있게 되다

A씨가 생채식 중에 실행한 첫 번째 단식은 1993년 3월 15일부터 5일간 시행한 장국단식이었는데, A씨는 이 단식을 아주 손쉽게 해냈다.

그 전해에 고오다 병원에 입원하여 실행한 8일간의 장국단식보다도 훨씬 편하게 해낼 수 있었다는 것 또한 A씨의 신체상 변화를 말해주는 좋은 증거이다.

일반적으로 보통식사를 배부르게 먹던 사람이 단식을 실행하면 심한 무력감과 공복감이 몰려와 일을 할 힘도 없어지고 하루종일 누워 뒹굴게 되는 것이 보통이다. 그러나 생채식이라는 혹독한 소식을 견뎌내고 적응한 사람은 단식을 큰 부담 없이 할 수 있게 된다. A씨도 예외가 아니어서, 처음 고오다 병원에 입원했을 때 실행했던 단식보다는 훨씬 수월하게 할 수 있었다.

두 번째로 시행한 5일간의 장국단식으로 체중은 46kg에서 44.5kg으로 줄어들었다. 그러나 단식을 끝내고 다시 생채식을 시작하자 체중이 곧 늘어나서 4월 2일에는 본래의 46kg으로 회복되었으며, 체력도 점점 강해졌다.

그래서 4월 11일부터 또다시 단식을 실행했다. 이번에는 1주일간의 장국단식이었다. 생채식 중에 행한 두 번째 단식은 첫 번째에 비해 한층 수월하게 할 수 있었고, 체중 감소 역시 2kg에 그쳤다. 이번 단식 기간에 실시한 혈액검사의 결과는 모두 정상으로 나타나 간기능이 악화된 흔적은 전혀 찾아볼 수 없었다. 이것도 신기한 현상이었다. 최초의 생채식에서 GOT, GPT가 그렇게 많이 상승했던 것과 비교하면 그 변화된 양상이 놀라울 수밖에 없었다.

이러한 체험을 통해 A씨는 생채식과 단식에 자신이 붙게 되어, 그 이후에는 생채식을 계속하면서 매달 한 번씩 7~10일간의 장국단식을 실행할 정도가 되었다. 생채식의 규정량은 하루에 900kcal지만, 매달 7~10일간의 장국단식을 한 차례 하므로 A씨가 섭취하는 열량은 하루 평균 700kcal 정도에 불과하게 된다. 그런데도 A씨의 체중은 점점 늘어나 6월 4일 48.5kg, 7월 19일 50kg, 8월 17일 53kg, 9월 16일 55.5kg을 기록했으며, 10월 11일에는 58kg에 이르렀다. 생채식을 실행하는 환자들에게 일어나는 변화를 모르는 사람들로서는 도저히 믿을 수 없는 일이 일어난 것이다. 수백 건의 사례를 통해 생채식을 하는 과정에서 체중이 증가하는 현상을 관찰해온 필자로서는 A씨와 같은 사례를 당연하게 받아들일 수 있지만, 대부분의 사람들은 '도저히 믿을 수 없다'고 하는 것이 정상일 것이다.

방심하여 간식으로 실패하다

이상과 같이 순조로운 과정을 겪으면서 A씨는 생채식과 더불어 매달 한 번씩 장국단식을 실행하는 식이요법으로 체력이 몰라보게 강해지고 체중이 늘어났으며, 아토피성 피부염 증상도 대단히 좋아져서 피부도 완전히 깨끗해졌다.

아토피성 피부염 환자 중에는 현미채식, 알레르기식품 금지, 온천요법 등을 통해 병세가 좋아졌다고 하는 사람들이 많다. 그러나 필자는 생채식만큼 피부를 깨끗하게 만들어주는 방법은 없다고 생각한다. 생채식을 장기간 실행하면 촉촉하고 윤기 있는 피부로 다시 살아나기 때문이다. A씨의 얼굴도 그렇게 깨끗해졌다. 그는 "이제는 전차를 타도 아무도 나를 아토피성 피부염 환자로 보지 않을 것"이라며 웃었다.

그 상태로 생채식과 단식을 지속적으로 실행해 나가기만 하면 아토피성 피부염이 근치될 날도 그렇게 머지않다고 믿고 있었는데, A씨가 그만 방심한 나머지 실패하고 말았다.

장기간에 걸쳐 생채식이나 단식을 하는 환자들은 식욕을 억제하는 과정에서 엄청난 스트레스를 받게 된다. 따라서 생채식을 실행하는 도중에 좋아하는 빵이나 과자 같은 것을 먹게 되는 경우가 다반사이다.

그러나 일단 간식을 하게 되면 브레이크를 걸지 못하고 질질 끌려가고 마는 것이 보통사람들의 습성이다. 그리하여 애써서 계속해온 생채식이 실패로 끝나버리는 사례가 적지 않다.

A씨도 예외가 아니었다. 생채식을 별 어려움 없이 순조롭게 해오다 보니 자신도 모르게 방심하게 된 결과였다. 매일 규정대로 생채식을 하면서도 가족들이 먹는 삶은 음식, 끓인 생선, 빵 등을 자연스럽게 먹게 되어버린 것이다.

그 결과 체중이 눈에 띄게 늘어나 1993년 12월 20일에는 63kg이 되었다. 2개월 남짓한 기간에 5kg이나 늘어난 것이다. 체중만 불어났다면 다행이겠지만, 아토피성 피부염이 다시 악화되기 시작했다. 그때까지 애쓴 보람으로 깨끗해졌던 피부에 다시 염증이 생겼고, 가려움증까지 도져 견딜 수가 없었다.

수년 동안 편히 잠을 잘 수 없을 정도로 고질적인 가려움증에 시달리던 A씨에게 최근 1년여 동안은 마치 극락에 살고 있는 것 같은 쾌적한 나날이었다. 따라서 한순간의 방심이 초래한 실패가 사무칠 정도로 후회스러웠던 A씨는 다시 일어서기로 굳게 결심했다. 처음부터 다시 착실하게 생채식을 실행하기로 결심한 그는 마침내 1994년 1월 15일부터 다시 도전에 나섰다.

생현미가루 없는 생채식을 시작하다

심기일전한 A씨는 간식을 일절 하지 않고 성실하게 생채식을 계속해나갔다. 그러나 이전에 먹은 간식으로 체중이 63kg까지 늘어났기 때문에 당분간은 생현미가루 없는 생채소라는 혹독한 식사를 하기로 했다. 점심과 저녁 두 끼에 생채소를 500g(잎 부분 250g, 뿌리 부분 250g)씩만 먹는, 하루 약 400kcal의 초소식이었다. 필자는 그렇게 혹독한 식사를 계속하면서도 단식을 할 수 있을까 하는 우려가 들었지만, 결국 기우에 그치고 말았다. 2월 7일부터 1주일 단식을 시작했는데, 특히 이번 단식은 물과 감잎차만을 마시고 일체의 음식물을 입에 대지 않는 혹독한 본단식이었다.

그때까지 매월 실행하던 단식은 장국단식이었다. 이 장국단식은 대체로 흑설탕이나 간장 등으로 하루에 약 200kcal 정도를 섭취할 수 있으므로 비교적 수월하게 해낼 수 있었다. 이에 비해 칼로리 공급이 전혀 없는 본단식은 훨씬 혹독할 수밖에 없다. 그러한 본단식을 결행하겠다고 나설 정도로 결의가 대단했던 것이다.

그러나 A씨는 생각보다 훨씬 수월하게 본단식을 해낼 수 있었다. 필자는 매일 전화로 연락을 하면서 단식을 지도했는데, 2일째, 3일째에도 달리기를 할 수 있을 정도로 괜찮다는 것이었다. 이전에 장국단식을 할 때 축구연습을 할 수 있을 정도로 건강해졌던 그였기 때문에 본단식도 그다지 어려움 없이 해낼 수 있었을 것이다. 불과 1년 6개월 전만 해도 생채식으로 체중이 37kg까지 줄어 간신히 서 있을 정도였다는 사실이 믿기지 않을 정도였다. 인간의 신체도 생채식이나 단식을 반복하는 가운데 그 기본구조가 변한다는 것을 이 임상사례로부터 잘 알 수 있다.

1월 15일부터 시작한 생현미가루를 뺀 생채식(하루 1kg)으로 체중이 조금 줄어서, 단식 첫날인 2월 7일에는 61kg이었다. 그리고 본단식 7일째에는 58kg으로 줄었다. 본단식에서는 소금을 전혀 섭취하지 않으므로 장국단식에 비해 체중 감소가 큰 법이다.

건강한 모습으로 수월하게 본단식을 끝내고 나서 다시 하루 400kcal의 생채식을 시작했다. 그 결과 체중이 다시 늘어나서 3월 3일에는 60kg이 되었다. 하루 400kcal라는 초소식으로도 체중이 붙고 체력도 강해진 것이다.

그래서 다시 3월 14일부터 1주일간 본단식을 단행했다. 이 단식도 전번과 마찬가지로 매우 수월하게 끝낼 수 있었다. 이리하여 하루 400kcal의 생채식을 계속하면서도 매월 한 차례 1주일간의 본단식을 실행하는 패턴이 되었다. 따라서 A씨의 몸은 하루 평균 열량 350kcal 정도의 초소식으로도 건강하게 지낼 수 있는 신체가 되었다고 할 수 있었다.

한편 간식으로 인해 아토피성 피부염도 한때 증상이 악화되었으나, 그 후 생채식을 성실하게 지속하면서 본단식을 실행한 결과 피부가 다시 깨끗해졌다. 가려움증에서도 해방되어 숙면을 취할 수 있었다.

이 사례에서 특히 강조해야 할 것은, 생채소를 매일 대량으로 섭취함으로써 아토피성 피부염을 완치했다는 사실이다.

일반적으로 습진과 같은 질환은 음성병으로 알려져 있다. 이러한 음성질환에는 생채소나 과일과 같은 음성식품을 먹어서는 안 된다는 것이 동양의학의 상식이다. 따라서 아토피성 피부염 환자가 동양의학 의사에게 진찰을 받을 경우 십중팔구 식사를 할 때 생채소나 과일을 일절 피하라는 지시를 받을 것이다. 실제로 아토피성 피부염 환자가 부주의로 생채소나 과일을 먹으면 증상이 눈에 띄게 악화되는 경우가 많기 때문에, 아토피성 피부염과 같은 습진환자는 생채소나 과일을 먹으면 안 된다는 동양의학의 상식도 결코 틀린 것은 아니다.

그렇다고 해서 아토피성 피부염에 생채식이 절대금물이냐 하면, 반드시 그렇지는 않다. 먹는 방법에 주의하여 신중하게 먹기만 하면 오히려 정반대로 아토피성 피부염을 고칠 수 있는 것이다.

아토피성 피부염뿐만 아니라 냉증에 관해서도 동일한 접근방식이 필요하다. 동양의학에서는 냉증을 앓는 사람을 음성체질로 간주하기 때문에, 역시 음성식품인 생채소나 과일을 금지하고 있다. 따라서 생채소나 과일을 먹으면 몸이 차가워진다는 말에 겁을 먹고 자신이 좋아하는 귤이나 수박 등을 먹지 못하는 사람이 많다.

그런데 1년 이상의 장기간에 걸쳐 매일 철저한 음성식품인 생채소를 먹음으로써 냉증을 완전히 고쳐서 추운 겨울에도 옷을 벗고 잠자리에 들 수 있는 양성체질로 바뀐 사례가 속속 나타나고 있다. 이러한 사례를 정리하여 《냉증을 생채소로 고친다》에 수록해놓았으니 관심 있는 독자는 한 번 읽어보기 바란다.

요컨대, 체질개선의 비결은 '비합리의 합리'를 응용한다는 필자의 이론에 따른 치료방법에서 찾을 수 있다. 즉, 음성체질에 음성식품을 제공하다 보면 일시적으로는 더욱더 음성으로 기울어지기 때문에 신체가 고통으로 발버둥을 치지만, 그런 과정에서 음성식품을 뒤엎어버리는 힘이 체내에서 솟아나와 결국은 양성체질로 변하는 것이다. 아토피성 피부염도 마찬가지 방식으로 치료가 된다는 사실이 A씨를 비롯한 여러 임상사례를 통해 분명하게 입증되었다.

A씨의 생채식과 단식에 대한 감상

지난 20여 년간 본 병원에서 생채식을 실행한 약 6,000명의 환자들 가운데 대부분은 비교적 단기간인 1개월에서 1개월 반 동안 실행한 사람들이며, 1년 이상의 장기간에 걸쳐 생채식을 실행한 사람은 많아야 200명 남짓이다. 이 장기간 실행자들의 체중변화를 관찰해보면 다음과 같은 일반적인 현상을 볼 수 있다.

우선, 생채식을 시작하고 1~3개월 동안은 체중이 지속적으로 줄어

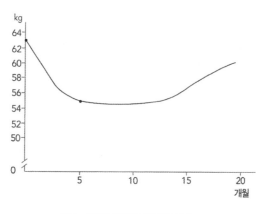

그림 1. 생채식 실행자의 체중변화 사례

25g이라는 '저영양' 생채식으로 체중이 늘어나는 메커니즘을 해명하는 것이 현대의학의 과제가 될
것이다. 그러나 생채식을 하는 모든 사람이 이와 같은 체중의 변화 패턴을 나타낸다고는 볼 수 없다.

들지만 4~5개월이 되면서부터 체중 감소가 멈춘다. 그리고는 몇 개월
간 체중이 거의 변화하지 않고 일정한 수준을 유지한다. 이 기간은 신
체가 생채식이라는 특수한 식사에 적응하는 시간으로 여겨진다. 그리
고 그 후부터는 체중이 늘어나기 시작한다(그림2 참조).

　이러한 체중 증가는 1년 이상 생채식을 실행하는 사람들의 약 70%
가 경험하는 현상이다. 따라서 건강한 사람이 생채식을 장기간 실행
하면 누구나 그림1과 같은 패턴으로 체중이 변동한다고 보아도 좋다.

　그러나 그중에는 1년이 지나고 2년이 지나도 전혀 체중이 늘어나지
않고 야윈 상태가 지속되는 사례도 적지 않다. 개중에는 피골이 상접
할 정도의 상태로 2년 이상 경과한 사례도 있었다. 이 환자의 경우 타
고난 허약체질에다가 고령(74세)이라는 조건이 겹친 결과로 생각되지
만, 이 경우에도 3년이 지나면서부터 체중이 늘기 시작하며 5년간이
나 계속했던 생채식을 끝낼 무렵에는 몰라볼 정도로 건강해졌다. 이
사례에 관해서는 뒤에서 다시 이야기하기로 한다.

한편 체중의 감소가 현저하고 전신무력감이나 현기증 등의 자각증상까지 심하게 나타나 하는 수 없이 생채식을 중단해야 했던 사례도 있었다. 그 좋은 사례가 A씨이다. A씨의 경우 체중이 37kg(신장 171cm)까지 줄어서 결국 생채식을 중단하기까지 했었지만, 사실은 체중 감소와 함께 간기능이 현저하게 악화된 점이 중단의 가장 큰 이유였다.

필자가 생채식을 실행한 사람들의 혈액검사를 통해 알게 된 사실의 하나는, 세 사람 중 한 사람 정도가 생채식을 시작한 후 2개월 정도부터 간기능이 나빠지는 경향이 나타난다는 것이었다. 주로 GOT, GPT의 수치가 높아진다. 상승하더라도 100 이내의 경우가 대부분이지만, 개중에는 200에서 300 정도까지 나오는 사람도 있다. 이런 경우는 만성 간염이 아닌지 의심될 정도여서, 생채식에 대해 아무것도 모르는 의사라면 간염이라는 진단을 내릴 수도 있을 것이다.

A씨도 생채식을 시작하고 나서 45일이 지난 9월 3일의 혈액검사에서 GOT 301, GPT 728로 나타났다. 필자로서도 이렇게 높은 수치를 본 것은 지금까지 세 차례밖에 없었다. 그중 한 사람은 C형간염 환자였는데, 생채식을 개시하고 1개월 후에 GOT, GPT가 1,000 가까이 상승했었다. 다른 한 사람은 특기할 만한 질병은 없었고 건강증진을 위해 생채식을 행한 사람이었는데, 역시 생채식을 시작하고 3개월이 될 무렵에 GOT 867, GPT 2,161이 되어 필자도 깜짝 놀랐다. 두 사람 모두 전신무력감과 현기증이 심해져 생채식을 즉각 중지하고 회복식을 시작하도록 지시했었다.

A씨의 경우에도 일단 생채식을 중지하고 회복식을 시작했었다. 여기서, 이러한 사람에게는 생채식이 부적합한 것이 아닌가 하는 의문이 들 수 있다. 즉, 생채식으로 간기능이 나빠지는 사람은 이 요법을 시행해서는 안 되는 것이 아닌가 하는 의문이다.

이 문제에 관해서는 A씨의 두 번째 생채식이 대단히 흥미진진한 시사점을 던지고 있다. 즉 첫 번째 생채식을 실행했을 때에는 GOT, GPT가 비정상적으로 상승했지만, 두 번째에는 조금도 오르지 않고 언제 검사를 해도 정상적인 수치를 유지했다는 사실이다. 이것은 첫 번째 생채식에서 A씨의 신체가 극심한 스트레스를 받기는 했지만, 그런 과정에서 생채식에 대한 적응력이 생긴 결과 두 번째 생채식에서는 아무 문제 없이 수월하게 해낼 수 있는 신체로 변한 것이라고 생각할 수 있다. 생채식으로 체중이 급격하게 감소하는 경우에도 같은 말을 할 수 있을 것이다.

첫 번째 생채식으로 37kg이라는, 피골이 상접하는 상태가 되었던 A씨의 체중은 두 번째에는 조금도 줄지 않고 오히려 눈에 띄게 늘어났다. 이것은 신체가 생채식이라는 혹독한 '저영양식'에 적응할 때까지는 체중도 줄고 고통도 겪게 되지만, 일단 적응하고 나면 그 식사로도 오히려 몸이 불어나게 된다는 것을 말해준다.

A씨 외에도 고오다 병원에서는 첫 번째 생채식에서 체중이 급격히 감소하여 몸이 휘청거릴 정도가 되었다가 두 번째에는 체중이 줄어들지 않은 사례가 적지 않았다. 따라서 생채식으로 체중이 현저하게 줄어든 경우라 하더라도 생채식이 부적당하다고 조급하게 단정할 수는 없는 것이다.

'선인식' 중에 본단식을 하면서도 골프를 치다

A씨와 같이 두 번째 생채식에서 건강한 양성체질로 변한 사람들은 하루에 불과 400kcal(생채소 1kg)의 '선인식'으로도 보통 때와 같이 골프나 축구와 같은 운동을 할 수 있게 된다. A씨의 경우 생채식을 하는 과정에서 생현미가루를 생략하고 생채소만 하루에 1kg을 섭취하고

있었지만, 매월 한 번 1주일간의 본단식(물 이외에는 전혀 먹거나 마시지 않는 단식)을 규칙적으로 하고 있었으므로 하루에 섭취하는 열량은 평균 350kcal 정도의 초소식이었다. 이런 정도면 거의 '선인식'이라고 해도 좋을 텐데, 최근에 A씨는 소금 섭취량도 하루 5g 정도로 줄였다.

1994년 여름은 더위가 특히 기승을 부려 운동을 좋아하던 A씨가 골프나 축구를 하면 온몸이 땀에 흠뻑 젖곤 했는데, 그런 상황에서 하루 5g이 채 안 되는 양의 소금을 섭취하면서 지낼 수 있었다는 것은 생채식으로 A씨의 체질이 완전히 변했기 때문이라고 봐도 좋을 것이다. 하루에 마시는 물도 3~4리터, 많은 날에는 5리터 정도나 되었는데, 이러한 체질은 전형적인 양성체질이다. 즉 땀을 흘려도 소금기가 없는 땀이 나오는 것이다.

A씨는 며칠 전에도 1주일간의 본단식 마지막날에 병원을 찾아왔었는데, 단식을 하고 있는 사람이라고는 전혀 생각할 수 없을 정도로 건강해서 필자도 깜짝 놀랐다. 오랫동안 소식을 연구해온 필자로서도 A씨를 관찰하고 있으면 인체의 신비로움에 압도되고 만다.

A씨의 혈액검사 결과(표3)에서 알 수 있는 것처럼 생채식을 시작하고 13일째에 이미 GOT 53, GPT 59로 간기능이 약간 악화되는 경향이 보였고, 자각증상으로 약간의 전신무력감이 나타나고 있었다. 그러던 것이 45일째(9월 3일)가 되자 GOT 301, GPT 728로 상승하면서 심한 전신무력감으로 서 있는 것조차 힘들 정도가 되어, 그날 당장 생채식을 중지하라고 지시를 내렸었다.

생채식을 중지하고 회복식을 시작했는데도 간기능 검사에서 비정상 수치가 계속되어, 회복식 87일째에도 아직 GOT 103, GPT 117이었다. 그러다가 회복식 130일째인 이듬해 1월 8일에야 겨우 GOT 49, GPT 64로 내려갔다. 이 기간에도 여전히 빈혈상태가 계속되어 혈색

검사시기 단위 검사항목		입원시 '92. 7. 1	생채식 13일째 (첫번째 생채식) '92. 8. 2	생채식 45일째 (첫번째 생채식) '92. 9. 3	회복식 20일째 '92. 9. 26
GOT	단위	29	53	301	201
GPT	〃	30	59	728	428
TTT	〃	0.4	0.4	0.2	0.4
ZTT	〃	7.4	5.9	4.3	5.4
알카라인 포스퍼테이즈	〃	113	84	235	193
A/G		2.29	2.57	2.72	2.31
콜린에스터레이즈	Δph	0.49	0.40	0.39	0.37
LDH	단위	353	300	518	467
r-GTP	〃	8	8	80	81
혈청총단백	g/dl	6.8	6.0	6.0	5.4
혈청콜레스테롤	mg/dl	145	144	114	121
HDL콜레스테롤	mg/dl	50	56	63	52
혈청빌리루빈	mg/dl	0.4 {0.2 / 0.2}	0.7 {0.3 / 0.4}	1.0 {0.4 / 0.6}	0.6 {0.3 / 0.3}
혈당치	mg/dl	70	65	69	68
BUN	mg/dl	14	14	12	14
r-글로불린	%	11.3	11.8	11.1	11.5
IgE	단위	6800	6250	4750	4250
적혈구수	万/㎣	402	383	418	331
백혈구수	/㎣	3700	3200	3000	1900
혈색소량	g/dl	12.1	11.8	12.9	10.5
헤마토크릿치	%	35.6	35	37.8	30.5

표 3-1. A씨의 혈액검사 결과

소량이 10g/dl 정도, 헤마토크릿치도 30% 전후까지 떨어져 있었고, 혈청단백도 5.5~6.2g/dl로 저단백 상태가 계속되었다.

따라서 아직 당분간은 생채식을 시작하는 것이 무리가 아닌가 생각하고 있었지만, A씨의 강력한 희망에 따라 1994년 1월 8일부터 두 번째 생채식을 시작하기로 했었다. 만약 이 생채식으로 다시 간기능이 악화되거나 빈혈이 나타나면 곧 중지하라는 지시를 내릴 작정이었다.

검사시기 단위 검사항목		회복식 48일째 '92. 10. 18	회복식 66일째 '92. 11. 5	회복식 87일째 '92. 11. 26	회복식 130일째 '93. 1. 8
GOT	단위	122	76	103	49
GPT	〃	189	148	117	64
TTT	〃	0.3	0.3	0.1	0.4
ZTT	〃	3.6	3.4	4.1	5.3
알카라인 포스퍼테이즈	〃	169	374	152	153
A/G		2.47	2.31	2.41	2.42
콜린에스터레이즈	△ph	0.41	0.42	0.47	0.48
LDH	단위	362	374	408	380
r-GTP	〃	72	75	53	33
혈청총단백	g/dl	5.8	5.8	6.2	6.2
혈청콜레스테롤	mg/dl	128	138	147	147
HDL콜레스테롤	mg/dl	61	53	53	42
혈청빌리루빈	mg/dl	0.7 { 0.3 / 0.4 }	0.7 { 0.3 / 0.4 }	0.6 { 0.3 / 0.3 }	0.4 { 0.2 / 0.2 }
혈당치	mg/dl	66	70	73	75
BUN	mg/dl	16	12	13	2
r-글로불린	%	10.1	10.1	9.7	10.5
IgE	단위	3700	3650	3200	3050
적혈구수	万/mm³	340	316	332	348
백혈구수	/mm³	2700	3100	2900	2800
혈색소량	g/dl	10.8	10.4	10.9	11.8
헤마토크릿치	%	32.9	30.5	33.0	35.7

표 3-2. A씨의 혈액검사 결과

그런데 생채식을 시작한 뒤로 간기능은 오히려 점점 좋아졌다. 또 빈혈도 서서히 호전되어 적혈구, 백혈구, 혈색소량, 헤마토크릿치, 혈청총단백 등이 한결같이 늘어나 모두 정상 수치를 회복했다. γ-글로불린, 혈당치, 콜린에스터레이즈 등도 정상 수치를 되찾았다.

하루 불과 900kcal 전후, 단백질도 평균 25g이라는 '저영양' 생채식으로 빈혈이 좋아지고 콜린에스터레이즈도 늘어서 영양상태가 분명

검사시기 단위 검사항목		생채식 24일째 (두번째 생채식) '93. 2. 4	생채식 52일째 (두번째 생채식) '93. 3. 6	생채식 71일째 (두번째 생채식) '93. 3. 23	생채식 101일째 (두번째 생채식) '93. 4. 22
GOT	단위	36	24	18	19
GPT	〃	41	25	11	7
TTT	〃	0.5	0.4	0.7	0.5
ZTT	〃	4.7	6.8	8.2	8.7
알카라인 포스퍼테이즈	〃	147	201	270	200
A/G		2.48	2.26	2.34	2.19
콜린에스터레이즈	△ph	0.48	0.51	0.72	0.74
LDH	단위	420	732	560	436
r-GTP	〃	20	20	16	9
혈청총단백	g/dl	6.4	6.4	6.9	7.2
혈청콜레스테롤	mg/dl	157	185	255	217
HDL콜레스테롤	mg/dl	43	54	42	45
혈청빌리루빈	mg/dl	$0.5 \begin{cases} 0.2 \\ 0.3 \end{cases}$	$0.4 \begin{cases} 0.2 \\ 0.2 \end{cases}$	$0.5 \begin{cases} 0.2 \\ 0.3 \end{cases}$	$0.4 \begin{cases} 0.2 \\ 0.2 \end{cases}$
혈당치	mg/dl	67	80	75	81
BUN	mg/dl	5	7	5	5
r-글로불린	%	10.0	11.4	11.3	12.4
IgE	단위	3050	5050	4550	6150
적혈구수	万/mm³	369	346	379	399
백혈구수	/mm³	3200	6200	5300	4300
혈색소량	g/dl	12.2	11.4	12.4	12.6
헤마토크릿치	%	37.1	35.3	37.8	39.3

표 3-3. A씨의 혈액검사 결과

히 호전되었음을 알 수 있었다. 이것은 생채식에 그만큼 영양소가 내
포되어 있다는 것을 의미하는데, 이 메커니즘은 반드시 의학적으로
규명되어야 할 것이다.

더욱이 최근의 혈액검사에서 혈청콜레스테롤 및 LDH 수치가 내
려가고 있는 데 주목해야 한다. A씨가 고오다 병원에 입원한 이래 혈
청콜레스테롤 수치는 대체로 정상을 유지했었는데, 중간부터 약 반년

검사시기 단위 검사항목		생채식 127일째 (두번째 생채식) '93. 5. 18	생채식 188일째 (두번째 생채식) '93. 7. 18	생채식 254일째 (두번째 생채식) '93. 9. 23	생채식 338일째 (두번째 생채식) '93. 12. 16
GOT	단위	18	22	17	15
GPT	〃	6	11	6	5
TTT	〃	0.9	1.0	0.8	0.6
ZTT	〃	6.3	8.4	8.5	6.2
알카라인 포스퍼테이즈	〃	199	184	193	415
A/G		2.01	1.74	2.12	2.15
콜린에스터레이즈	△ph	0.61	0.89	0.88	1.00
LDH	단위	705	657	441	464
r-GTP	〃	7	9	6	8
혈청총단백	g/dl	6.4	7.1	7.1	7.7
혈청콜레스테롤	mg/dl	165	215	221	246
HDL콜레스테롤	mg/dl	31	34	32	37
혈청빌리루빈	mg/dl	$0.3 \begin{Bmatrix} 0.1 \\ 0.2 \end{Bmatrix}$	$0.3 \begin{Bmatrix} 0.1 \\ 0.2 \end{Bmatrix}$	$0.3 \begin{Bmatrix} 0.1 \\ 0.2 \end{Bmatrix}$	$0.5 \begin{Bmatrix} 0.2 \\ 0.3 \end{Bmatrix}$
혈당치	mg/dl	88	83	86	88
BUN	mg/dl	4	9	2	5
r-글로불린	%	12.9	14.2	13.7	11.8
IgE	단위	8000	7700	9050	8240
적혈구수	万/mm³	422	440	468	499
백혈구수	/mm³	8300	5900	4200	5900
혈색소량	g/dl	13.2	13.6	14.3	15.3
헤마토크릿치	%	41.4	43.8	42.3	45.8

표 3-4. A씨의 혈액검사 결과

간 높은 수치가 계속되어 걱정을 했었다. 그러던 것이 최근에 다시 내려가서 정상 수치 범위를 회복한 것이다. 이렇게 검사결과 수치가 변동한 이유는 아직도 수수께끼이다.

아토피성 피부염에서는 LDH가 높은 수치를 나타내는 경우가 대단히 많다. A씨도 그 중의 한 사람이지만, 최근(1994년 8월경) 내려가기 시작해 정상 수치가 되었다. 이것도 아토피성 피부염 체질이 개선되는

검사시기 단위 검사항목		생채식 59일째 (세번째 생채식) '94. 3. 14	생채식 70일째 (세번째 생채식) '94. 3. 25	생채식 96일째 (세번째 생채식) '94. 4. 20	생채식 160일째 (세번째 생채식) '94. 6. 23
GOT	단위	18	17	21	15
GPT	〃	8	8	9	7
TTT	〃	0.7	0.6	0.7	0.8
ZTT	〃	5.2	6.0	6.5	6.1
알카라인 포스퍼테이즈	〃	357	341	307	226
A/G		1.90	2.09	1.92	1.99
콜린에스터레이즈	△ph	1.04	0.98	0.92	0.94
LDH	단위	487	453	683	478
r-GTP	〃	8	7	8	8
혈청총단백	g/dl	7.8	7.5	7.7	7.2
혈청콜레스테롤	mg/dl	272	256	260	253
HDL콜레스테롤	mg/dl	45	47	39	40
혈청빌리루빈	mg/dl	$0.6 \begin{cases} 0.2 \\ 0.4 \end{cases}$	$0.4 \begin{cases} 0.2 \\ 0.2 \end{cases}$	$0.4 \begin{cases} 0.2 \\ 0.2 \end{cases}$	$0.4 \begin{cases} 0.2 \\ 0.2 \end{cases}$
혈당치	mg/dl	85	82	85	78
BUN	mg/dl	9	6	9	5
r-글로불린	%	11.2	11.6	12.4	12.1
IgE	단위	10500	8420	8670	7550
적혈구수	万/mm³	488	478	502	469
백혈구수	/mm³	5100	5300	6600	5900
혈색소량	g/dl	14.9	14.4	15.1	13.9
헤마토크릿치	%	45.8	44.4	46.1	42.7

표 3-5. A씨의 혈액검사 결과

징후라고 판단해도 좋을 것이다.

한편 IgE항체 수치는 한때 지나치게 높은 수치가 지속되어 임상증상이 좋아지는 것과는 반대되는 양상을 보였었다. 이것은 단식을 실행하는 환자들에게서 흔히 나타나는 현상이다. 단식에 의해 아토피성 피부염이 호전되고 피부가 대단히 깨끗해졌는데도 IgE 수치가 오히려 늘어나는 경우가 많으며, 대개는 수개월이 지나서야 정상을 회복하게

검사시기 단위 검사항목		생채식 183일째 (세번째 생채식) '94. 7. 20	생채식 216일째 (세번째 생채식) '94. 8. 22	생채식 244일째 (세번째 생채식) '94. 9. 28
GOT	단위	15	14	16
GPT	〃	7	9	8
TTT	〃	0.5	0.6	0.5
ZTT	〃	9.1	7.2	7.0
알카라인 포스퍼테이즈	〃	232	232	246
A/G		1.92	1.96	1.93
콜린에스터레이즈	△ph	0.90	0.82	0.86
LDH	단위	462	338	322
r-GTP	〃	8	11	10
혈청총단백	g/dl	7.2	7.0	7.3
혈청콜레스테롤	mg/dl	222	169	180
HDL콜레스테롤	mg/dl	41	44	43
혈청빌리루빈	mg/dl	0.3 {0.1 / 0.2}	0.3 {0.1 / 0.2}	0.4 {0.2 / 0.2}
혈당치	mg/dl	93	95	91
BUN	mg/dl	5	6	5
r-글로불린	%	13.6	13.4	13.8
IgE	단위	3640	3220	1860
적혈구수	万/㎟	451	452	458
백혈구수	/㎟	6000	5300	5100
혈색소량	g/dl	13.9	13.5	14.0
헤마토크릿치	%	41.6	41.7	42.1

표 3-6. A씨의 혈액검사 결과

된다. A씨의 경우에도 얼마 안 가 정상 수치로 내려갈 것으로 생각되며, 실제로 최근에 조금 내려가는 경향을 보이고 있다(표3 참조).

그림2에서 알 수 있는 바와 같이 A씨는 첫 번째 생채식으로 체중이 급격하게 감소하여 휘청거리게 되었고, 두 번째 생채식을 시작했을 때에도 아직 체력이 충분히 회복되지 않은 상태였다. 그러나 본인의 강력한 희망이 있어서 약간은 불안한 마음으로 두 번째 생채식을

단행하는 데 동의했던 것인데, 예상과 달리 쇠약해지기는커녕 날마다 더 건강해지고 체중도 늘어났던 것이다.

A씨는 생채식을 계속하면서 매월 한 번씩 1주일간의 장국단식을, 그것도 일상생활을 아무런 차질 없이 영위하면서 실행했다. 이 장국단식으로 감소한 체중은 단식을 끝내고 다시 생채식을 시작하면서 곧 회복되어, 1개월도 채 되지 않아 다시 단식을 할 수 있을 정도로 건강해졌다.

이와 같이 신체가 생채식에 적응하게 되면 매월 단식을 할 수 있다는 사실이 더없이 신기하다. 더욱이 1994년 2월부터는 하루에 400kcal 정도의 생채식만을 섭취하는 초소식을 지속했는데도 체력이 강화되어 같은 해 2월 7일부터, 또 3월 14일부터 각각 7일간씩 두 차례 본단식을 실행했다. 본단식은 장국단식과 달라서 물 이외에는 일체의 음식을 먹지도 마시지도 않는 혹독한 것인데, 이 단식을 아무 탈 없이 수월하게 해낼 수 있었다.

A씨가 고오다 병원에서 처음으로 진찰을 받은 지 꼭 2년 만에 체질이 완전히 변해버렸다는 증거는 이 본단식을 실행하는 과정에서도 나타났다. 7일간의 본단식을 하는 동안에 섭취하는 칼로리는 사실상 제로이기 때문에, A씨는 한 달 동안 하루 평균 350kcal라는 초소식을 하고 있는 셈이었다. A씨의 이러한 '준 선인식'이 앞으로 어떤 결과를 낳을지 자못 흥미롭다.

체중도 처음에는 본단식 7일 동안 평균 3kg 정도가 감소했었지만, 본단식을 거듭함에 따라 감소 정도가 떨어지고 있다. 이것도 흥미 있는 점으로, 앞으로 계속 관찰할 예정이다.

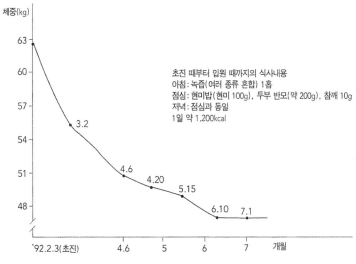

초진 때부터 입원 때까지의 식사내용
아침: 녹즙(여러 종류 혼합) 1홉
점심: 현미밥(현미 100g), 두부 반모(약 200g), 참깨 10g
저녁: 점심과 동일
1일 약 1,200kcal

그림 2-1. 생채식과 단식을 되풀이한 A씨의 체중 변화 추이

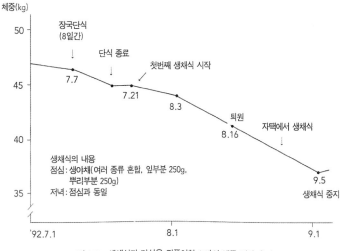

장국단식
(8일간)

단식 종료

첫번째 생채식 시작

퇴원

자택에서 생채식

생채식의 내용
점심: 생야채(여러 종류 혼합, 잎부분 250g,
뿌리부분 250g)
저녁: 점심과 동일

생채식 중지

그림 2-2. 생채식과 단식을 되풀이한 A씨의 체중 변화 추이

아토피성 피부염을 정복하다

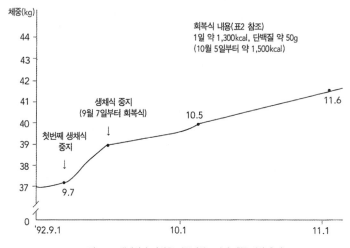

그림 2-3. 생채식과 단식을 되풀이한 A씨의 체중 변화 추이

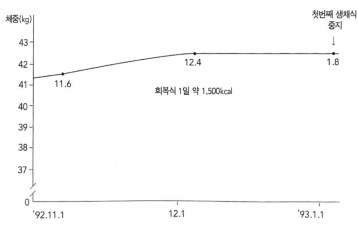

그림 2-4. 생채식과 단식을 되풀이한 A씨의 체중 변화 추이

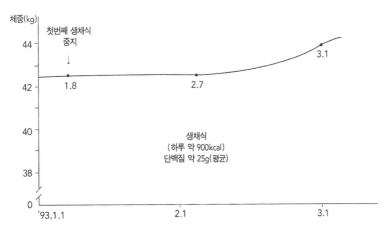

그림 2-5. 생채식과 단식을 되풀이한 A씨의 체중 변화 추이

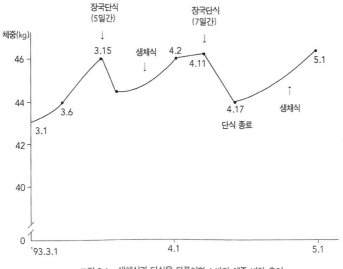

그림 2-6. 생채식과 단식을 되풀이한 A씨의 체중 변화 추이

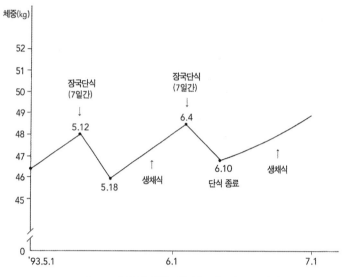

그림 2-7. 생채식과 단식을 되풀이한 A씨의 체중 변화 추이

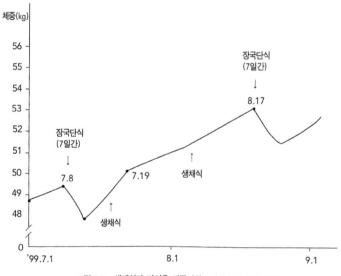

그림 2-8. 생채식과 단식을 되풀이한 A씨의 체중 변화 추이

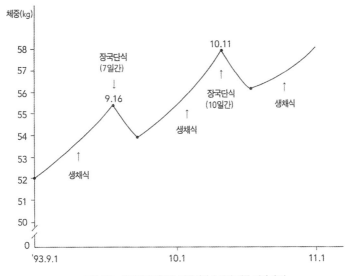

그림 2-9. 생채식과 단식을 되풀이한 A씨의 체중 변화 추이

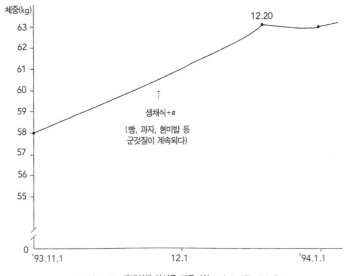

그림 2-10. 생채식과 단식을 되풀이한 A씨의 체중 변화 추이

아토피성 피부염을 정복하다

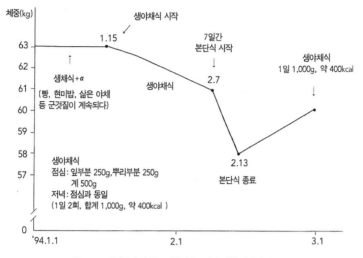

그림 2-11. 생채식과 단식을 되풀이한 A씨의 체중 변화 추이

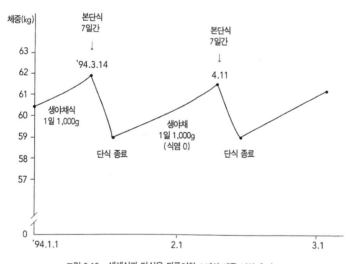

그림 2-12. 생채식과 단식을 되풀이한 A씨의 체중 변화 추이

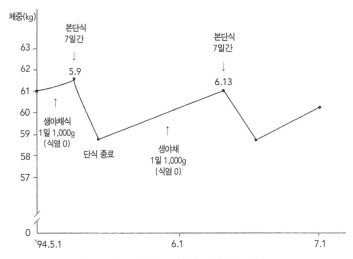

그림 2-13. 생채식과 단식을 되풀이한 A씨의 체중 변화 추이

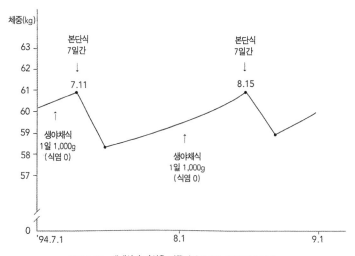

그림 2-14. 생채식과 단식을 되풀이한 A씨의 체중 변화 추이

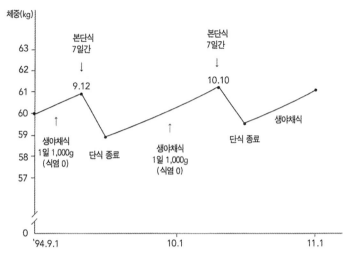

그림 2-15. 생채식과 단식을 되풀이한 A씨의 체중 변화 추이

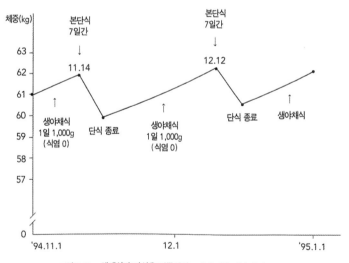

그림 2-16. 생채식과 단식을 되풀이한 A씨의 체중 변화 추이

자가면역질환에 도전하다

교원병膠原病(관절 및 결체조직 질환)에는 전신성 홍반성 낭창(루프스)이나 다발성 경화증, 다발성 근염筋炎, 강피증强皮症, 만성 류머티즘 등이 있는데, 어느 것 하나 난치성 질환이 아닌 것이 없어서 현대의학에서도 근치가 어려운 질환으로 여기고 있다. 그 원인은 면역성 이상異常으로 추측되며, 현재 사가면역질환으로서 연구가 진행되고 있다. 치료법으로는 부신피질 호르몬제와 같은 면역억제제 등을 사용하고 있는데, 만성으로 이행되어 일진일퇴를 반복하는 경우도 적지 않다.

'면역'이란 원래 역병疫病을 모면한다는 의미로, 생체의 입장에서는 자신을 보호하는 좋은 반응이다. 몸 밖으로부터 이물질이나 항원(세균이나 바이러스)이 체내로 침입하면 그것을 배척할 목적으로 체내에서 항체가 생성되어, 항원항체반응의 결과 항원이 처리된다. 그 후에 다시 항원이 침입하면 이번에는 전에 생성된 항체가 곧바로 그 항원을 포착하여 처리하게 된다. 예를 들면, 티푸스균의 침입으로 처음에는 티푸스 특유의 증상(발열, 두통, 설사 등)이 나타나지만, 머지않아 체내의 항체에 의해 티푸스균이 포착, 처리되어 질병이 낫는다. 그 후 1년이 지나 다시 티푸스균이 침입해와도 이전에 생성된 항체가 남아 있기 때

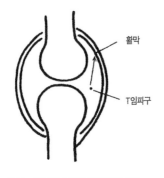

그림 1. 관절류머티즘의 발생 메커니즘

문에 티푸스는 발병하지 않는다. 이러한 상태를 티푸스에 대해 면역이 생겼다고 하는 것이다.

이와 같이 면역이란 본래 생체를 방어하는 좋은 상태를 말하는데, 확실치 않은 원인으로 이 원리가 흐트러져서 자기의 조직이나 단백질 등을 자기가 아니라고 간주하여 그것을 배척하기 위한 항체를 만들어내는 경우가 있다. 예를 들어 만성 관절류머티즘의 경우, T임파구가 자기 관절내강의 활막세포를 '내가 아니다(비자기, 이물질)'라고 간주하여 이것을 공격하게 된 결과 염증을 일으키는 것으로 추정되고 있다(그림1 참조).

이를 좀더 자세히 설명하면 다음과 같다. 우선 T임파구가 관절내강의 활막세포에 달라붙는다. T임파구의 세포막 위에는 LFA-1이라는 수용체가 있고, 한편 활막에 있는 항원역할세포(이것은 인체의 입장에서는 자기인데 T임파구가 비자기, 이물질이라고 간주해버린다)의 세포막 위에 ICAM-1이라고 하는 리간드(세포 간의 유착분자)가 있다. 이 ICAM-1에 T임파구의 LFA-1이 달라붙은 결과 T임파구로부터 시토키닌이 방출되어 활막에 염증이 생겨 관절염이 진행된다. 이리하며 만성 관절류머티즘이 발병하는 것이다.

그러면 어떻게 해서 생체가 자기의 조직이나 세포를 이물질로 간주하게 되는 것일까? 현재까지의 연구로는 여기에 '인터류킨6'이 관계하고 있는 것으로 추정되고 있다. 어떤 원인으로 인터류킨6이 증가하면 생체가 갖추고 있는 자기와 비자기를 식별하는 능력이 훼손돼버린다는 것이다. 따라서 현재 인터류킨6이 왜 늘어나는지, 또 이것이 늘어나지 않도록 하기 위해서는 어떻게 하는 것이 좋은지에 대한 연구가 진행되고 있다.

이와 같이 자가면역질환이란 생체에 갖춰져 있는 자기와 비자기를 식별하는 능력이 어떤 원인으로 훼손되어 자기의 조직이나 세포를 이물질(비자기)로 간주하고 공격을 가하여 염증을 일으켜서 발병하는 질병이다. 최근에는 그 원인을 유전자 차원에서 규명하려는 노력들이 펼쳐지고 있다.

필자는 지금까지 단식과 생채식을 기본으로 니시건강법 등을 응용하면서 각종 난치병의 치료에 임하며 주목할 만한 성과를 거두어왔다. 그중에는 만성 신장염이나 만성 간염, 당뇨병, 기관지 천식, 아토피성 피부염, 악성 탈모증 등에 이러한 요법이 탁월한 효과가 있다는 사실이 확인된 사례도 적지 않은데, 이러한 치료 사례에 관해서는 《단식소식건강법》과 《생채식건강법》을 통해 보고한 바 있다.

여기서는 자가면역질환의 하나로서 '난치병'으로 지정되어 있는 교원병 환자들에게 시행한 생채식 및 단식의 임상경과와 그 성과에 관해 보고하려고 한다.

필자의 병원에서는 이미 30여 년 전부터 단식을 각종 질환에 응용해왔는데, 환자들의 증상이나 체력이 저마다 다르기 때문에 단식의 기간이나 내용도 환자마다 다를 수밖에 없다(표1, 표2, 표3 참조). 더욱이 교원병 환자들은 필자의 병원을 찾아오기 전까지 대부분 현대의학의 처방에 의해 부신피질 호르몬제를 복용하고 있었다. 그래서 본 병원에서 치료를 시작한 후에도 당분간은 호르몬제 사용을 계속하면서 서서히 양을 줄여나가도록 하고 있다. 스테로이드제 사용을 갑자기 중단

```
1. 아침을 거르는 대신에

              ┌ 시금치 ┐
              │ 배추   │
      생야채즙 ┤ 양배추 ├ 등 여러 종류를 혼합해서 180cc
              │ 레터스 │
              └ 쑥갓   ┘

2. 저녁식사 전에 한 번 더, 생야채즙 180cc

              ┌ 현미밥(약 110g의 현미)
      3. 점심 ┤ 두부 반모
              │ 참깨 10g
              └ 다시마 가루 약간, 스피렌 10정

4. 저녁……점심과 동일
5. 생수와 감잎차는 하루에 합계 1~2 l
6. 완하제는 매일 아침 20cc(물 한 컵에 타서)
7. 이 외의 음식물은 일체 금한다.
8. 평상에서 반원형 목침을 베고 잔다.
9. 붕어운동 1일 3회, 1회 2분
10. 모관운동 1일 3회, 1회 2분
11. 합장합척운동 1일 3회, 1회 100번
12. 등배운동 1일 3회, 1회 10분
13. 풍욕 1일 3회
14. 냉온욕 1일 1회 실시할 것(냉-온-냉-온-냉-온-냉-온-냉의 순서로 1분씩)
```

표 1. 단식 및 생채식을 위한 준비 양생법

하면 발열이나 전신무력감 등의 부작용이 심하게 나타나기 때문이다.

사례보고 I 다발성 경화증

생채식을 교원병 환자에게 처음으로 응용한 것은 1974년 여름이었다.

규슈 오무다 시에서 진찰을 받으러온 고교생 다치이시立石 군은 약

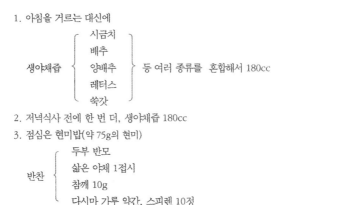

1. 아침을 거르는 대신에

생야채즙 { 시금치 / 배추 / 양배추 / 레터스 / 쑥갓 } 등 여러 종류를 혼합해서 180cc

2. 저녁식사 전에 한 번 더, 생야채즙 180cc
3. 점심은 현미밥(약 75g의 현미)

반찬 { 두부 반모 / 삶은 야채 1접시 / 참깨 10g / 다시마 가루 약간, 스피렌 10정 }

4. 저녁……점심과 동일
5. 생수와 감잎차는 하루에 합계 1~2 ℓ
6. 완하제는 매일 아침 20cc(물 한 컵에 타서)
7. 이 외의 음식물은 일체 금한다.
8. 매주 1일 1회, 장국단식을 실행한다.
9. 이하는 표1과 같다.

표 2. 단식 및 생채식을 위한 준비 양생법

1년 전에 다발성 경화증이 발병했다. 시력장애가 있어 규슈 대학병원 안과에서 검진을 받았는데, 다발성 경화증이라는 진단이 나와서 이후 스테로이드제 치료를 계속 받았다. 그러나 증상은 일진일회하여 완쾌될 가망이 없었고 앞날을 비관하는 날이 계속되었다. 이비인후과 의사인 부친은 교원병에 대한 현대의학의 한계를 잘 알고 있었다. 따라서 한방이나 기타 동양의학에 의한 치료에 기대를 걸고 여러 가지로 모색하던 차에, 구마모토熊本 키쿠치 양생원의 다케구마竹熊 선생의 소개로 본 병원에 검진을 받으러 오게 되었다.

다치이시 군은 한창 젊은 고등학생인데다 체력도 좋아서, 필자는

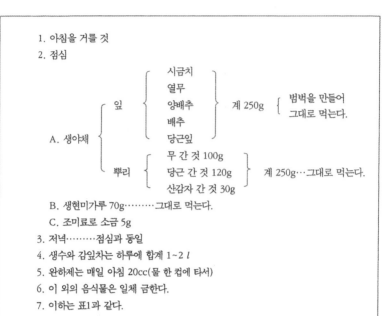

1. 아침을 거를 것
2. 점심

A. 생야채

　　잎 { 시금치 / 열무 / 양배추 / 배추 / 당근잎 } 계 250g { 범벅을 만들어 그대로 먹는다.

　　뿌리 { 무 간 것 100g / 당근 간 것 120g / 산감자 간 것 30g } 계 250g…그대로 먹는다.

B. 생현미가루 70g………그대로 먹는다.
C. 조미료로 소금 5g
3. 저녁………점심과 동일
4. 생수와 감잎차는 하루에 합계 1~2 *l*
5. 완하제는 매일 아침 20cc(물 한 컵에 타서)
6. 이 외의 음식물은 일체 금한다.
7. 이하는 표1과 같다.

표 3. 고오다 병원에서 지도하는 생채식

곧바로 표3과 같은 생채식을 실행하도록 했다. 다치이시 군은 자택에서 이 요법을 착실하게 실행했는데, 경과가 참으로 좋아 증상이 점차 회복되기 시작했다. 초진 후 얼마 동안은 스테로이드제 사용도 병행했었는데, 증상이 호전됨에 따라 그 양을 서서히 줄여서 약 6개월 후에는 완전히 중단하는 데 성공했다.

　스테로이드제 사용을 완전히 중단했는데도 증상이 악화되기는커녕 건강이 점점 좋아졌다. 이 생채식을 약 1년간 계속했는데, 1년이 되는 시점에서는 체력이 눈에 띄게 증강되어 대단히 건강한 청년이 되었다. 대학병원 안과에서 초진을 받은 후 계속해서 정기적으로 검진을 받아왔는데, 담당의사도 놀랄 정도로 순조롭게 완쾌되었던 것이다.

그 후 20년이 지난 지금까지도 다발성 경화증의 재발이 없었고, 건강한 모습으로 날마다 분주하게 업무를 수행하고 있다.

다치이시 군의 다발성 경화증이 생채식으로 완치되었다는 소식이 널리 알려지자, 1976년 무렵부터 규슈 지방에서 같은 병을 앓고 있던 환자들이 필자의 병원에 검진을 받으러 오기 시작했다. 구마모토에 거주하는 이와시타岩下 씨(초등학교 교사, 당시 38세)와 가지가와梶川 양(당시 여고생)도 그런 경우였다.

이와시타 씨의 증상은 다치이시 군보다도 훨씬 심해서, 필자도 생채식으로 어느 정도 효과가 있을지 자신을 하지 못하고 신중하게 치료에 임했다. 이와시타 씨도 본 병원에 입원하지 않고 자택에서 생채식을 착실하게 실행했는데, 채 2년도 되지 않아서 완쾌되어 교직에 복귀할 수 있었다.

가지가와 양도 자택에서 생채식을 실행했다. 그 임상경과는 《생채식건강법》에 체험기로 상세하게 실려 있는데, 1980년 7월 6일에 시작한 8개월간의 생채식으로 대단한 효과를 거둘 수 있었다. 시력도 놀라울 정도로 좋아져서 안과의사가 깜짝 놀랐다고 한다.

한편 간사이關西 지방에 사는 마쓰시마松島 씨도 똑같은 생채식으로 다발성 경화증을 극복했다. 이 밖에도 같은 병으로 생채식을 실행한 환자가 두 명 있었는데, 유감스럽게도 1개월 정도 실행하다가 중단하고 말았다. 그러나 그 정도의 기간으로도 증상이 가볍게 호전되어 생채식이 효과적이라는 사실을 새삼 확인할 수 있었다.

필자는 이러한 여러 임상경험을 통해 교원병의 하나인 다발성 경화증에 생채식을 적용하는 것에 대해 확신이 서게 되었다.

자가면역질환의 일종인 교원병에 생채식이 효과적이라면, 다른 자가면역질환에도 틀림없이 효과가 있을 것은 당연하다. 실제로 필자는 교원병보다 앞서서 중증 근무력증 환자들에게도 이 생채식을 응용한 적이 있었다.

1973년 봄, '유해식품 연구회' 이사로 활동하고 있던 이노마타猪股 씨가 중증 근무력증에 걸려 오사카 대학병원에서 흉선적출 수술을 받으라는 권유를 받았으나 거절하고 본 병원에 입원하여 생채식을 시행했다. 이 생채식으로 증상이 극적으로 호전되어, 중증 근무력증의 특유한 증상(전신무력, 연하장애, 복시複視, 안검하수 등)을 완전히 떨치고 원기 발랄한 상태로 퇴원할 수 있었다. 이노마타 씨가 '근무력증 동우회' 회원이었던 관계로 이 소식이 널리 알려지자, 본 병원에 100명 이상의 중증 근무력증 환자들이 검진을 받기 위해 몰려들었다. 동우회의 오사카 지부장과 부지부장도 본 병원에 입원하여 단식·소식과 생채식을 실행했다.

현재 필자가 지도하는 건강법을 보급하기 위해 고오다 병원 바로 근처에 '야마다 건강센터'를 개설하여 활동하고 있는 야마다山田 씨도 당시 중증 근무력증에 시달리고 있었다. 야마다 씨도 본 병원에 입원한 후 3년 정도 지나서 완치되었는데, 약 100일간의 생채식을 실행하고 나서 증세가 눈에 띄게 좋아지고 신체가 점점 건강해졌다. 그때부터 '근무력증 동우회' 회원들이 차례로 본 병원에서 검진을 받고 이 건강법을 실행했다. 그 과정에서 그렇게도 고질적이던 회원들의 증세가 차츰 좋아지는 것을 목격한 환자들이 본 병원에 입원하며 단식을 실행하기도 했으며, 거의 모두 증세가 호전되었다. 이를 계기로 생채식의 신봉자가 된 야마다 씨는 오늘날까지 20년 이상을 본 건강법의 보급에 전력하고 있다. 근무력증 동우회 오사카 지부 회원들의 임상경과에 대해서는 졸저 《근무력증의 건강대책》에 상세하게 정리되어 있다.

한편, 중증 근무력증의 경우에는 가끔 증세가 치명적으로 악화될 위험이 있기 때문에 생채식을 과감하게 실행할 수 없어 어정쩡한 치료로 끝나는 경우가 많았다. 따라서 자가면역질환의 경우에도 한층 과감하게 생채식을 실행할 수 있는 사례가 있었으면 하고 바라던 참이었다. 그러다가 마침내 교원병 환자를 맞게 된 것이다. 중증 근무력증이라는 자가면역질환에 생채식이 유효하다면 똑같은 자기면역질환인 교원병에도 반드시 효과가 있을 것이라는 확신을 가지고 응용해본 것이었는데, 역시 예상대로 좋은 결과를 얻을 수 있었다.

그렇다면 교원병의 한 종류인 만성 관절류머티즘에도 생채식이 효과가 있을 것이라는 추측이 가능한데, 그 사례를 다음에 보고한다.

사례보고 II 만성 관절류머티즘

고오다 병원에는 만성 관절류머티즘 환자들도 많이 검진을 받으러 오는 데, 그 대부분은 현대의학의 치료는 물론 한방이나 침구 등 동양의학적인 요법을 시도해본 경험이 있는 사람들이다. 그리고는 마지막으로 '단식요법 같은 혹독한 방법으로라도 고칠 수만 있다면' 하는 최후의 희망을 품고 고오다 병원을 찾아오는 것이다.

사실 단식은 만성 관절류머티즘에 대단한 효과가 있다. 본 병원이 30여 년 동안 확보한 400명이 넘는 류머티즘 임상사례 가운데 단식이 만성 관절류머티즘에 현저한 효과를 나타낸 사례가 대단히 많아서, 필자는 단식으로 이 병을 근치할 수 있다는 확신을 가지게 되었다. 그러면 생채식은 어떨까? 이 의문과 관련해 다음과 같은 사례를 소개한다.

생채식에 의해 일시적으로 증상이 악화되다

지금으로부터 약 30년 전의 일이다. H씨(45세, 주부)가 만성 관절류머티즘으로 본 병원에 입원하여 1주일간의 단식을 실행하고 괄목할만한 효과를 얻어 대단히 기뻐하면서 퇴원한 일이 있다. 그런데 집에 돌아가서 식이요법(특히 소식)을 지키지 못해 과식을 계속하게 되면서 류머티즘이 다시 악화되었다.

곧바로 재입원한 H씨에게 필자가 단식을 실행하라고 지시하니, 이전의 7일간 단식이 너무 고생스러웠는지 이번에는 좀더 편하게 할 수 있는 방법을 알려달라는 것이었다. 그래서 단식과 함께 난치병을 근치하는 비법인 생채식을 실행하도록 했다. 그런데 2주일이 지나고 3주일 지나도 통증이 가라앉기는커녕 점점 심해지는 것이었다. 필자는 그것이 단식을 실행할 때 나타나는 반응증상, 즉 명현明顯 같은 것이므로 즐겁게 생각하라고 격려했다. 그러나 이전의 7일간 단식으로 극적인 효과를 체험했던 본인으로서는 불만스러운 모양이었다 그때처럼 통증이 가벼워지기를 바라고 있었던 것이다.

1개월 정도 생채식을 실행하고 있던 어느 날 아침, H씨는 마침내 집으로 도망치고 말았다. 필자와는 인연이 멀어서였는지, H부인은 친척들이 모인 자리에서 "고오다 병원에서 생채식을 강요당해 대단히 괴로웠다"는 말까지 퍼뜨려 필자가 나쁜 평판까지 얻게 될 상황에 놓인 일이 있었다.

이런 난처한 경험을 하고 나서부터 필자는 류머티즘 환자에게 생채식은 시키지 않고 단식과 소식만을 실행하도록 했다. 그러던 중에 마침내 생채식을 실행해볼 수 있는 기회가 찾아왔다.

1980년의 일이다. 현재 '류머티즘 극복을 위한 모임'의 회장으로 활동하고 있는 가시와키柏木 씨가 단식을 하고자 입원했는데, 몸이 상당히 야위어 단식은 무리라고 판단되어 생채식을 권해 보았다. 다만 앞서 이야기한 H부인의 사례가 있었기 때문에 "생채식을 시작하더라도 처음 얼마 동안은 통증이 오히려 심해질 수 있으니 단단한 각오가 필요하다"고 사전에 확실하게 다짐을 받아두었다. 가시와키 씨는 걱정하지 말라고 하면서, "병만 낫는다면 어떤 고통이라도 참아낼 각오가 되어 있으니 생채식을 꼭 시켜달라"고 했다.

그래서 곧바로 생채식을 시작했는데, 예상했던 대로 통증은 좀처럼 가벼워지지 않았다. 오히려 팔의 통증이 점점 심해져서 아침에 세수조차 할 수 없을 정도였다. 필자는 그것이 '명현현상'이므로 기쁘게 생각하라고 격려하면서 생채식을 지속하도록 했다.

그러나 한 달이 가고 두 달이 가고 석 달이 지나도록 통증은 전혀 가벼워지지 않았다. 그렇게 당차던 가시와키 씨도 인내의 한계를 느꼈는지, "선생님, 이제 곧 통증이 완화되지 않을까 하고 기다리고 있지만, 조금도 좋아질 징후가 나타나지 않습니다. 도대체 언제까지 이런 상태가 지속될까요?" 하고 묻는 것이었다. 당연한 물음이었다. 보통 사람이었다면 아마 훨씬 전에 중단했을 것이다.

"가시와키 씨, 이 통증이 언제까지 지속될지는 알 수 없습니다. 여하튼 신에게 맡깁시다."

"신에게 맡기자구요?"

가시와키 씨는 말을 잊고 눈물을 흘렸다.

"그렇습니다. 신에게 모든 것을 맡기고 생채식을 지속하는 수밖에 없습니다. 때가 되면 반드시 나을 거라고 굳게 믿고 계속하세요."

가시와키 씨는 다시 의지를 다지고 생채식을 계속했다. 그런 일이 있은 후 약 4개월이 지났을 무렵, 신기하게도 통증이 가벼워지기 시작했다. 양쪽 무릎관절에 생겼던 커다란 부종도 조금씩 작아지기 시작했다. 이 변화에 용기백배한 가시와키 씨는 표정이 갑자기 밝아졌다. 생채식으로 류머티즘이 낫는다는 자신을 갖게 된 것이다. 요양 태도도 더욱 적극적이 되어 220일간(7개월 이상)을 해냈다.

현재 가시와키 씨는 야오 시 건강회관 동우회에 소속된 '류머티즘 극복회'의 회장으로 활동하고 있는데, 새로 입회하는 류머티즘 환자들은 대선배인 가시와키 씨의 체험담에서 커다란 용기를 얻고 있다.

이로써 만성 관절류머티즘에도 생채식이 유효하다는 것이 증명되었고, 이후 유사한 사례가 거듭되면서 그 유효성은 더욱 분명하게 입증되었다.

숙변과 관절류머티즘의 관계

필자가 만성 관절류머티즘 환자들에게 단식을 지도하면서 절실하게 느끼는 것은, 숙변을 배설하고 나면 증상이 눈에 띄게 좋아진다는 점이다. 오랜 세월에 걸친 단식의 임상경험을 통해 필자는 '숙변이야말로 만병의 근원'임을 절감했다. 만성 관절류머티즘도 예외가 아니다. 이와 관련된 사례를 소개한다.

지금으로부터 7~8년 전의 일이다. 관절류머티즘으로 괴로워하던 여중생 T양이 본 병원에 입원했다. 곧바로 현미소식으로 단식을 시작하여 3일간과 5일간 두 차례 실행했는데, 이것이 주효하여 대단히 만족하면서 퇴원했다. 그런데 집으로 돌아간 후에 현미소식을 지키지 못하고 과식을 하게 되었다. 그 결과 류머티즘 증상이 다시 악화되었다. 그래서 다시 입원하여 단식을 실행했다. 이번에는 체력에 여유가 있어서 70일간이라는 장기간 장국단식을 실행했다.

이 70일간의 장국단식으로 T양의 류머티즘은 극적으로 좋아졌다. 단식을 실행하는 과정에서 숙변이 몇 차례나 배설되었는데, 숙변이 배설되기 직전에는 어김없이 류머티즘 통증이 대단히 심해진다는 사실을 알게 되었다. 그리고 숙변이 배설된 후에는 통증이 곧 가벼워졌다.

이런 체험을 되풀이하는 과정에서 T양은 숙변이 관절류머티즘이라는 질병과 밀접한 관련이 있으며 나아가 그 원인이 틀림없다고 확신하게 되었다. 그래서 단식 후반에는 "내일쯤 숙변이 또 나올 것 같다"는 이야기를 할 수 있게 되었다. "어떻게 아느냐?"고 물으면, "또 류머티즘 통증이 심해졌다"고 대답하는 것이었다. T양은 이제 숙변의 배설과 류머티즘 통증의 관계를 너무나 잘 알게 되었던 것이다.

70일간의 장국단식으로 숙변을 대량으로 배설한 T양은 마침내 몇 년간 고생하던 류머티즘이 완전히 치료되어 건강이 대단히 좋아졌다. 혈액검사 결과에서도 아무런 이상을 찾아볼 수 없었다. 입원 당시 한 시간에 95mm나 되던 적혈구 침강속도(ESR)가 불과 1mm로 낮아져 있었다. 만성 관절류머티즘도 방법만 잘 선택하면 완전히 치료할 수 있다는 사실을 말해주는 좋은 사례이다. 현재 T양은 매일 건강하게 돌아다니고 있다.

나라 현 K군郡 의회 의원으로 활동하고 있는 N씨도 숙변의 배설에 의해 만성 관절류머티즘 증세가 괄목하게 좋아진 경우이다. 이 사례에 관해서는 졸저 《소식이 건강의 원점》에 상세하게 소개했기 때문에 여기서는 생략한다.

그 외에 도요나카 시에 거주하는 M씨도 좋은 예이다. M씨도 수년간 관절류머티즘으로 고통을 겪고 있었는데, 시코쿠에 사는 형님의 권유로 4년 전에 본 병원에 검진을 받으러 왔었다. 곧바로 표2의 양생법을 집에서 실행하도록 지도했는데, 그 결과 증상이 눈에 띄게 호전되어 불편했던 보행이 매우 경쾌해졌다.

M씨가 양생법을 실행하는 과정에서 매주 1회씩 실행한 1일 장국단

식이 특히 주효했는데, 몇 차례의 단식을 시행하는 과정에서 M씨는 단식을 한 다음 날에는 갑자기 통증이 가벼워진다는 사실을 확실히 체득할 수 있었다고 한다. 이것은 M씨뿐만 아니고 본 병원에 외래환자로 다니면서 매주 한 차례씩 1일 단식을 실행하고 있는 거의 대부분의 류머티즘 환자들이 똑같이 이야기하는 내용이다.

본 병원의 건강법으로 증상이 호전된 M씨가 1993년 6월에는 직접 입원을 하여 단식에 도전하게 되었다. 3일간과 5일간 두 차례 단식을 실행했는데, 두 번째인 5일간 단식 중에 숙변이 대량으로 배설되었다. 그 후에 류머티즘 증상이 극적으로 좋아져서 날마다 통증을 잊은 채 생활하고 있다.

또 최근에 퇴원한 O양(대학생, 오쓰 거주)도 단식을 하는 동안 숙변이 배설될 때마다 류머티즘 증상이 가벼워지는 것을 체험했다. O양은 입원하고 나서도 이전에 치료를 받던 대학병원에서 받아온 스테로이드제를 계속 사용했는데, 단식을 실행할 때마다 사용량을 줄여갔다. 그리고 마침내 마지막 단식에서는 스테로이드제 사용을 완전히 끊었는데도 통증이 현저하게 감소하면서 보행도 가벼워졌다.

이 밖에도 단식이나 생채식을 통해 숙변이 배설된 후에 류머티즘 증상이 괄목할 정도로 호전된 사례가 수없이 많다.

이상의 여러 사례를 통해 필자는 만성 관절류머티즘이라는 자가면역질환도 숙변의 정체와 밀접한 연관성이 있다고 믿게 되었다. 자기면역질환은 자기와 비자기를 식별하는 능력이 모종의 원인으로 훼손되어 자신의 조직이나 세포를 이물질로 인식하여 발병하는 질환인데, 필자는 식별능력이 훼손된 원인이 사실은 숙변이 정체된 때문일 것이라고 추정하고 있다

사례보고 Ⅲ 강피증 强皮症(전신경화증)

다음으로, 관절류머티즘과 마찬가지로 교원병의 일종인 강피증에 대한 생채식과 단식의 적용 사례를 보고한다.

강피증 환자에게 생채식을 응용한 첫 번째 환자는 N씨(여, 47세, 중학교 교사)였다. N씨는 현재 생채식연구회 총무로 활약 중인데, 표정이 너무나 건강하고 밝아서 도저히 난치병을 앓았던 사람이라고는 생각할 수 없을 정도이다.

N씨가 강피증을 극복하기 위해 실행한 생채식의 경과에 관해서는 자신이 《생채식건강법》에 체험기를 써서 상세하게 보고했기 때문에 여기서는 생략한다. N씨의 이 귀중한 체험기를 읽고 본 병원을 찾아온 강피증 환자도 적지 않다.

최근에 시코쿠로 이사 간 K씨(38세, 주부)도 그중의 한 사람이다. K씨는 N씨의 격려를 받으면서 생채식을 실행했다. 따라서 N씨는 강피증 환자들에게 희망의 빛을 주는 대선배라고 할 수 있다. '평생 고칠 수 없는 난치병을 앓고 있다'는 낙인이 찍힌 사람들이 반신반의하면서 생채식을 시작하는 것과, '하면 나처럼 건강하게 된다'는 체험담을 듣고 확신을 지니고 실행하는 것과는 커다란 차이가 있을 수밖에 없다. 따라서 K씨는 처음부터 매우 밝은 기분으로 생채식을 실행할 수 있었다. 비록 2년이나 되는 긴 기간이었지만, 노력한 보람이 있어 그토록 고질적이었던 난치병을 깨끗이 극복할 수 있었다.

다음으로 아직도 생채식을 실행하고 있는 M씨(여, 회사원)의 임상경과를 간략하게 보고한다. M씨는 현재까지도 아이치 현 자택에서 생채식을 실행하고 있다.

1971년 3월에 출생하여 비교적 건강하게 성장해오던 M씨는 열일곱 살 때 충수염으로 한 차례 수술을 받았다. 1992년 3월 전문대학을 졸업하고 회사에 취직했는데, 채 업무에 숙달되지 않은 가운데 과다한 업무와 신경과민으로 피로가 계속되었다.

이런 회사생활이 원인이 되었는지 그해 7월 초부터 양손이 심하게 굳어지기 시작했다. 냉방이 된 실내에 들어가면 손가락이 창백해지면서 차가워지는 것이었다. 본래 냉한 체질이기는 했지만 한여름까지 지속되는 것이 이상하게 생각되어 가까운 내과에 가서 진찰을 받아보니, 의사는 병명조차 명확하게 말해주지 않고 피부과에 가서 다시 진찰을 받아보라는 것이었다.

그래서 아이치 현에 있는 모 병원 피부과에서 정밀검사를 받아보니 강피증이라는 진단이 나왔다. 곧바로 부신피질 호르몬제를 투여했는데, 그 병원의 피부과의사가 생채식이 효과가 있으니 한번 실행해보라면서 본 병원을 추천하더라는 것이었다. 사실 이 의사는 이전에도 또 다른 교원병(전신성 홍반성 낭창) 환자를 본 병원에 소개한 적이 있었다. 그 환자가 생채식으로 괄목할 만한 효과를 보았음은 물론이다. M씨는 부신피질 호르몬제 복용을 10일간 정도로 끝내고 생채식을 실행하기로 결단을 내렸다.

생채식에 관해서는 M씨의 부친이 젊어서 신장병을 치료하기 위해 나고야의 K병원에 입원했을 때부터 니시건강법이 있다는 것을 알고 있었기 때문에, 곧바로 가까운 K병원에 가서 진찰을 받았다. 그리하며 7월 20일부터 K선생의 지도로 집에서 생채식을 시작했는데, 본 병원의 생채식과는 내용이 약간 달랐다. 즉, 생현미는 물론 소금도 사용하지 않고 생채소(여러 종류) 1,200g을 하루에 두 번 먹는 것 외에는 일절 음식을 금지하는 참으로 혹독한 식이요법이었다.

이 생채식을 시작한 지 15일 만에 체중이 52kg에서 45kg으로 줄고, 전신에 힘이 빠져 다리가 휘청거릴 정도가 되었다. 그래서 집에서는 도저히 지속할 수 없겠다는 생각에 피부과의사가 추천했던 본 병원에서 검진을 받게 되었다.

M씨가 본 병원에서 처음 진찰을 받은 것은 1992년 8월 21일이었다. 초진 당시에는 비교적 발병 초기인데다가 K병원에서 실행한 생채식도 효과가 있었는지 증상이 비교적 가벼웠고 손가락이 굳어지는 현상도 그다지 심하지 않았다. 그러나 강피증 특유의 피부증상은 뚜렷하게 나타나고 있어서, 8월인데도 손이 대단히 차가웠다. 그런 상태로는 겨울에 어지간한 난방이 된 실내가 아니면 견뎌내기 어려울 것으로 생각되었다.

신장 156cm에 체중 45kg으로 체력은 아직 여유가 있다고 판단되어, 표3과 같은 생채식을 집에서 실행하도록 지시했다. 이런 내용의 생채식이라면 K병원의 요법과 달리 생현미가루와 소금을 함께 섭취하기 때문에 체력이 급속히 떨어지는 일은 없을 것이라고 확신했다.

그런데 M씨는 본 병원에서 지도한 생채식을 실행하지 않고, 같은 니시건강법을 실행하고 있던 나카노 현의 요양원에 들어가기로 했다. 이것이 9월 3일의 일이었다. T선생이 지도하고 있던 요양원에서는 생채식보다도 단식이 더 좋을 것이라며 한천단식을 권하여, 세 차례에 걸쳐 3일간, 5일간, 7일간의 한천단식을 실행했다. 그 후에 다시 생채식을 실행하게 되었는데, 하루 섭취하는 양은 약 600kcal 정도였다(표 4 참조).

단식을 세 차례에 걸쳐 17일간이나 실행한 후에 위와 같은 생채식을 계속한 결과 체중이 더욱 줄어서 35kg이 되었다. 11월 하순에 그런 상태로 요양원을 나와 집에서 똑같은 생채식을 계속했는데, 2개월 동안 2kg이 더 줄어서 33kg이 되었다. 그 후로는 더 이상 줄지 않고 약 4

```
점심 ┬ 생야채 ┬ 잎 300g(여러 종류 혼합)……범벅으로 만들어 먹는다.
    │         └ 뿌리 300g(무·당근 간 것)
    └ 생현미가루 30g
   저녁……점심과 동일
```

표 4. M씨가 실행한 생채식

개월 동안 보합상태를 유지했다. 그러나 체력은 상당히 떨어져서, 나중에 들은 이야기에 의하면 그해 겨울의 추위가 뼛속까지 스며들 정도로 혹독했었다고 한다.

1994년 봄이 되자 마침내 불안감이 심해져서 과연 이 방법으로 완치될 수 있을까 하는 걱정이 들기 시작했다. 그래서 필자를 떠올리고 다시 고오다 병원의 문을 두드리게 되었다. 이때가 1993년 4월 12일이었다.

단식과 생채식을 혹독하게 실행해왔기 때문에 체력은 쇠약해져 있었지만 안색은 처음 진찰했던 1992년 8월 21일보다 좋아져 있었고 증상도 호전되어 있었다. 역시 단식과 생채식이 효과가 있었던 것이다. 체중도 가장 낮았던 33kg에서 37kg으로 4kg이나 늘어나 있었다. 하루에 겨우 600kcal 정도의 초소식으로도 체중이 증가할 정도로 체질이 변해 있었던 것이다.

그래서 필자는 이전에 본 병원에서 지도했던 생채식 내용(표3)을 집에서 실행하도록 했다. 즉, 하루에 900kcal를 섭취하도록 한 것이다. 이때 실시한 혈액검사에서는 항핵항체抗核抗體가 640배(정상 수치는 20배 미만)나 되는 것으로 나타났지만, 그 후의 경과는 극히 순조로웠다. 이 생채식으로 체력이 점차 증강되고 체중도 눈에 띄게 늘어나서, 다

```
점심 ······ 생야채  ┌ 잎 250g(여러 종류 혼합)······범벅으로 만들어 먹는다.
                  └ 뿌리 250g(무·당근 간 것)
저녁 ······ 점심과 동일
소금 하루 약 5g, 매월 1회 5일 간 녹즙(1홉, 2회)단식
```

표 5. 최근 4개월 동안 M씨의 식사내용

음 진찰을 한 6월 27일에는 체중이 41kg으로 2개월 10일 만에 4kg이
증가했다.

그다음 진찰일인 9월 18일에는 43kg이 되어 급속하게 살이 찌기
시작했다. 체력도 점점 강해졌고, 강피증 특유의 레이노 현상(찬물에 손
을 대면 손가락 끝이 창백해지는 현상)도 사라졌다. 그래서 이번에는 매월 3
일간의 단식(녹즙단식)을 규칙적으로 실행하도록 지시했다.

그다음에 병원을 찾았을 때(10월 28일)에는 체중이 더욱 늘어 45kg
이 되었고, 그다음인 1994년 1월 21일에는 48kg으로 더욱 늘어나 있
었다. 얼굴도 대단히 건강한 모습으로 변해 있었다. 게다가 금년 겨울
에는 전혀 추위를 느끼지 않고 지냈다는 것이었다.

그래서 이제부터는 생채식 중에서 생현미가루를 생략하고 생채소
만을 하루 1kg(잎 부분 500g, 뿌리 부분 500g)만을 먹도록 식사내용을 변경
했다(표5 참조). 그랬는데도 그다음 병원에 왔을 때 48kg의 체중을 그
대로 유지하고 있었다. 하루에 불과 400kcal의 초소식에다가 매월 한
번씩 5일간의 녹즙단식을 실행하고 있었다는 점을 감안하면 하루 평
균 섭취량 350kcal 정도의 초소식으로 체중을 유지하고 건강을 회복
한 것이다.

현재 M씨의 강피증 증상은 깨끗하게 사라졌다. 그러나 항핵항체는

```
┌ 점심············야채범벅(여러 종류 혼합) 250g
│
└ 저녁············ ┌ 무 간 것 120g
                  └ 당근 간 것 130g    } 계 250g

   매월 1주일간 본단식
```

표 6. 현재 M씨의 식사내용

'640배→320배→160배'로 줄어들고는 있지만 아직도 정상 수치를 회복하지 못하고 있다. 그래서 정상 수치를 회복할 때까지 현재의 생채식을 계속하도록 격려하고 있다.

그러나 이런 정도로까지 회복되었기 때문에 환자 자신도 완치될 수 있다는 확신을 가지게 되었다. 앞으로 M씨의 변화를 주의 깊게 지켜본 후 다시 그 경과를 보고하고자 한다.

현대의학에서 난치병이라고 일컬어지고 있는 강피증을 생채식으로 완전히 치료했다는 사실은 매우 중요하다. 또한 하루에 불과 300~400kcal라는 초소식의 생채식을 장기간 실행하고서도 영양실조에 빠지기는커녕 점점 건강해지고 있는 현상도 참으로 신기한 일이 아닐 수 없다.

최근 3개월 전부터 M씨의 식사는 한층 더 줄어들었다(표6 참조). 이러한 초소식은 하루 평균 150kcal, 단백질은 약 5g 정도로, 이제 M씨도 '선인식'을 하는 대열에 끼게 된 것이다. 이러한 선인식으로도 체중이 49kg으로 1kg이 늘어났다는 것은 참으로 신비로운 일이다. 게다가 얼음같이 차가웠던 손이 따뜻해지고 겨울에도 난방의 필요를 느끼지 않는 신체로 변했다. 필자를 찾아올 때마다 건강미를 더해가고 있는 M씨의 생기발랄한 얼굴을 보는 것은 참으로 기쁜 일이다.

사례보고 Ⅳ 다발성 피부근염

다발성 피부근염도 마찬가지로 교원병의 일종인데, 이 병을 생채식으로 완치한 사례를 보고한다.

현재 고교 2년생인 I군은 지금은 대단히 건강한 모습으로 학교에서 친구들과 함께 뛰어놀고 있지만, 7년 전에는 걷지도 못하는 다발성 피부근염이 대단히 심한 중증환자였다. 처음 발병한 것은 초등학교 5학년 때로 자주 넘어져서 이상하게 생각하기는 했지만 그다지 신경을 쓰지는 않았다. 그러나 점점 보행마저 곤란해져 오사카 대학병원에서 정밀검사를 받은 결과 다발성 피부근염이라는 진단이 나와 장래가 절망적이었다.

검진 후 얼마 동안 오사카 대학병원에 입원해 있었는데, 부신피질 호르몬제를 복용하는 것 외에는 별다른 치료법이 없어 희망이 조금도 보이지 않았다. 그래서 뭔가 다른 치료법이 없을까 하고 초조해하던 차에, 친지의 권유로 본 병원에 검진을 받으러 오게 되었다.

처음 검진 때 I군은 언뜻 보아도 창백한 얼굴을 한 병약한 소년이었다. 여하튼 필자의 지도로 현미소식부터 시작했다. 이후 집에서 니시건강법을 전면적으로 실행하도록 지시한 것은 물론이었다. 제대로 걷지도 못하던 I군에게 니시건강법의 실행은 대단히 고통스러운 일이었다. 냉온욕을 하기 위해 목욕탕에 들어가도 똑바로 앉기가 힘들었던 것이다.

한번은 야오 역 앞에서 어머니의 등에 업혀 필자의 병원을 찾아오고 있던 I군을 마주친 적이 있었는데, 그 초췌한 모습이 지금까지도 기억에 선명하게 남아 있다.

그러던 I군이 그 후 고오다 병원에 입원하여 7개월간이나 생채식을 실행하게 되었다. 어머니도 필사적인 각오로 곁에서 간호를 했다.

초등학교 5학년이라면 한창 먹을 나이인데도 불구하고 I군은 매일 생채소와 생현미가루만으로 식사를 계속하고 있었다. 참으로 열성적이었다. 때때로 욕구불만이 폭발하여 어머니에게 생트집을 부리면서 떼를 쓰는 모습도 볼 수 있었다. 안됐다는 생각도 없지 않았지만, 마음을 모질게 먹어야만 했다. "이렇게 해야 좋아지니 힘내라"고 격려하면서 생채식을 계속 시켰다.

이 생채식으로 I군은 체중이 줄어 한때 피골이 상접한 모습이 되기도 했지만, 신기하게도 다발성 피부근염 증상이 조금씩 호전되고 있었다. 필자는 '이제 됐다'는 판단이 들었고, 결국 예측대로 7개월간의 생채식을 끝내고 나서부터 I군의 병세는 눈에 띄게 호전되었다.

그 후부터는 현미채식의 소식요법을 계속하면서 3~5일간의 단기간 단식을 반복해서 실행했다. 그 결과 점점 건강해져서 이제는 자전거도 탈 수 있게 되었다. 부신피질 호르몬제나 다른 약을 전혀 쓰지 않고 그 낫기 어렵다는 다발성 피부근염이 치유되고 있었던 것이다.

그렇게 노력한 보람으로 건강을 되찾아 기쁜 표정으로 퇴원한 I군은 이후로도 방심하지 않고 필자가 지시한 대로 착실하게 현미소식을 계속 실행했다. 게다가 때때로 장국단식까지 실행했다. 그 결과 작년에는 보란 듯이 희망하는 고등학교에도 합격할 수 있었다.

그런데 자각증상이 없어지고 겉으로 보아서는 병이 완전히 나았다고 생각될 정도였는데도, 혈액검사에서 항핵항체 수치가 40배나 되는 기간이 3년 정도나 지속되었다.

앞에서 보고한 강피증 M씨의 경우에도 그랬지만, 자각증상은 호전되고 있는데 검사결과는 여전히 좋아지지 않는 사례가 의외로 많다. 따라서 자각증상이 없어진 후에도 검사결과가 정상 수치가 될 때까지는 상당한 기간이 필요하기 때문에 방심해서는 안 된다. I군의 항핵항체는 최근(약 1년 전)에야 겨우 정상 수치를 회복하여, 마침내 "완쾌된 것을 축하한다"는 말을 할 수 있었다.

사례보고 V 전신성 홍반성 낭창(루프스)

본 병원에 진찰을 받으러 오는 교원병 환자 중에는 전신성 홍반성 낭창 환자가 가장 많다. 이런 환자들은 거의 전부가 스테로이드제를 장기간 사용한 상태이기 때문에, 전반적으로 생명력이 약해진 사람이 많다. 이러한 환자에게 갑자기 생채식이나 단식과 같은 혹독한 치료법을 실행하는 것은 위험하다.

따라서 필자는 이런 환자들에게 우선 표1이나 표2와 같은 비교적 가벼운 요법을 집에서 실행하도록 하고 있는데, 이러한 요법만으로도 증상이 좋아지는 사례가 적지 않다.

현재 교토에 살면서 통원치료를 받고 있는 K씨(여, 24세, 회사원)도 그 중의 한 사람이다. K씨는 홍반성 낭창으로 발열, 두통, 전신피로감 등의 증상이 고질화되어 스테로이드제에 의지하고 있었다. 이런 환자가 갑자기 약을 중단하면 증상이 곧 재발하기 때문에 스테로이드제를 끊으면 안 된다.

K씨는 친지의 권유로 본 병원에서 검진을 받은 뒤 곧바로 표1의 요법을 실행했다. 그 결과 탁월한 효과가 있어 약 1년간의 요양으로 말끔하게 건강을 회복했다. 물론 자각증상도 없어졌고, 검사결과도 좋아서 항핵항체가 정상 수치로 돌아왔다.

이와 같이 생채식이나 단식 같은 가혹한 치료법을 실행하지 않아도 치료가 되는 경우가 있는데, 그러기 위해서는 가능한 한 조기에 요법을 실행해야 한다. 스테로이드제를 수년간 복용하고 나서, 다시 말해 스테로이드제의 사용으로 생명력이 쇠약해진 후에 이 요법을 실행하면 이미 늦는 것이다.

그러나 설령 중증의 홍반성 낭창이라도 끈기 있게 이 요법을 실행하면 완치된다. 다음에 그러한 사례를 보고한다.

현재 도쿄에 거주하는 M씨(여, 당시 30세)는 열여덟 살 무렵에 발병했으므로 약 12년 동안 투병생활을 한 셈이었다. 처음에는 미열, 두통, 전신피로감, 체중 감소 등의 증상이 계속되어 근처의 병원을 찾아갔다. 여러 가지 검사를 한 결과 원인불명이라는 말에 일본대학 병원, 동경여자 의과대학병원 등을 전전했다.

그러는 사이에 증상은 점점 악화되어 일어나 앉는 것조차 힘들어졌다. 그러다가 마침내 순천당대학 교원병 내과에서 전신성 홍반성 낭창이라는 진단을 받았다. 그래서 그 병원에 입원하여 혈액교환수혈요법 등을 시행하고 결국 스테로이드제 복용을 계속하게 되었는데, 양을 조금이라도 줄이면 다시 열이 나고 증상도 심해졌다. M씨는 이대로 가다가는 평생 약을 중단하지 못하는 처지가 되고 말 것 같다는 생각에 눈앞이 캄캄해지곤 했다.

그래서 현대의학말고 좋은 치료방법이 없을까 하여 한방이나 침구, 카이로프락틱(척추지압요법) 등 동양의학적인 치료를 시도해보았지만 어느 것으로도 만족할 만한 효과를 거두지 못했다. 그렇게 3년의 세월을 보내던 무렵, 우연한 계기로 책에서 고오다 병원의 특수한 요법에 대한 내용을 접한 뒤 직접 시도해보고 싶다는 생각이 들어 필자를 찾아오게 되었다. 1987년 9월 30일의 일이었다.

진단을 해보니 M씨는 너무나도 허약한 체질을 지닌 여성이어서,

'이렇게 한창때에 이런 난치병에 걸리게 된 것도 무리는 아니구나' 하는 생각이 들 정도였다. 따라서 단식이나 생채식과 같은 가혹한 요법은 도저히 불가능해 보였다. 그래서 우선 표1의 현미소식을 실행하도록 했다. 그 여동생도 똑같이 병약한 체질이어서, 두 사람이 함께 현미소식을 실행하게 되었다. 집에서 실행할 경우에는 비교적 수월한 현미소식법이라도 장기간 계속하다 보면 착실하게 해나가지 못하는 사례가 많은데, M씨 자매는 필자가 감탄할 정도로 충실하게 실행해 나갔다.

그런데 위장까지 약한 M씨가 표1의 현미소식을 시작하자 체중이 점차 줄어들기 시작했다. 처음에 45kg(키 157cm)이던 체중이 6개월 동안 10kg이나 줄어 35kg이 되었다.

표1의 요법에 의할 경우 하루에 섭취하는 열량은 1,200kcal 정도이다. 건강하고 위장이 튼튼한 사람이 이 정도의 소식을 실행하면 1~2개월 사이에 몸상태가 좋아지면서 건강이 상당히 회복되는 것이 보통이다. 또 체중 감소도 많은 경우 7kg 정도, 적은 사람은 4kg 정도로, 그 이상은 감소하지 않는 것이 보통이다. 그런데 M씨는 위장이 허약하여 흡수력이 좋지 않았기 때문에 반년 사이에 10kg이나 준 것이다. 그래서 현미크림을 주식으로 먹도록 했는데도 체중이 계속 줄어서 다시 3개월 후에는 33kg까지 줄어들었다. 말 그대로 피골이 상접한 몰골이 된 것이다.

그렇지만 신기하게도 병세는 조금씩 호전되고 있었다. 내내 계속되던 극심한 전신피로감과 두통이 사라졌고, 미열도 없어졌다. 또 스테로이드제도 처음 검진할 때에는 '프레드니솔론'을 하루에 10mg(2정) 복용했었는데, 이제는 5mg(1정)으로 줄여도 문제가 없었다. 그러나 몸이 너무 야위어서 필자는 반찬을 한 접시 추가해보았다. 이것으로 하루

총 섭취 열량이 대략 1,400kcal가 되었다. 그 밖의 양생법은 지금까지와 마찬가지로 표1의 내용을 계속하기로 했다. 이렇게 식사량이 하루 1,400kcal로 증가했는데도 6개월 동안에 체중이 전혀 불어나지 않고 33kg 수준에 머물러 있었다.

대부분의 가정에서는 젊은 아가씨가 33kg 정도까지 마르면 가족들의 근심을 사게 마련이다. 따라서 "그렇게 적은 식사량으로는 나을 병도 낫지 않을 것"이라는 힐책이 나오게 되어 있다. 필자도 지금까지 많은 환자들로부터 "현미소식을 실행하면 원래 이렇게 마르는 겁니까? 어떻게 하면 좋을까요?" 하는 근심 섞인 질문을 받아왔다.

그런데 M씨의 경우는 전혀 달랐다. 의과대학 교수였던 아버지는 딸의 병을 현대의학으로는 도저히 치료할 수 없다는 사실을 잘 알고 있었다. '현대의학에 의지해서는 평생 건강해질 가망이 없을 것 같으니 이왕 이렇게 된 바에는 고오다 선생에게 완전히 일임해보자'고 생각했던 것이다. 물론 M씨의 몸이 마르고는 있어도 현대의학에 의한 검사결과가 조금씩이지만 호전되고 있다는 사실을 알고 있었다. 그래서 그 상태로 양생법을 좀더 지속해보기로 했던 것이다.

지금 생각해보면, 그 무렵이 M씨의 질병이 치료될 것인가 말 것인가의 갈림길이었다. 이렇게 몸이 마르는 단계에서 불안하고 갈피를 잡지 못하여, 모든 것을 아는 체하는 주위 사람들의 무책임한 의견에 현혹되어 그때까지 애써서 실행해오던 양생법을 중단해버리는 경우가 허다하기 때문이다. 그 결과 모처럼 피어나려던 행운의 싹을 밟아버리고 마는 것이다.

현대의학에서 난치병으로 간주하고 있는 질병을 고치고자 할 때에는 '상식'을 무시할 필요가 있다. 현대의학의 상식인 영양을 섭취해서는 평생 그 난치병에서 해방될 수 없기 때문이다. 그래서 현대의학에서 '난치병'이라고 부르는 것이 아닌가?

본 병원에서 실행하고 있는 현미소식은 현대영양학의 관점에서는 비상식 그 자체이다. 틀림없이 "그렇게 적은 식사로?"라는 비판이 제기될 것이다. 그러나 이렇게 비상식적인 현미소식이기 때문에 바로 현대의학이 난치병으로 여기는 질병도 고칠 수 있는 것이다. 허나 그렇다 해도 이 소식은 극히 좁은 문이다. 예수가 "좁은 문으로 들어가라"는 말을 했지만, 이 '소식요법'이야말로 진정 '좁은 문'인 것이다.

M씨는 이 좁은 문으로 들어와 한눈팔지 않고 계속 한 길을 걸었다. 그러나 처음에는 33kg의 깡마른 상태가 3년 동안이나 계속되리라고는 상상도 하지 못했다. '기껏해야 1년 정도 지나면 고오다 선생의 말씀대로 이 소식으로도 살이 찔 것이다' 하는 희망을 은근히 품고 있던 것이다. 하지만 3년여가 지나도록 33kg 상태는 계속되었다. 그러나 신기하게도 증상은 조금씩 좋아져서, 병원에 올 때마다 건강이 증진되고 있음을 확인할 수 있었다.

도쿄에서 오사카까지 통원하기 때문에 한 달에 두세 번씩 올 수는 없는 일이어서, 기껏해야 3개월에 한 번, 때로는 6개월에 한 번의 간격으로 병원을 찾아왔다. 때로는 전화로 증상에 관한 보고를 받고 그때마다 적당한 지시를 하는 방법으로 지도하기도 했다.

이렇게 집에서 눈물겨운 노력으로 실행한 양생법이 열매를 맺어, 드디어 M씨도 소식으로 살이 찌는 날이 오게 되었다. 하루 1,400kcal의 현미소식으로 체중이 35kg, 37kg, 40kg으로 서서히 늘어나 마침내 45kg까지 증가한 것이다. 이때가 초진 이후 5년이나 경과한 시점이었다. 그 동안 실로 잘 참고 견디어 온 것이다.

이제 M씨는 누가 보아도 "대단히 건강해졌다"고 말할 정도로 변해 있었다. 체력도 초진 때와는 비교가 되지 않을 정도로 강해졌다. 그래서 이제는 1일 단식의 실행을 지시할 수 있게 되었다. 지금의 현미소식을 그대로 계속하면서 매주 한 번 1일 장국단식을 실행하도록 했다. 1일 단식을 실행한 초기에는 전신성 홍반성 낭창 증상이 갑자기 심해져서 열이 39도까지 올라가고 두통이나 전신피로감 등으로 고생하는 일도 있었지만, 단식을 거듭해감에 따라 점차 증상이 완화되었다. 이렇게 1년 정도 지나자 1일 단식을 보통으로 할 수 있게 되어서, 이번에는 고오다 병원에 입원하여 단식을 본격적으로 실행하게 했다.

입원은 1993년 6월에 했다. 입원 중에 2일, 3일, 5일간 등 세 차례의 장국단식을 실행했는데, 이 단식이 주효하여 건강한 몸으로 퇴원할 수 있었다. 집으로 돌아가서도 현미소식과 매주 한 번의 1일 장국단식을 계속한 결과 몸 상태가 점점 좋아져서, 이번에는 생채식을 실행하도록 지시했다.

1993년 8월 5일부터 생채식을 시작한 M씨는 집에서 어머니와 함께 실행했기 때문에 더욱 손쉽게 해낼 수 있었다. 생채식을 시작하기 전의 체중이 46kg이었는데, 약 1개월이 지나자 2kg이 줄어 44kg이 되었고, 그 후로는 체중이 조금도 줄지 않고 순조롭게 생채식을 계속할 수 있었다.

대부분의 사람들이 표3과 같은 생채식을 시작하면 1개월 사이에 체중이 4kg에서 5kg, 많은 경우에는 10kg이나 감소한다. 그런데 M씨는 오랜 현미소식 생활로 체질이 완전히 변해서 겨우 900kcal의 생채식에도 견딜 수 있는 신체가 되어 있었던 것이다. 이리하여 모녀가 함께 9개월간 생채식을 실행한 결과 점점 건강해져서, 다시 고오다 병원에 입원하여 단식을 실행하게 되었다.

1994년 4월 29일에 입원해 곧바로 단식을 위한 준비로 생채식에서 현미죽으로 바꾸자 숙변이 대량으로 나오기 시작했다. 그러나 반응증상으로 39도의 고열과 함께 속이 메스껍고 구역질이 나서 M씨는 깜짝 놀랐다. 오랜만에 열이 오르자 M씨는 옛날의 악몽이 떠오르면서 홍반성 낭창이라는 병의 뿌리가 얼마나 깊고 질긴지 새삼 절감했다.

과연 전신성 홍반성 낭창은 난치병이다. 이 난치병의 뿌리를 뽑아 없애기까지는 상상 이상의 노력이 필요하다. 이런 교원병을 신앙의 힘으로 혹은 민간요법 등으로 의외로 간단히 치료했다는 소문이 더러 있지만, 과연 그 병의 뿌리가 완전히 뽑힌 것일까 하는 의문을 지울 수 없다. M씨의 경과를 돌이켜보면 교원병이야말로 참으로 질긴 병임을 절감하지 않을 수 없다. 따라서 이 질병은 절대로 간단하게 생각하지 말고 양생법(건강법)을 끈질기게, 그리고 착실하게 실행할 각오를 해야만 한다.

M씨는 약 7년여 동안 피눈물 나는 노력을 한 끝에 겨우 대망의 숙변이 나왔다. 숙변이 배설되자 반응증상도 갑자기 완화되어 며칠 만에 다시 건강을 회복하고 5일간의 단식을 무사히 마쳤다. 이 단식의 효과는 항핵항체의 정상화라는 수치로 나타났다. 7년 전 처음 진단했을 때 320배로 나타났던 수치가 160배, 80배, 40배로 점차 떨어지다가 그 후 2년여 동안 계속 40배라는 수치에 고정되어 좀처럼 정상 수치를 회복하지 못하던 것이, 이번 단식을 끝낸 뒤 마침내 정상인 20배로 떨어진 것이다. 필자가 "정상 수치가 되었다"고 이야기해주었을 때 M씨의 기뻐하던 표정은 지금도 잊을 수 없다.

현재(1994년 9월 15일) M씨는 집에서 생채식을 실행하고 있는데, 최근에 체중도 조금씩 늘어나고 체력도 점점 강해지고 있다는 편지를 보내왔다. 무려 7년 이상의 소식, 단식, 생채식으로 체질이 변하여 혹독한 소식으로도 살이 찌는 체질이 된 것이다. M씨는 홍반성 낭창을 근치하는 것은 물론 진정한 건강을 되찾기 위해 앞으로 5년간 더 생채식을 실행하겠다고 한다. 과연 5년 후에 어떠한 모습으로 변해 있을지 기대가 된다.

당뇨병을 이겨내다

이 책의 서두에서 지적한 바와 같이, 오늘날 40세 이상의 성인 열 명 가운데 한 명이 당뇨병이라는 보고가 있다. 며칠 전에도 와카야마 시에서 한 환자(당뇨병력 2년)가 본 병원에 진찰을 받으러 왔었다. 식사의 내용을 물어보니 매일 저녁식사 후에 앙꼬빵을 네 개씩이나 먹는다고 하지 않는가. 이래서야 당뇨병에 걸리지 않는 것이 오히려 이상하다고 해야 할 것이다.

비만 환자가 당뇨병 환자의 예비군이라는 점에서, 식생활의 개선은 그야말로 중차대한 문제이다.

1990년 일본의 소아성인병 학술위원회가 어린이 14,700명의 비만 실태를 조사한 결과에 따르면, 비만도肥滿度 20% 이상이 13.6%로 10% 전후의 비만까지 포함하면 비만아가 무려 50%에나 달한다는 사실이 밝혀졌다. 다시 말해 두 어린이 중 한 명이 비만아인 것이다. 이런 어린이들이 그대로 성인이 된다면 당뇨병은 폭발적으로 늘어날 것이다.

비만한 사람이 당뇨병에 걸리기 쉬운 이유는 이렇다. 살이 쪄서 체내에 지방조직이 늘어나면 지방분해효소에 의해 분해된 지방은 유리지방산遊離脂肪酸이 되어 혈액 속으로 들어온다. 그래서 혈액 중에 유리지방산이 늘어나면 전신의 세포는 인슐린에 대한 감수성이 둔해진다. 그 때문에 각 세포는 에너지 공급원이 되는 포도당의 흡수를 원활하게 진행할 수 없게 된다. 그래서 피 속에 더 많은 인슐린이 필요하게되어, 췌장은 그만큼 인슐린의 분비량을 늘리게 된다. 이리하여 계속해서 췌장에 과중한 부담을 주게 되면 결국 과로한 췌장은 인슐린을 충분하게 분비하지 못하게 된다. 이로 인해 당뇨병이 발병하게 되는 것이다.

전체 당뇨병의 약 95%가 위와 같은 과정에 의해 발병하고 있는데, 이런 종류의 당뇨병을 인슐린 비의존성非依存性 당뇨병이라고 부른다.

이 밖에 인슐린 의존성 당뇨병이 있는데, 발병 건수는 그다지 많지 않아서 대체로 전체의 5% 정도를 차지한다. 독감이나 유행성 이하선염 등 바이러스성 질환 후에 발병하는 경우가 많고, 췌장의 인슐린 분비능력이 극단적으로 저하하기 때문에 인슐린 주사가 필요하다고 알려져 있다. 최근의 연구 결과는 이 인슐린 의존성 당뇨병이 자가면역질환의 일종이라는 추측을 가능케 하는데, 앞으로 어떤 치료법이 개발될지 주목된다.

망막증이나 신장염 같은 합병증이 무섭다

인슐린 비의존성 당뇨병의 치료가 대단히 어려운 것은, 초기에는 증상이 그다지 밖으로 드러나지 않기 때문이다. 류머티즘이나 아토피성 피부염처럼 통증이나 가려움증이 심한 병이라면 비교적 초기에 치료를 시도할 수 있겠지만, 당뇨병의 경우는 확실한 증상이 나타날 무렵에는 이미 증상이 상당히 진행돼버린 경우가 많다. 그 때문에 돌이킬 수 없는 합병증이 발생하며 인생을 망쳐버리는 경우가 허다하다. 다음에 그 구체적인 사례를 소개한다.

순조롭게 엘리트 코스를 밟아 한 일류 회사의 부장이 된 52세의 A씨는 중역 승진을 눈앞에 두고 있었다. 그런데 한 가지 문제는, 7년 전 회사에서 실시한 건강진단에서 당뇨병이 있는 것으로 판명되어 식이요법과 운동요법을 착실하게 실행하라는 의사의 지시를 받은 일이 있다는 것이었다.

그러나 별다른 자각증상이 없었던 A씨는 가볍게 생각하고 '즐겁게 치료하는 환자 클럽'에 가입하여 한방약에만 의지하면서 식이요법이나 운동요법을 진지하게 실행하지 않았다. 그렇게 몇 년이 지났는데, 1993년 여름방학에 아이들과 함께 등반을 했다가 하산하는 길에 눈앞이 캄캄해지고 갑자기 시력이 떨어지더니 집에 돌아와서는 오른쪽 눈이 거의 실명상태가 되고 말았다. 당뇨병에 의한 망막출혈이었다.

깜짝 놀란 A씨는 비로소 요양생활의 필요성을 깨달았지만 이미 때는 늦어 있었다. 2개월 뒤에는 왼쪽 눈도 안저眼底출혈을 일으켰으며, 7개월 후에는 오른쪽 눈이 완전히 실명하고 말았다. 결국 승진은커녕 폐인이 되어 회사를 그만두어야 할 처지가 되고 말았다. 당뇨병을 가볍게 보고 방심한 결과 돌이킬 수 없는 상태에 빠지고 만 것이다.

당뇨병이 발병하고 나서 10년 정도가 지나면 반수 이상 망막증이 나타난다고 하는데, 최근에 이 망막증으로 실명하는 사람이 늘어나고 있다. 또 당뇨병성 신장염이 악화되어 인공투석을 받는 사람도 대단히 많아졌다. 1979년에 일본에서 인공투석을 받은 전체 환자 중에서 당뇨병성 신장염이 악화되어 인공투석을 받은 사람이 8.7%였는데, 그 비율이 1991년에는 27.8%(6,426명)가 되어 비율로 보면 세 배 이상 증가했다.

그 밖의 합병증으로 심근경색이나 뇌경색도 있고, 또 하지下肢의 동맥경화가 원인이 되어 발병하는 피부궤양, 나아가 당뇨병을 앓은 산모로부터 태어나는 기형아 문제 등을 생각하면 당뇨병은 정말로 무서운 병이다. 따라서 초기에 양생법을 착실하게 실행하는 것이 매우 중요하다.

요즈음 유명인사가 심근경색이나 뇌경색으로 사망했다는 기사를 심심찮게 보게 되는데, 그중에는 생존해 있는 동안 오랫동안 당뇨병 치료를 받은 경우가 많다. 다시 말해, 당뇨병의 지속으로 생긴 동맥경화가 심근경색이나 뇌경색을 야기한 것이다. 당뇨병에 걸리면 동맥경화가 빠르게 진행되는데, 하지下肢의 동맥에서도 예외가 아니어서 심한 경우에는 동맥의 혈관벽에 석회질이 들러붙기도 한다.

이와 관련하여, 도후쿠東北 대학 제3내과 교수를 지낸 고토後藤 씨는 외래환자 377명(당뇨병 환자 297명, 비당뇨병 환자 80명)에 대해 X선으로 하지동맥의 석회화를 조사하여 다음과 같은 결과를 보고했다.

① 비당뇨병 환자
　　연령 30대…………사례 0
　　　　40대…………사례 0
　　　　50대…………사례 1
② 당뇨병 환자
　　연령 30대…………남 20% 석회화, 여 17% 석회화
　　　　40대 이후………약 50% 석회화

당뇨병 환자의 경우 40세 이상이 되면 두 명에 한 명 꼴로 하지동맥의 석회화가 진행되었음을 확인할 수 있다.

또한 당뇨병의 치료 성과가 나쁜 환자일수록 석회화가 많을 뿐만

아니라 그 정도도 심하다는 보고가 있다. 이러한 하지동맥의 석회화가 진행됨에 따라 피의 흐름이 나빠지면서 발이 썩어 결국 다리를 절단해야 하는 경우도 있다.

이상에서, 당뇨병에 걸리면 전신의 동맥이 경화되고 각 조직에 온갖 악영향을 미친다는 사실을 알 수 있다. 또한 당뇨병으로 인해 손발의 말초신경이 마비되는 증상도 신경을 살리는 혈관의 동맥경화가 원인임을 알아야 한다. 이런 의미에서, 최근 들어 당뇨병이 '혈관병'으로 불리게 된 것은 당연한 일이다. 망막증으로 안저출혈이 일어나는 것도 망막의 모세혈관에 생긴 작은 혹이 터지기 때문이다.

또 신장염으로 소변에 단백질이나 적혈구가 섞여 나오는 것도 신장의 사구체絲球體에 있는 미세동맥의 경화가 원인이다. 따라서 당뇨병을 여러 해 동안 앓고 있는 사람은 정도의 차이는 있지만 거의 모두 장기가 정상이 아니라고 해도 과언이 아니다.

더욱이 최근에 당뇨병을 앓는 산모가 낳은 신생아 가운데 상대적으로 기형아가 많다는 사실도 문제가 되고 있다. 특히 혈당치가 200mg/dl 이상이 되면 기형아를 출산할 가능성이 높아지기 때문에, 임신을 하고 나면 혈당치 조절에 충분히 주의해야 한다. 특히 임신 후 7주까지가 가장 주의해야 할 기간이다. 이 기간 동안에는 본인도 임신한 사실을 모르는 경우가 많기 때문이다. 뒤늦게 임신했다는 사실을 알고 황급히 혈당치 조절에 신경을 써보았자 소용이 없는 것이다. 결국 당뇨병 환자로서 임신 가능성이 있는 여자들은 항상 혈당치 조절에 주의해야 한다.

```
1. 아침식사를 거르는 대신에 생야채즙(여러 종류 혼합) 1.5홉(270cc)을 마신다.
2. 점심 ┌ 현미밥(현미 약 75g)
        │ 두부 반모
        │ 삶은 야채 1접시
        └ 참깨 10g
3. 저녁식사 전에 생야채즙 1.5홉을 마신다.
4. 저녁식사⋯⋯⋯점심과 동일
5. 생수와 감잎차는 하루 약 1~2 l 마신다.
6. 완하제를 매일 아침 20cc(물 한 컵에 타서)씩 마신다.
7. 스피렌을 식사와 함께 복용한다(하루 2회, 1회 15정).
8. 이 외의 음식을 일체 금한다.
9. 평상에서 반원형 목침을 베고 잔다.
10. 붕어운동 1일 3회, 1회 2분
11. 모관운동 1일 3회, 1회 2분
12. 합장합척운동 1일 3회, 1회 100번
13. 등배운동 1일 3회, 1회 10분
14. 풍욕 1일 3회
15. 냉온욕 1일 1회 실시할 것(냉-온-냉-온-냉-온-냉-온-냉의 순서로 1분씩)
```

표 1. 고오다 병원에서 지도하고 있는 당뇨병 치료법

당뇨병의 치료에 대하여

당뇨병 중에서도 특히 치료가 어려운 것으로 알려져 있는 인슐린 의존성 당뇨병에서는 역시 인슐린이 치료의 주요 대상이 된다.

한편 당뇨병의 대부분을 차지하는 인슐린 비의존성 당뇨병에 대해서는 현재 식이요법과 운동요법이 거의 불문율처럼 되어 있는데, 약제의 사용보다도 생활내용을 개선하는 데 중점이 두어져 있다.

식이요법으로 특히 강조되고 있는 것이 적게 먹는 감식減食이다. 다시 말해 칼로리 섭취량을 줄이는 일이다. 감식의 정도는 증상이나 체력, 체중 등에 따라 각각 다른데, 하루 1,800~1,200kcal 정도의 소식을

실행하는 것이 바람직하다.

필자의 병원에는 수많은 당뇨병 환자가 찾아오는데, 본 병원에서는 대체로 하루 1,200kcal 정도의 비교적 심한 감식을 실행하고 있다(표1 참조). 그중에서도 특히 여러 종류를 혼합한 생채소즙을 하루에 두 번 (한 번에 1.5홉, 약 270cc) 마시도록 지도하고 있는데, 이 방법이 당뇨병 치료에 탁월한 효과를 나타내고 있다. 다음에 좋은 사례를 보고 한다.

어릴 때부터 건강한 체질을 지니고 있던 S씨(55세, 대학교수)는 건강에 자신을 갖고 여러 분야에서 정력적으로 활동해왔다. 그러나 최근 몇 년 전부터 비만의 정도가 심해지면서(신장 166cm, 체중 73kg) 혈압도 점차 높아지기 시작했다(최고 180, 최저 90 전후). 그래도 스태미나가 떨어지지 않아 계속 무리를 하던 중, 1994년 3월 건강진단에서 엄중한 주의를 받게 되었다. 혈압이 214/108로 오르고 혈당치가 무려 380mg/dl 나 나왔기 때문이다. 게다가 오른발에 생긴 화농상이 낫지 않아 보행도 곤란했다.

S씨는 필자와 오래전부터 잘 알던 터라 곧바로 본 병원에 검진을 받으러 왔다. 이때가 1994년 4월 11일이었는데, 진찰 후 곧바로 표1의 양생법을 집에서 실행하도록 했다.

10일 동안 표1의 양생법을 실행한 뒤 4월 20일부터는 필자의 병원에 입원하여 철저한 양생생활을 시작했다. 입원할 때 실시한 검사에서 혈당치가 182mg/dl이었는데, 불과 10일 만에 혈당치가 눈에 띄게 내려가고 혈압도 172/94로 떨어졌다. 그런데 입원 후 현미 5부 죽을 중심으로 한 소식(하루에 현미 1홉, 두부 한 모, 참깨 20g, 생채소 150g, 합계 1,100kcal)을 5일간 계속한 결과 혈압이 더 떨어져 158/90이 되었다.

계속해서 4월 27일부터 장국단식을 4일간 실행한 결과 혈압이 더 내려서 138/80이 되었다. 단식을 끝내고 나서 다시 현미 5부 죽으로

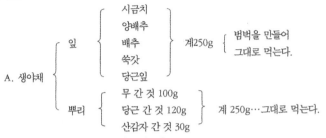

1. 아침을 거를 것
2. 점심

A. 생야채
  - 잎: 시금치, 양배추, 배추, 쑥갓, 당근잎 계250g 범벅을 만들어 그대로 먹는다.
  - 뿌리: 무 간 것 100g, 당근 간 것 120g, 산감자 간 것 30g 계 250g…그대로 먹는다.

B. 생현미가루 70g………그대로 먹는다.
C. 조미료로 소금 5g

3. 저녁………점심과 동일
4. 생수와 감잎차는 하루에 합계 1~2 l
5. 스피렌을 식사와 함께 복용한다(하루 2회, 1회 15정).
6. 완하제를 매일 아침 20cc(물 한 컵에 타서)씩 마신다.
7. 평상에서 반원형 목침을 베고 잔다.
8. 붕어운동 1일 3회, 1회 2분
9. 모관운동 1일 3회, 1회 2분
10. 합장합척운동 1일 3회, 1회 100번
11. 등배운동 1일 3회, 1회 10분
12. 풍욕 1일 3회
13. 냉온욕 1일 1회 실시할 것(냉-온-냉-온-냉-온-냉-온-냉의 순서로 1분씩)

표 2. 고오다 병원에서 지도하고 있는 생채식의 한 사례

돌아왔는데, 5월 6일에 실시한 혈액검사에서 혈당치가 100mg/dl로 완전히 정상치를 회복했다. 한편 글리고헤모글로빈 검사치도 4월 11일 초진 시 11.2%에서 5월 6일에는 9.1%로 내렸다. S씨는 5월 7일부터 다시 생채식을 시작했다(표2 참조).

이상과 같이 당뇨병을 치료하기 위한 식이요법으로는 생채식을 포함한 감식이 효과적이다. 지금까지 수많은 당뇨병 환자가 이 요법으로 커다란 효과를 얻고 있다. 특히, 표2의 생채식이 당뇨병의 합병증

인 망막증에도 효과가 크다는 사실을 주목해야 한다. 이 망막증은 대단한 난치병으로, 현대의학이나 동양의학에서도 이렇다 할 치료법이 없기 때문이다

현대의학에서는 당뇨병성 망막증에 대해 레이저광선 요법을 시행하고 있다. 그러나 이 요법도 단지 망막증의 진행을 중단시키는 정도에 불과해, 망막증을 완전히 치료하지는 못한다는 약점이 있다. 이와는 대조적으로 생채식으로 약화된 시력을 회복한 사례가 여럿 있으니, 다음에 그 좋은 사례를 하나 소개한다.

망막증도 생채식으로 호전된다

지금으로부터 약 20년 전, 야마자키 시에서 당뇨병성 망막증 환자 N씨(토건업 경영)가 진찰을 받으러 왔다. 그 전에 6년간이나 일반 병원에서 입원과 퇴원을 되풀이하며 치료를 받았지만 증상은 호전되지 않고 오히려 시력이 점점 악화되어서, 이러다가 얼마 못 가 실명하는 것은 아닐까 하는 우려가 들 정도였다.

당시 본 병원에서는 당뇨병성 망막증을 치료한 사례가 없었기 때문에, 처음에 필자는 입원을 거절했었다. 그러나 병원 가까운 곳에 아파트를 빌려 매일 통원하면서 치료를 받고 싶다고 간청하는 것이어서, 하는 수 없이 생채식을 실행하도록 지도해보았다.

N씨의 초진 시 혈당치는 450mg/dl에 가까워, 보통은 인슐린을 사용해야 할 정도로 높은 수치였다. 그러나 인슐린을 쓰지 않고 표2의 양생법을 실행하면서 경과를 보기로 했다. 그런데 의외로 혈당치가 정상 수치로 돌아왔을 뿐만 아니라 약해졌던 시력도 회복되고 있었

다. 이 생채식을 약 1년 3개월 동안 계속했는데, 처음에 오른쪽 0.1, 왼쪽 0.2였던 시력이 양쪽 모두 0.7로 높아졌다

마침 그 해는 N씨가 자동차 운전면허증을 갱신해야 하는 해였다. 면허증 갱신을 체념하고 있던 N씨는 생채식으로 시력이 회복되자 운전면허증 갱신 시험에 합격할 수 있다는 자신을 갖게 되었다. 결국 무사히 합격했는데, 이때 필자는 처음으로 망막증에 대한 생채식의 위력을 알게 되었다.

그 후 1981년에 미야자키 현에서 U씨(56세, 주부)가 똑같은 망막증으로 고생하다가 필자의 병원을 찾아왔다. U씨는 초등학교 6학년 때 우량아로 현縣 지사의 표창을 받았을 정도로 건강했으며, 그 후에도 큰 병을 앓는 일 없이 성인이 되었다. 다만, 단 것을 대단히 좋아해서 찐빵이나 생과자 등을 거의 매일 먹다시피 했다. 그 때문에 결국 당뇨병에 걸려, 약 15년이 된 당시에는 안저출혈을 동반한 망막증으로 시력이 급속하게 떨어져 신호등조차 알아보지 못할 정도가 되었다. 일반 병원에서 레이저광선 치료를 통해 망막증의 진행은 일단 중단시킬 수 있었지만 쇠약해진 시력을 회복할 수 없어 장래를 걱정하고 있던 차에, 친지로부터 본 병원에 관한 이야기를 듣고 지푸라기라도 붙잡는 심정으로 진찰을 받으러 왔다는 것이었다.

필자는 U씨에게도 역시 표2의 생채식을 실행하도록 했다. 그런데 앞의 N씨처럼 시력이 순조롭게 회복되지 않았다. 약 1년 동안 생채식을 실행하며 혈당치는 정상으로 돌아왔지만, 시력은 처음의 오른쪽 0.2, 왼쪽 0.1에서 각각 0.4, 0.5로 약간 올라갔을 뿐 그 이상은 좀처럼 좋아지지 않았다. 게다가 체중도 불어났기 때문에 생채식을 실행하는 중에 단식을 실행하기로 했다.

생채식을 시작하면 처음 얼마 동안은 체중이 줄지만 몇 달이 지나

면 더 이상 줄지 않고 일정한 수준을 유지하다가 다시 늘어나는 것이 일반적인 패턴이다. U씨도 예외가 아니어서, 생채식으로 체중이 늘어나 단식까지 가능한 수준이 되었다.

U씨는 매달 한 번씩 3일, 5일, 5일, 7일간에 걸친 네 차례의 단식을 수월하게 실행할 수 있었다. 이렇게 단식을 반복하자 그토록 U씨를 괴롭히던 망막증이 호전되고 시력도 회복되었다. 결국 생채식을 약 2년 동안 실행했는데, 마지막 날의 시력은 양쪽 모두 1.0으로 좋아졌다. U씨도 운전면허증 갱신 시험에 합격했다. 필자는 U씨가 합격을 한 뒤 기뻐서 보내준 편지를 지금까지 지니고 있다.

3년 후 U씨는 건강종합검진에서 정밀검사를 받았는데, 당뇨병의 징후가 전혀 보이지 않아서 검사를 담당했던 의사가 "정말로 당뇨병을 앓았느냐"고 묻더라는 것이었다. 현재는 나가노 현으로 이사해 살고 있는데, 변함없이 건강하게 활동하고 있다는 소식을 듣고 있다.

다음은 시즈오카 현에 거주하는 K씨(42세, 회사원)의 사례이다.

K씨가 당뇨병 진단을 받은 것은 7년 전이었다. 혈당치가 200 전후로 그렇게 심하지 않았기 때문에 인슐린은 사용하지 않고 혈당강하제를 계속 복용하고 있었다. 그러나 식이요법을 지속하지 못하고 계속 과식을 하게 되었다. 그 결과 1991년 3월 안저출혈이 일어나고 시력이 급속하게 떨어지자 깜짝 놀라 안과병원에 입원해서 진찰을 받았다. 의사는 레이저광선을 이용한 광응고요법光凝固療法을 써보았지만 시력은 회복되지 않고 보행조차 곤란한 지경이 되고 말았다. 자칫 실명할지도 모르는 상황에서 절망하고 있던 차에, 형님의 권유로 본 병원을 찾아오게 되었다.

K씨가 처음 진찰을 받으러 온 때가 1991년 11월이었는데, 형님이 한쪽 손을 붙잡아주어야 겨우 걸을 수 있을 정도였다. 특히 전철역 계

단을 오르고 내리기가 곤란하다고 했다. 혈당치 250 전후에 시력은 오른쪽 0.08, 왼쪽 0.07이었으니 보행이 곤란한 것도 무리가 아니었다. 진찰을 마치고 우선 생채식을 집에서 실행하도록 표2의 양생법을 상세하게 설명해주었다.

필자의 지시에 따라 집에서 생채식을 곧바로 실행했는데, 처음에 55kg(신장 167cm)이었던 체중이 생채식을 시작한 후 약 3개월 사이에 12kg이나 줄었다. 그다음 2개월 동안에 또다시 3kg이 줄어서 40kg이 되었다. 생채식을 실행한 지 5개월 만에 15kg이나 감소한 것이다

반면에 혈당치는 정상(80~90mg/dl)을 회복했으며, 글리고헤모글로빈도 12.5%에서 6.2로 대단히 좋아졌다. 그러나 기력이 쇠약해졌기 때문에 생채식을 중지하고 표1의 현미·채식의 감식으로 바꾼 결과 체중이 조금씩 늘어나기 시작해 약 10개월 만에 52kg으로 늘어났다. 체중이 증가함에 따라 체력과 기력이 회복되어서 한 번 더 생채식을 실행하기로 했다.

두 번째 생채식을 시작하자 신기하게도 체중이 그다지 줄어들지 않았다. 5개월이 지나도 4kg이 감소한 상태에서 변화가 없었으며, 체력이 약해지기는커녕 점점 건강해졌다. 첫 번째 생채식으로 체질이 상당히 개선되었다는 증거였다.

이와 같이 첫 번째 생채식으로 체중이 급격하게 감소했다가 두 번, 세 번 거듭하면서 체중이 별로 줄어들지 않는 사례는 수없이 많다. 이렇게 체질이 개선되면 체내의 자연치유력이 왕성해져 난치병도 완치할 수 있다.

K씨는 생채식을 6개월, 8개월 계속하는 사이에 체중이 48kg에서 51kg으로 늘어났다. 그와 동시에 그때까지 아무리 해도 회복되지 않던 시력이 조금씩 좋아지기 시작했다. 두 번째 생채식을 11개월간 실

행한 결과 양쪽의 시력이 모두 0.3도로 향상되었다. 그런데 유감스럽게도 이 무렵에 회사 사정으로 전근을 가게 되어 생채식을 중지하게 되었다. 그 후 편지로 전해온 바에 의하면 시력이 0.3 이상으로는 회복되지 않고 있다고 한다.

당뇨병성 망막증과 모세혈관의 혹

위의 사례를 통해 필자는 현대의학에서 난치병으로 여기는 당뇨병성 망막증도 생채식과 단식을 병행하면 어느 정도 치료가 가능하다는 사실을 확인할 수 있었다. 이에 관해서는 더욱 많은 사례를 통해 연구를 계속할 생각이다.

한편, 망막증에 의한 안저출혈은 망막의 모세혈관에 생겨난 조그만 혹이 터져서 발생하는 것으로 알려져 있다. 그러면 왜 망막의 모세혈관에 혹이 생기는 것일까? 그것은 혈액순환을 조절하는 바이패스(부혈행로副血行路)가 정상적으로 기능하지 못하기 때문이다.

심장에서 나온 동맥혈은 세동맥細動脈을 거쳐 모세혈관으로 들어간 뒤 세정맥細靜脈으로 이행하여 대정맥을 거쳐 심장의 우심방으로 돌아오는데, 세동맥에서 모세혈관으로 들어가지 않고 직접 세정맥으로 빠지는 바이패스(부혈행로)가 있다(그림1 참조). 동맥과 정맥을 직접 연결하는 혈행로이기 때문에 '동정맥문합지動靜脈吻合枝'라고도 부르는 이 혈관은 1707년 프랑스의 레아리 레아리스가 처음으로 발견했다. 그래서 이 바이패스를 프랑스어로 '글로뮈Glomus'라고도 한다.

그림1에서 알 수 있는 바와 같이 인체가 추위로 자극을 받는 경우 모세혈관이 수축하여 혈액이 통과할 수 없게 된다. 그러면 동맥혈은

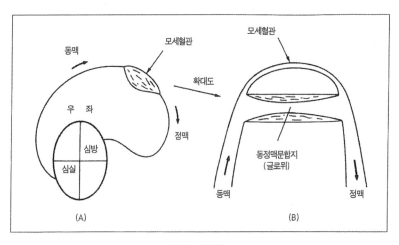

그림 1. 글로뮈

혈류의 우회로인 부혈행로(글로뮈)를 통해 정맥으로 흘러가서 심장으로 돌아가게 된다. 그런데 만약 글로뮈가 장애를 일으켜 정상적으로 기능하지 못하게 되면 모세혈관이 갑자기 수축하더라도 동맥혈이 글로뮈를 통해 정맥으로 돌아갈 수 없게 된다. 그 결과 모세혈관에 여분의 압력이 가해지고, 그러한 일이 되풀이되는 가운데 조그만 혹이 생기게 되는 것이다.

결국 당뇨병 환자의 망막 모세혈관에 조그만 혹이 생긴다는 것은, 당뇨병이 글로뮈에 어떤 장애를 일으킨다는 것을 의미한다. 그 때문에 항상 모세혈관에 부담을 준 결과 마침내 조그만 혹이 생기고, 그것이 터지면서 출혈과 함께 망막증이 되는 것이다. 따라서 망막증을 치료하기 위해서는 우선 기능부전에 빠져 있는 글로뮈를 회생시켜야 한다.

당뇨병이 10년 정도 진행되면 대부분 망막증이 나타나기 때문에 모세혈관에는 이미 여러 곳에 혹이 생겨나 있을 것이다. 이 혹을 고치지 않고서는 혈당치를 조절하는 인슐린이나 혈당강하제 등을 사용하더라도 망막증의 예방과 치료에 전혀 도움이 되지 않는다. 그러나 유감스럽게도 현대의학에서는 아직 이런 시각에서 접근하고 있는 사람이 극히 드물다.

흔히 당뇨병 환자의 손발에 상처가 나면 좀처럼 피가 멈추지 않는 것도 결국 글로뮈가 제대로 기능하지 못하기 때문이다. 신체에서 출혈이 일어나면 그 부위의 모세혈관이 신속하게 수축하며 피가 멈추도록 생체의 자연치유력이 기능하는데, 당뇨병에서는 글로뮈가 기능장애를 일으키고 있기 때문에 모세혈관이 충분히 수축할 수 없게 된다. 그 때문에 출혈이 좀처럼 멈추지 않는 것이다. 따라서 모세혈관이 완전하게 기능하기 위해서는 바이패스인 글로뮈가 건강해야만 한다. 글로뮈가 건강하면 모세혈관에 혹도 생기지 않고, 따라서 망막증도 생기지 않는다.

이런 까닭에 당뇨병 환자들에게 가장 중요한 선결문제는 글로뮈가 건전하게 기능할 수 있도록 하는 일이다. 장애를 일으키고 있는 글로뮈의 회생을 생각하지 않고 단순히 인슐린 주사를 맞는다거나 혈당강하제만 복용해서는 망막증의 예방이나 치료가 절대로 불가능하다.

일반적으로 당뇨병 환자들은 감식요법과 운동요법을 실행하라는 지시를 받게 되는데, 도대체 어떤 식이요법과 운동요법을 실행하면 기능부전에 빠진 글로뮈를 건강하게 만들 수 있을까?

당뇨병에 대한 식이요법 및 운동요법을 연구하는 경우에는 반드시 기능부전에 빠진 글로뮈를 회생시키는 문제를 생각해야 할 것이다. 여러 해 동안 니시건강법을 실천하고 연구해온 필자로서는 글로뮈의 기능을 재생시키는 데 니시건강법이 대단히 큰 기여를 한다는 것을 다시 한 번 강조해두고 싶다. 특히 단식이나 생채식은 기능장애에 빠진 글로뮈를 회생시키는 데 매우 효과적인 방법이다. 또 니시건강법의 모관운동, 풍욕법, 냉온욕은 글로뮈의 기능을 정상화시키는 데 절대적인 역할을 한다. 따라서 당뇨병에 대한 대책으로는 반드시 이 니시건강법을 활용해야 한다는 것이 필자의 확신이다.

인슐린이 거의 분비되지 않는 당뇨병 사례

다음으로 당뇨병이 악화되어 인슐린 분비가 극도로 저하된 중증 환자에 대해 표1, 표2의 양생법을 응용한 결과 기적적으로 치료된 예를 소개한다.

8년 전 봄, S씨(당시 38세, 자영업)가 필자의 병원을 찾아왔다. 여러 해전부터 당뇨병 때문에 일반 병원에 다니면서 치료를 받았지만 증상이 전혀 호전되지 않았는데, 친지의 설명을 듣고 본 병원의 특수요법을 실행해보고 싶다는 간절한 희망을 품게 되었다고 했다.

필자는 우선 표1의 양생법을 집에서 실행하도록 했다. 이 양생법을 착실하게 실행한 결과, 이전부터 맞고 있던 인슐린 주사(하루 16유닛)를 중단하고도 혈당치가 200mg/dl 이상으로는 올라가지 않았다. 그때까지는 인슐린을 중단하면 혈당치가 500mg/dl 이상으로 올라갔었다. S씨는 대단히 기뻐하면서 본 병원에 입원하여 더욱 철저한 양생법을 실행하고 싶다고 했다.

1986년 4월에 입원해서 표2의 생채식을 실행한 결과 혈당치가 100~110mg/dl로 안정되었고, 그때까지 계속되던 전신무력감이나 다리가 마비되는 듯한 현상이 완전히 사라졌다. S씨는 집에서도 이 양생법을 계속 실행하리라는 결심과 함께 자신만만하게 퇴원했다.

그런데 막상 집에서 생채식을 실행해보니 그렇게 만만한 일이 아니었다. 생채식을 시도해본 사람이라면 누구나 알 것이다. 가족들이 먹는 음식이나 과일, 빵이나 크래커 등으로 저절로 손이 가는 것이다. 처음에는 귤 하나에서 두 개, 세 개를 먹게 되고 바나나나 사과도 먹게 된다. 과자도 하나둘에서 시작한 것이 점점 많아져서 결국은 양과자나 찐빵까지 먹게 된다. 이리하여 결국 생채식은 실패로 끝나고 마는 것이다.

S씨도 그런 경우였다. 결국 그렇게 좋아졌던 당뇨병이 애쓴 보람도 없이 다시 악화되고 말았다. 그렇게 자신만만한 표정으로 떠나왔던 고오다 병원에는 어색하고 민망하여 다시 가기가 어려웠다. "실패했다"고 솔직하게 인정하고 병원을 찾아왔으면 좋았을 텐데, S씨는 그러지 못했다. 하는 수 없이 일반 병원에 입원하게 되었다. 곧바로 인슐린 요법을 시작했고, 당연히 병세는 점점 악화되었다.

나중에 S씨를 담당했던 의사의 말을 들으니, "S씨와 같이 혈당 조절이 어려운 환자는 본 적이 없다"는 것이었다. 인슐린을 하루에 40유닛이나 투여했다고 하니, S씨의 췌장에서 분비되는 인슐린의 양은 거의 제로에 가까웠을 것이다. 그런 중에 설사가 시작되어 횟수가 점차 늘어났다. 하루에 네다섯 번에서 열 번, 심하게는 스무 번까지 화장실을 들락거렸다.

수액주사로 영양을 보급하고 있었는데도 체중이 계속 줄어들었다. 드디어 34kg까지 줄어서 걷기도 어려울 정도로 쇠약해졌다. 키가 171cm인 사람의 체중이 34kg이라면 얼마나 깡마른 상태였는지 짐작할 수 있을 것이다. 말 그대로 피골이 상접한 몰골이었다. 똑바로 걸을 수조차 없어서 부인이 밀어주는 휠체어에 앉아 병원 안을 돌아다니는 신세가 되고 말았다. 그리고 마침내는 주치의로부터 앞으로 반년 정도 살 수 있을까 말까 하다는 선고까지 듣게 되었다.

결국 고오다 병원에서 한 번 더 치료를 받아보고 싶은 마음에 본 병원을 다시 찾아오게 되었다. 부인이 밀어주는 휠체어에 앉은 채 진찰실로 들어서는 폐의 얼굴을 보고 필자는 깜짝 놀랐다. 전혀 다른 사람이 되어 있었던 것이다. 필자는 "이렇게까지 쇠약해졌다면 내 치료법으로도 안 되겠다"고 이야기했지만, S씨는 필사적으로 매달렸다. 그래서 일단 표1의 요법을 실행해보라고 했다. 그러면서 "이 요법으로 효험이 없더라도 별 수 없고, 혹시 치료가 된다면 다행으로 생각하라"고 다짐을 받아두었다.

그런데 S씨가 집에 돌아가 표1의 요법에 목숨을 걸고 착실하게 실행한 결과, 신기하게도 병세가 좋아지는 것이었다. 정말 기적이라고 해도 과언이 아니었다. 우선 설사의 횟수가 차츰 줄어들었다. 하루 20회나 했던 설사가 15회, 10회로 줄고 다시 5회, 4회로 줄어 이제는 연한 대변을 배설하게 되었다. 그 결과 체력이 조금씩 회복되고 체중도 늘어났다. 그러나 체중 증가의 속도는 대단히 느려서, 2개월에 1kg 정도가 늘었다. 그렇지만 중증 당뇨병이 한 걸음 한 걸음 회복되고 있음을 확인할 수 있었다. 이리하여 34kg의 구렁텅이에서 36, 38, 40, 45, 49kg으로 약 1년 반 사이에 15kg이나 늘어났다. 하루 불과 1,200kcal의 소식으로 이와 같이 체중이 늘어난 것이다. 물론 이 기간에도 인슐린을 계속 맞고 있었지만, 그 사용량이 하루에 40유닛에서 반인 20유닛으로 줄었는데도 견딜 수 있게 되었다.

관棺에 한 발을 들여놓았다고 할 정도로 다 죽어가던 S씨가 이렇게 다시 활기를 찾을 줄은 필자로서도 상상하지 못했다. 건강을 회복할 수 있다는 자신과 희망을 갖게 된 S씨의 얼굴에서 환한 웃음을 볼 수 있게 된 것도 이 무렵부터였다.

그러나 건강을 찾은 뒤에도 방심은 금물이다. S씨는 표2의 식이요법을 엄격하게 지킬 필요가 있었다. 이 점에서 S씨는 한마디로 우등생이었다. 실로 감탄할 정도로 성실하게 표2의 식이요법을 계속한 결과 점점 건강해지고 체중도 다시 늘어나(6개월 동안에 3kg) 52kg이 되었다

그래서 이제는 식사내용을 표2의 생채식으로 변경하기로 했다. 이 생채식에 들어가자 체중이 일시적으로 감소하여 5개월 후에는 48kg이 되었다. 4kg이 빠진 것이다. 그러나 체중의 감소는 거기까지였고, 그 후 얼마 동안(약 6개월간) 일정한 수준을 유지하다가 다시 증가로 반전해 생채식을 시작한 지 1년이 되자 다시 52kg을 회복했다. 생채식을 시작하기 전의 체중으로 돌아온 것이다.

이 생채식으로 S씨의 증세는 한층 더 좋아져서, 인슐린 주사에서 완전히 해방될 수 있었다. 그러나 하반신의 심한 마비현상은 점차 완화되는 가운데서도 아직 완전히 사라지지는 않았다.

이렇게 1년 만에 생채식을 하기 전의 체중을 회복한 S씨에게 필자는 생채식의 양을 더 줄이도록 지시했다. 우선 점심 중에서 생현미가루 70g을 생략하도록 했다. 생채식은 하루에 생채소 1kg, 생현미가루 140g, 합계 900kcal가 규정량이었다(표2 참조). 이중에서 점심에 먹는 생현미가루 70g을 생략하면 약 250kcal가 줄어들어 하루에 섭취하는 총 열량은 650kcal가 된다. 현대의학의 상식으로는 도저히 견딜 수 없을 것으로 여겨지는 이 초소식으로도 S씨는 대단히 건강해지고 체중도 줄지 않았다.

그렇게 반년 정도 계속한 뒤 이제는 저녁식사의 생현미가루도 생략하도록 했다. 이로써 S씨는 하루 겨우 400kcal라는 초소식으로 지내게 되었다. 그런데 놀랍게도 이러한 식사로도 S씨는 점점 건강해졌다. 하루 겨우 1kg(잎 부분 500g, 뿌리 부분 500g)의 생채소만을 먹었으니 단백질 섭취량은 15g 정도에 불과했다. S씨는 그런 식생활을 지속

하면서도 아무 탈 없이 일을 할 수 있었다. 이제는 누가 봐도 환자라고 생각할 수 없을 정도로 건강한 모습으로 변해 있었던 것이다.

이로써 6개월 시한부 선고를 들을 정도로 중증이었던 당뇨병 환자가 마침내 완전히 건강을 회복하게 되었다. 앞으로 S씨는 현재 실행하고 있는 생채식과 병행하여 1~3일간의 단기간 단식도 실행할 예정이다. 그 결과에 대해서는 다음 기회에 다시 보고하고자 한다.

하지下肢 동맥경화증에 대한 단식과 생채식

다음으로, 당뇨병으로 하지에 동맥경화가 진행되어 혈류장애로 보행이 곤란해졌던 환자에게 단식과 생채식을 실행시켜 커다란 효과를 거둔 사례를 소개한다.

침구사로서 30여 년간 많은 환자들을 치료해온 S씨(69세)는 1983년 건강진단에서 당뇨병 진단을 받은 이후 나름의 독특한 식사법을 계속해왔다. 그러나 병세가 서서히 악화되어 2~3년 전부터 조금만 오래 걸으면 하지에 통증이 느껴졌다.

종합병원에서 정밀검사를 받은 결과 하지의 동맥, 특히 대퇴동맥에 석회가 들러붙어 있음이 확인되었다. 이 석회화로 혈류에 장애가 생겨 걸을 때마다 하지의 피로감과 통증이 나타난 것이었다. 앞에서 서술한 대로 당뇨병이 여러 해 지속될 경우 하지동맥의 석회화가 진행되는 예가 많다는 사실을 도후쿠 대학의 고토 교수가 명확히 밝혀냈는데, S씨가 그 전형적인 예였다.

S씨를 담당했던 외과의사는 "대퇴동맥의 석회화는 치료될 가망이 없으니 걷기가 곤란해지면 수술을 통해 대퇴동맥의 바이패스(글로뮈)

정신세계사 도서 안내

영성, 수행, 영성, 치유, 깨달음의 길에는 늘 정신세계사가 함께합니다. mindbook.co.kr

정신세계사
BEST 20

1.
리얼리티 트랜서핑1
바딤 젤란드 지음 | 박인수 옮김
출간 직후 3년간 러시아에서만
250만 부 이상 판매된 러시아판 시크릿

2.
리얼리티 트랜서핑2
바딤 젤란드 지음 | 박인수 옮김
왜 원하는 미래가 점점 더 멀어지기만
하는지에 대한 가장 확실한 대답

3.
리얼리티 트랜서핑3
바딤 젤란드 지음 | 박인수 옮김
'얽어맴장'의 법칙'만으로는 풀 수 없는
성공의 수수께끼를 낱낱이 파헤친다

4.
티벳 死者의 서
파드마삼바바 지음 | 류시화 옮김
죽음의 순간에 듣는 것만으로 영원한
해탈에 이른다는 티벳 최고의 경전

5.
왓칭
김상운 지음
베텔랑 MBC 기자가 쥐게, 체음한
신기한 우주원리 관찰자 효과의 비밀

6.
하루의 사랑작언
김상이 지음
조건 없는 사랑의 본성을 회복하는
'같기사랑'의 길

7.
될 일은 된다
마이클 싱어 지음 | 김정호 옮김
아마존 베스트셀러, 내맡기기 실험이
불러온 엄청난 시절하기 벌어진

8.
왓칭2
김상운 지음
시야를 넓힐수록 마법처럼

를 만드는 것이 좋다"고 말했다. 그러나 수술을 하지 않고 치료할 방법을 찾고 있던 S씨는 가까운 친지의 소개로 본 병원을 찾아왔다. 1987년 5월의 일이었다.

X선 사진을 보니 오른쪽 대퇴동맥에 석회가 심하게 달라붙어 있는 것이 보여서, 혈류가 장애를 받는 것도 무리가 아니라는 생각이 들었다. 빌딩의 계단을 올라갈수록 발이 움직이지 않는 것도 그 때문이었다.

그래서 우선 표1의 양생법을 집에서 실행하도록 했다. 공복 시의 혈당치가 140mg/dl로 당뇨병은 비교적 가벼운 상태였기 때문에, 표1의 양생법으로도 충분히 좋아질 것으로 생각되었었다.

정작 문제는 대퇴동맥의 석회화로 인한 혈류장애였다. 필자는 수술을 하지 않고도 글로뮈를 만드는 방법을 생각하고 모관운동에 주력하기로 했다. 따라서 하루에 20회, 1회 3분 동안 모관운동을 열심히 실행하도록 지시했다.

약 2개월간 표1의 양생법을 실행하자 보행이 조금 수월해졌다. 이대로 나가면 좋아질 수 있으리라는 확신을 가지게 된 S씨는 고오다 병원에 입원하며 더욱 철저하게 양생법을 실행하고 싶어했다.

입원 후 단식을 3일, 5일, 7일, 7일간 네 차례 실행하고 그동안 쭉 실행해 오던 모관운동을 계속해서 매일 20회 정도 하도록 지도한 결과 걸음걸이가 대단히 수월해졌다. 본 병원 근처에 세이부백화점이 있는데, 입원 초기에는 백화점 계단을 걸어오르는 것이 4층까지가 고작이었지만 네 차례 단식을 끝내고 퇴원할 무렵에는 8층까지도 어렵지 않게 오를 수 있었다.

입원 중에 단식을 통한 치료에 자신을 갖게 된 S씨는 이후 약 1년 동안 집에서 생채식을 착실하게 실행했다. 그 결과 걸음걸이가 더욱 편해져 조금 먼 길을 걸어도 다리의 피로감이나 통증으로 고생하는 일이 없어졌다. 대학병원에서 검사를 받아보니 대퇴동맥의 석회화는 그다지 개선되지 않았지만 글로뮈가 깨끗하게 회생되어 있음을 확인할 수 있었다. 게다가 당뇨병 증상도 호전되어 혈당치가 90mg/dl, 글리고헤모글로빈도 6%로 정상을 회복했다.

이상은 당뇨병으로 보행이 곤란할 정도로 하지가 동맥경화를 일으킨 경우에도 생채식이나 단식을 통해 어느 정도 회복할 수 있다는 것을 보여주는 사례이다. 사례가 하나뿐이기 때문에 아직 명확한 결론을 내릴 수는 없지만, 앞으로 더 많은 사례를 통해 연구하려고 한다.

자궁근종이 사라지다

일본에서는 최근 자궁근종子宮筋腫이 급격히 늘어나고 있어서, 30~50세 여성의 20~30%가 자궁근종으로 고생하고 있는 것으로 확인되고 있다.

자궁근종에도 장막하근종이나 벽내근종, 점막하근종, 경부근종 등이 있다. 그중에서도 특히 점막하근종이나 경부근종은 출혈하기 쉽고 매월 생리 때에도 출혈량이 많아 빈혈에 걸리는 사례가 적지 않다. 그러나 크기가 직경 2cm 이하로 비교적 작아서 증상이 나타나지 않을 경우에는 정기적인 검사를 통해 경과를 관찰할 뿐 특별한 치료를 하지 않는다는 것이 전문가들의 의견이다.

그러나 근종이 커져서 다른 장기를 압박하는 증상(변비, 빈뇨, 복통 등)이나 출혈이 많아 빈혈, 혹은 유산·조산, 월경통 등이 나타나게 되면 치료가 필요해진다. 현대의학에서는 외과적인 절제술이 가장 좋은 방법이지만, 젊은 여성으로서 임신을 희망하고 있는 경우에는 약물요법도 시행하고 있다.

그런데 필자가 여러 해 동안 생채식을 연구해온 결과, 자궁근종도 생채식으로 대응할 수 있다는 것을 알게 되었다. 생채식을 통해 자궁근종이 호전되는 사례가 잇달아 나타나고 있는 것이다. 현재 생채식 연구회 이사로서 생채식 보급에 전력하고 있는 나카미치中道 여사도 그중의 한 사람이다.

나카미치 여사는 진행성 강피증이라는 난치병에 걸려 그대로 가다가는 폐인이 되어버릴 인생의 최대 고비에 처했을 때 운명을 걸고 생채식을 실행한 사람이다. 결국 생채식으로 그렇게도 고질적이던 난치병을 깨끗이 고치는 데 성공했는데, 이때의 임상경과에 관해서는 《생채식건강법》에 상세히 소개한 바 있다. 필자는 최근에 나카미치 여사를 만날 기회가 있었는데, 진행성 강피증이라는 난치병으로 고생하던 사람이라고는 여겨지지 않을 정도로 건강한 모습이었다.

나카미치 여사는 강피증이 발병하기 전부터 커다란 자궁근종을 가지고 있었다. 수술을 받으라는 의사의 권고를 듣고서도 계속 미루어온 것이다. 그런데 놀라운 사실은, 강피증을 치료하기 위해 실행한 생채식 덕분에 자궁근종까지 치료가 되었다는 것이다.

생채식을 시작한 여사의 관심은 온통 강피증의 경과에 쏠려 있었고, 자궁근종은 거의 신경을 쓰지 않았었다. 그런데 1년쯤 생채식을 실행한 뒤 문득 생각이 나서 살펴보니 하복부에 맺혀 있던 응어리가 없어져버린 것이었다. 몇 번이나 살펴봐도 마찬가지였다. 도저히 믿기 힘들었지만, 없어진 것만은 확실했다. 그 후 10년이 지난 지금까지 자궁근종은 전혀 재발하지 않고 있다.

한편, 데쓰모토鐵本 씨가 자궁근종을 극복하기 위해 실행한 생채식 체험기도 《생채식건강법》에 상세하게 소개했으니 일독하기 바란다. 데쓰모토 씨의 근종은 특히 고치기 어려운 유형이었기 때문에 단식이나 생채식으로도 그리 간단히 치료되지 않았던 사례였다. 자궁근종 중에는 이렇게 난치성인 것도 있다. 따라서 자신의 자궁근종을 단식이나 생채식으로 고치겠다는 결심을 했다면, 어떻게 해서든 해내겠다는 확고한 의지를 가지고 노력해야 한다. 일반적으로 그렇게 고질적인 근종은 많지 않아서, 의외로 간단하게 낫는 경우가 많다. 참고로, 비교적 간단하게 치료된 사례를 소개한다.

어린아이 머리만 한 근종이 깨끗하게 없어진 I씨

지금으로부터 약 7년 전, 돗토리 현에 살고 있는 I씨(여, 38세)가 필자의 병원을 찾아왔다. 갑상선 기능저하증에 빈혈이 겹쳐서 전신무력감이 심하고 두통, 심계항진, 냉증에다가 추위를 심하게 타는 등의 증상이 계속되어 매우 고생을 하고 있었다. 갑상선 기능저하로 인해 필자가 보기에도 얼굴이 많이 부어 있었고 빈혈로 안색이 창백했다. 여러 해 동안 이런저런 현대의학의 치료를 받아왔지만 증상이 전혀 호전되지 않아 걱정이 이만저만이 아니라고 했다. 필자가 복부를 손으로 만져본 뒤 하복부에 어린아이 머리만 한 종양이 있음을 지적하자, 산부인과 의사로부터 자궁근종이라는 진단을 받았다는 것이었다.

그래서 필자는 야오八尾 시내에서 개업하고 있던 K선생을 소개해주면서 한 번 더 진찰을 받아보라고 했다. I씨를 진찰한 K선생은 필자와의 전화통화에서 I씨에게 어린아이 머리 정도로 큰 근종이 있으니 곧바로 수술해야 한다고 말했다. 그리고 얼마 후에 다시 전화를 걸어와, 빈혈이 심한 것도 자궁근종으로 인한 출혈이 원인이므로 조속히 수술을 받도록 하라고 했다.

그런데 I씨는 수술은 절대로 싫다며, 아무리 괴롭더라도 힘껏 노력할 테니 단식과 생채식으로 치료해달라고 애원하는 것이었다.

```
1. 아침식사를 거르는 대신에 생야채즙(여러 종류 혼합) 1홉을 마신다(저녁식사 전에도).
2. 생수와 감잎차는 하루 약 1~2ℓ 마신다.
3. 점심
   현미 약 75g(현미밥)………깨소금을 뿌려서 먹는다.

   반찬 ┌ 삶은 야채 1접시
       ┤ 두부 반모
       └ 간 50g(빈혈이 있기 때문에)
4. 저녁………점심과 동일
5. 완하제를 매일 아침 20cc(물 한 컵에 타서)씩 마신다.
6. 이 외의 음식을 일체 금한다.
7. 풍욕 1일 1회
8. 냉온욕 1일 1회 실시할 것 (냉-온-냉-온-냉-온-냉-온-냉의 순서로 1분씩)
9. 평상에서 반원형 목침을 베고 잔다.
10. 붕어운동 1일 3회, 1회 2분
11. 모관운동 1일 3회, 1회 2분
12. 합장합척운동 1일 3회, 1회 100번
13. 등배운동 1일 3회, 1회 10분
```

표 1. I씨가 실행한 양생법

필자는 하는 수 없이 표1의 양생법과 병행하여 3~7일간의 장국단식을 반복해 시행하면서 당분간 경과를 보기로 했다. 그리하여 집에서 2개월에 한 번 정도 단식을 실행했는데, 횟수가 거듭됨에 따라 건강이 좋아져서 필자도 치료에 확신이 서게 되었다.

그렇게 2년 정도가 지나자 종양의 크기가 절반 이하로 작아졌다. 갑상선 기능저하도 점차 호전되어 정상 수준에 이르렀고, 빈혈 수치도 개선되었다. 그래서 이번에는 생채식을 시작하기로 했다.

1989년 5월 생채식을 시작할 무렵에는 체중이 45kg(신장 147cm)이었는데, 약 3개월 동안의 생채식으로 41kg으로 줄었다. 그러나 그 이상으로 줄지 않은 것은 그때까지 2년여 동안 실행해온 소식과 단식 때문인 것으로 생각되었다.

점심	녹즙(여러 종류 혼합) 1홉
	당근즙 1홉, 스피렌 10정
저녁	야채범벅 100g과 스피렌 10정
	무 간 것 100g
	당근 간 것 100g
	생현미가루 40g

표 2. I씨가 실행한 생채식량(최근 1년간)

이리하여 I씨는 비교적 건강하게 생채식을 할 수 있었는데, 그해 말부터 이듬해 봄까지 추위로 상당히 고생을 했다. 건강한 사람도 생채식을 시작하면 처음 맞는 겨울에는 추위가 특히 심해 고생을 하곤 한다. I씨도 예외가 아니었지만, 이를 악물고 풍욕과 냉온욕을 꾸준히 시행했다.

마침내 그해 겨울을 생채식으로 훌륭하게 넘긴 I씨에게 진정한 '봄'이 찾아왔다. 체질이 변해 추위에 강한 신체가 된 것이다. 이제는 난방 없이도 겨울을 아무렇지 않게 지낼 수 있었고, 눈이 내리는 날에도 몸에서 온기가 감돌았다. 태어난 뒤 처음으로 겪는 일이었다.

그리고 마침내 그렇게 갈망하던 자궁근종 극복의 날이 다가왔다. 하복부에 있었던 혹(종양)이 완전히 없어진 것이다. 생채식을 시작하고 약 1년이 지날 무렵이었다. 1990년 6월에 다시 K선생의 병원에 가서 진찰을 받았는데, 자궁근종이 완전히 치료되었다는 것이었다. K선생이 "도대체 어떻게 된 일이냐"고 물은 것도 당연한 일이었다. "생채식을 실행하고 있다"고 대답하자, 다시 한 번 깜짝 놀라며 "그런 식생활로 자궁근종이 치료됩니까?" 하며 매우 신기해하는 표정을 짓더라는 것이었다.

이리하며 자궁근종을 완전히 고쳤지만 I씨는 아직도 생채식을 계속하고 있다. 건강을 더 한층 끌어올리겠다는 마음에서이다. 현재 I씨의 체중은 45kg을 회복한 상태여서 생채식의 양을 조금씩 줄여가고 있다.

I씨는 1년 전부터 표2와 같은 하루 약 400kcal의 생채식을 하고 있다. 생채식에 신체가 완전히 적응해버린 I씨에게는 이 정도의 식사로도 충분하게 된 것이다. 요즘 I씨는 하루도 쉬지 않고 근무를 해도 피곤을 느끼지 않는다고 한다. 앞으로는 현재의 양을 더욱 줄여 생현미가루를 생략하고 하루 300kcal 이하의 '선인식'을 일생 동안 지속해 나가겠다는 생각을 가지고 있다. I씨가 앞으로 어떻게 발전해갈지 자못 흥미롭다.

한편 최근 시행한 검사결과를 보면 갑상선 기능(T3, T4, TSH)도 정상적인 수준을 회복했고, 그렇게 심했던 빈혈도 치료되어 헤모글로빈이 12.8, 헤마토크릿치는 41을 나타내고 있다.

3개월 생채식으로 자궁근종이 없어지다

다음으로 직경 15cm나 되던 자궁근종이 불과 3개월간의 생채식으로 사라진 사례를 소개한다.

그 주인공은 도야마 현에 사는 K씨(52세, 주부)이다. K씨는 어릴 때부터 비교적 건강하여 열일곱 살 때 충수염 수술을 받은 것 외에는 이렇다 할 질병 없이 성인이 되었다. 그러나 유난히 단 음식을 좋아해서 쿠키나 케이크, 아이스크림 등을 정신없이 먹었고, 방에는 항상 과자가 떨어지지 않았다. 그 때문이었는지, 47세 때 건강진단에서 요당

(+)으로 판명되어 정밀검사를 받은 결과 당뇨병이라는 진단이 나왔다. 그때부터 좋아하던 단 음식을 자제하고 얼마 동안 식이요법을 착실하게 실행했지만, 오래 지속하지 못하고 증상이 다시 악화되어 혈당치(공복 시)가 200mg/dl를 넘게 되었다.

그러던 중, 1992년 2월부터 자궁출혈이 그치지 않아 나가오카長岡 적십자병원에서 진찰을 받은 결과 자궁근종이라는 진단을 받았다. 이미 1년 전부터 하복부에 혹 같은 것이 있다는 사실을 알고 있었지만 그냥 방치하고 있었던 것이다. 근종은 직경이 15cm나 되었고, 자궁출혈이 그치지 않는 것은 혹이 점막 밑에 생겼기 때문이라는 것이었다. 그래서 곧바로 수술을 받으라는 권유를 받았는데, 남편이 필자의 건강법을 깊이 신뢰하고 있었기 때문에 본 병원에 와서 치료를 받게 되었다.

1992년 5월 18일 K씨를 처음 진찰한 필자는 곧바로 생채식을 집에서 실행하도록 지시했다. 이때 검사결과는 혈당치가 220mg/dl, 글리고헤모글로빈이 8.8%로, 당뇨병 증세까지 있었다. 집으로 돌아간 K씨는 필자의 지시에 따라 착실하게 생채식을 실행했다.

경과는 양호해서 2개월 정도가 지나자 하복부의 혹이 눈에 띄게 작아졌고, 3개월이 지나면서부터는 전혀 손에 잡히지 않을 정도가 되었다. 그래서 다시 나가오카 적십자병원에 가서 진찰을 받은 결과, 자궁이 약간 충혈되어 있을 뿐 근종이 완전히 없어졌다는 것이었다. 자궁근종이 불과 3개월 만에 없어졌다는 사실이 의사에게는 커다란 수수께끼였을 것이다.

필자는 반년 정도 생채식을 더 계속하도록 권했지만, K씨는 이제 살았다는 안도감에서였는지 생채식을 중지해버렸다. 다만 생채식을 끝낸 뒤에도 표3과 같은 양생법을 비교적 착실하게 실행했다. 그랬는

1. 아침을 거르는 대신에 생야채(여러 종류 혼합) 1.5홉을 마신다.
   (저녁식사 전에도 1.5홉을 마신다)
2. 생수와 감잎차는 하루에 합계 1~2 *l* 를 마신다.
3. 점심 ┌ 현미 약 75g(현미밥으로 먹는다)
        │ 두부 반모
        │ 삶은 야채 1접시
        └ 참깨 10g, 다시마 가루 약간, 스피렌 10정
4. 저녁·········아침과 동일
5. 완하제는 매일 아침 20cc(물 한 컵에 타서)
6. 이 외의 음식물은 일체 금한다.
7. 평상에서 반원형 목침을 베고 잔다.
8. 붕어운동 1일 3회, 1회 2분
9. 모관운동 1일 3회, 1회 2분
10. 합장합척운동 1일 3회, 1회 100번
11. 등배운동 1일 3회, 1회 10분
12. 풍욕 1일 3회
13. 냉온욕 1일 1회 실시할 것(냉 - 온 - 냉 - 온 - 냉 - 온 - 냉 - 온 - 냉의 순서로 1분씩)

표 3. 생채식 종료 후 I씨가 실행한 양생법

데도 자궁근종이 재발하는 징후는 전혀 없었고, 자궁출혈도 없었다. 1994년 3월 24일 본 병원에서 실시한 혈액검사에서는 혈당치 87m/dl, 글리고헤모글로빈 5.8%로 정상 수준을 회복해 당뇨병도 호전되었음을 알 수 있었다.

이 사례에서 알 수 있는 것처럼, 직경이 15cm나 되는 자궁근종도 생채식으로 의외로 수월하게 치료한 경우도 있다. 물론 자궁근종 중에서도 데쓰모토 씨와 같이 6개월 정도 생채식을 해도 꼼짝하지 않는 경우도 있기 때문에 너무 낙관해서는 안 된다. 그러나 수술받기 전에 일단 생채식을 시도해보는 것도 한 가지 방법으로 추천하고 싶다.

8개월 생채식으로 근종이 없어진 사례

다음은 생채식을 약 8개월간 실행한 결과 직경 14cm의 자궁근종이 사라진 사례이다.

오사카에 사는 T씨(37세, 주부)는 어렸을 때부터 비교적 건강해서 큰 병을 앓지 않고 성인이 되었다. 그러나 위장이 튼튼했는지 과식하는 일이 잦아서 스무 살 때부터 체중이 불어나 키 158cm에 몸무게가 68kg이나 되었다. 게다가 기름진 것이나 단 음식을 특히 좋아해서 매일 저녁 야식으로 과자를 먹는 나쁜 습관이 있었다. 그 결과 정기건강 진단에서 비만이라는 지적과 함께 혈중 콜레스테롤 수치가 높다(248mg/dl)는 경고를 받았다. 30세를 넘기면서부터 쉽게 피곤해지고 일에 끈기가 없어졌다. 특히 걱정이 된 것은 매월 생리 때 출혈량이 많고 기간도 너무 길어서 10일간이나 계속되는 일도 있다는 것이었다.

그러던 중 1993년 8월 해수욕을 갔을 때 시작된 생리로 하복부에 심한 통증이 느껴져 근처 산부인과에서 진찰을 받아보니, 자궁근종이라는 것이었다. 14×14cm 크기의 점막하粘膜下 근종으로, 방치하면 매월 통증을 동반한 출혈로 빈혈까지 일으킬 우려가 있으니 빨리 수술을 받으라는 것이었다.

그러나 딸 하나뿐이었던 T씨는 자식을 하나 더 낳고 싶다는 생각에 어떻게든 수술을 하지 않고 치료하는 방법이 없을까 궁리하던 차에, 친지로부터 고오다 병원을 소개받게 되었다.

1993년 10월 3일 첫 검진 때에는 체중이 72kg이나 되어 복부에 두꺼운 지방이 많아서 손으로 만져서는 하복부의 종양을 감지할 수가 없었다. 혈액검사에서는 생리 때 출혈량이 많았던 때문인지 약간의 빈혈 징후가 있었다(적혈구 수 320만/mm3, 헤모글로빈 11.2g). 그래서인지 최근에는 계단을 오를 때에도 숨이 약간 답답해진다고 했다. 그 밖에 고지혈증高脂血症도 있어서, 콜레스테롤이 255mg/dl로 높은 데 반해 HDL콜레스테롤은 33mg/dl로 오히려 적었다. 그래서 본인의 강력한 희망에 따라 일단 집에서 생채식을 실행하도록 했다. 위장이 튼튼한 편이니 생채식을 충분히 견딜 수 있으리라는 것이 필자의 생각이었다.

그러나 예상과 달리, T씨는 생채식에 들어가자 심한 무력감과 졸음이 엄습해오는 것을 느꼈다. 체중도 평균보다 많이 줄어 약 2개월 사이에 10kg이나 빠졌다.

필자는 T씨가 평소 과식을 하는 버릇이 있었기 때문에 소식에 적응하는 데 어려움이 있는 것이라고 판단하고, 아직 체력도 있었기 때문에 생채식을 그대로 진행시켰다.

과연 3개월이 지날 때부터 몸상태가 갑자기 좋아지기 시작해서, 온몸이 나른하고 피로하던 현상이 사라지고 졸음도 물러가면서 날마다 상쾌한 기분으로 아침을 맞을 수 있게 되었다. 또 매월 시달리던 생리통이 사라지고 출혈량도 이전의 반 이하로 줄어들었다. 그래서 전에 진찰을 받았던 산부인과 의사를 찾아가 다시 진찰을 받았는데, 근종이 뚜렷하게 축소되어 직경이 5cm가 되었다고 했다.

용기와 희망이 솟는 것을 느낀 T씨는 이대로 생채식을 계속해나가면 근종이 완치될 것이라는 확신을 갖게 되었다. 그리하여 생채식을 순조롭게 계속하는 가운데 경과가 점점 더 좋아져서, 다시 필자의 병원을 찾았을 때에는 얼굴을 전혀 알아볼 수 없을 정도로 예뻐져 있었다. 게다가 전신무력감이나 졸음 같은 증상이 완전히 없어지고 온몸에 스태미나가 넘쳐흐르는 것을 느낀다고 했다.

체중도 생채식을 시작한 지 5개월 만에 17kg이 줄어서 55kg이 되었다. 그러나 그 후부터는 더 이상 줄지 않고 일정한 상태를 유지했다. 그래서 생채식을 시작한 지 7개월이 되었을 때 다시 그 산부인과 의사를 찾아가 진찰을 받았는데, 이번에는 더 이상 근종을 찾아볼 수 없다는 소견을 들었다. 마침내 근종이 완치된 것이다. 필자를 찾아와 기뻐하던 T씨의 모습은 지금까지도 잊을 수가 없다.

그런데 자궁근종이 완치되었다는 사실에 긴장이 풀려졌는지, T씨는 생채식 외에 채소 삶은 것이나 빵 따위를 먹게 되었다. 결국 1년간 생채식을 지속하라는 필자의 권유에도 불구하고 8개월 10일 만에 중단하게 되었다. 그래도 일단은 성과가 있었다고 할 수 있었다.

1994년 7월 10일 시행한 혈액검사에서는 빈혈까지 치료되어 고지혈증도 정상 수준을 나타내고 있었다(적혈구 415만/mm³, 헤모글로빈 13.6g/dl, 총 콜레스테롤 188mg/dl, HDL콜레스테롤 47mg/dl). 생채식으로 빈혈이 고쳐지고 HDL콜레스테롤이 늘어나고 있는 것은 흥미진진한 일이 아닐 수 없었다.

현재 T씨는 대체로 표3과 같은 양생법을 실행하고 있는데, 자궁근종이 재발할 조짐은 전혀 없다. 몸 상태도 극히 양호해서, 누구 못지않게 정력적으로 일을 하고 있다.

이상에서 생채식으로 자궁근종을 치료한 사례들을 살펴보았는데, 이 요법이 장차 현대의학에 의해서도 인정되어 일반인들이, 확신을 가지고 응용할 수 있게 될지는 좀더 두고볼 일이다.

운동능력이 향상되다

"하루 겨우 900kcal의 생채식을 여러 달 동안 계속하면서 운동(속보, 조깅, 등산, 수영 등)을 할 수 있을까" 하는 질문에 현대의학 전문가는 한마디로 "노"라고 대답할 것이다. 하루 1,200~900kcal의 영양은 기초대사량조차 충족시키지 못할 정도로 적기 때문에 자연히 살이 빠지게 될 것이다. 하물며 걷고 달리고 하면 날마다 야위어서 2~3개월 정도 지나면 영양실조로 쓰러져버릴 것이다. 현대영양학의 상식에서 보면 이와 같은 결론은 너무나도 당연한 것이다.

그러나 지금까지의 사례에서 볼 수 있는 바와 같이, 많은 환자들이 생채식을 실행하는 동안에도 여러 가지 활동을 할 수 있었다. 생채식을 시작하면 대부분 5~6개월 동안은 체중이 줄게 된다. 이렇게 신체가 생채식이라는 특수한 식사에 적응하는 기간에는 몸이 마르지만, 그 기간이 지나면 반대로 체중이 늘어나기 시작한다.

하루 불과 900kcal의 소식으로도 체중이 늘어난다는 것은 거의 믿기 힘든 현상이지만, 그러나 틀림없는 사실이다. 이에 관해서는 이미 《생채식건강법》을 비롯하여 다른 책에 충분히 설명해두었으니 살펴보기 바란다.

생채식을 실행하면서 운동을 할 수 있느냐 하는 문제로 넘어가서, 생채식을 시작하고 나서 얼마 동안은, 즉 신체가 생채식에 적응할 때까지는 전신무력감, 현기증, 두통, 졸음 등의 증상을 겪는 사람들이 많아서 달리고 뛰는 것과 같은 운동은 조금 무리이다. 그러나 생채식에 일단 적응하고 나면 체중의 증가와 함께 체력도 강화되어 걷는 것은 물론 달리기나 수영도 문제없이 할 수 있게 된다. 특히 지구력이 필요한 걷기나 수영 등에 이 생채식이 효과가 있다는 사실이 속속 밝혀지고 있다.

그 좋은 예로 현재 생채식연구회 부회장으로 생채식의 계몽과 보급에 전력하고 있는 시미즈淸水 여사를 들 수 있다. 여사는 장기간에 걸쳐 생채식을 실행하던 중에 56km나 되는 로쿠코 종주경기대회에 참가하여 훌륭한 기록으로 완주한 바 있다. 또 오사카 시립대학 보건체육과의 하마羽間 교수도 생채식을 1년간이나 실행하는 동안 스키, 수영, 윗몸일으키기, 팔굽혀펴기 등에서 훌륭한 기록을 내고 있는데, 이전에 음식을 많이 먹을 때보다도 훨씬 좋은 성적을 올릴 수 있었다고 한다. 이로써 생채식이 난치병을 치료하는 요법으로서 유효할 뿐만 아니라 운동능력의 향상에도 탁월한 효과를 발휘한다는 사실을 알 수 있다.

한편, 생채식을 실행하는 사람들이 늘어남에 따라 생채식 중에서 생현미가루를 생략하고 생채소만, 즉 하루 400kcal만으로 매일 네 시간 정도의 등산을 하거나 5km의 조깅을 문제없이 해내는 사례가 등장하고 있다.

하루 400kcal의 생채식을 하며 네 시간 동안 등산을 하다

고베에 살고 있는 H씨(31세, 회사원)는 어릴 때부터 알레르기성 체질로 고생해왔다. 아토피성 피부염은 비교적 가벼워 손발에 습진이 조금 나는 정도였지만, 기관지 천식은 꽤 심했다. 초등학교에 입학할 무렵에는 기관지 천식이 완화된 대신 아토피성 피부염이 심화되었다. 그래서 피부과의 진찰을 받고 사용하기 시작한 것이 스테로이드 연고였다.

스테로이드 연고의 사용으로 피부염 증상이 호전되어 피부가 깨끗해졌다가도 중단하면 재발하는 일이 수없이 되풀이되었고, 그러는 사이에 약효가 점점 떨어졌다. 그 때문에 사용량이 점차 늘어나면서 때로는 의사가 놀랄 정도로 약이 빨리 소모되는 일도 있었다.

그런 상태로 15년이 지난 23세 무렵, 정신적 스트레스가 겹친 때문인지 갑자기 증상이 악화되었다. 특히 얼굴, 목, 가슴 등이 심하게 가려워 잠도 잘 수 없을 정도가 되었다. 눈은 눈꺼풀 결막염으로 새빨개지고 눈물이 쉴 새 없이 흘러서 신문을 읽는 것조차 힘들 정도로 고통이 극에 달했다. 병원을 여기저기 전전했지만 한결같이 스테로이드제를 바르라는 이야기뿐이었다. 그래서 뭔가 다른 치료법이 없을까 하고 한방 약이나 온천요법도 시도해보았지만 이렇다 할 효과가 없어 헤매고 있던 차에 친지의 권유로 필자의 병원을 찾아오게 되었다. 1990년 11월 22일의 일이었다.

여러 해 동안 사용해오던 스테로이드 연고를 이미 6개월 전에 중단했기 때문에, 그 반동으로 증상이 폭발적으로 악화되어 목덜미가 새빨갛게 부어올라 있었다. 결국 스테로이드제 사용을 갑자기 중단해서는 안 된다는 필자의 말에 사용량을 서서히 줄인 끝에 4개월 만에 완전히 중단하는 데 성공했다.

```
1. 아침식사를 거르는 대신에 생야채즙(여러 종류 혼합) 1.5홉(270cc)을 마신다.
2. 점심 ┌ 현미밥(현미 약 75g)
        └ 두부 반모, 참깨 10g, 스피렌 10정
3. 저녁식사·······점심과 동일
4. 생수와 감잎차는 하루 약 1~2ℓ 마신다.
5. 완하제를 매일 아침 20cc(물 한 컵에 타서)씩 마신다.
6. 이 외의 음식을 일체 금한다.
7. 평상에서 반원형 목침을 베고 잔다.
8. 풍욕 1일 3회
9. 냉온욕 1일 1회 실시할 것 (냉-온-냉-온-냉-온-냉-온-냉의 순서로 1분씩)
10. 붕어운동 1일 3회, 1회 2분
11. 모관운동 1일 3회, 1회 2분
12. 합장합척운동 1일 3회, 1회 100번
13. 등배운동 1일 3회, 1회 10분
(이상 1일 1,200kcal)
```

표 1. H씨가 실행한 양생법의 내용

그러나 아직도 얼굴이나 목, 팔다리에는 붉은 습진이 상당히 번진 상태였다. 고오다 병원에서 지시한 양생법은 표1과 같은 것으로, H씨는 곧바로 집에서 실행에 들어갔다. 경과는 비교적 순조로워서 6개월여 만에 얼굴, 목 등의 습진이 상당히 개선되었다.

그러나 증상이 좋아지자 긴장이 해이해져서 식이요법을 올바르게 지키지 않는 날이 많아졌다. 저녁식사 후에 빵이나 쿠키 등 군것질을 하게 되어, 모처럼 호전되고 있던 증상이 다시 악화되고 말았다. 필자는 다시금 긴장을 유도하기 위해 1991년 10월부터 일주일에 하루씩 미음단식을 하도록 지시했다.

미음단식이란 점심과 저녁에 현미 미음 한 공기씩을 매실장아찌와 소금으로 간을 맞추어 먹고 다른 음식은 전혀 먹지 않는 혹독한 단식이다(다만 생수와 감잎차는 얼마든지 마셔도 된다). 이러한 식생활로 아토피

증상은 다시 호전되었는데, 그래도 때때로(매월 두세 차례) 빵이나 케이크 등을 먹는 경우가 있어 실패에서 완전히 해방되지는 못했다. 체중은 초진 시에 60.5kg(신장 163cm)이었던 것이 감식에 의해 점차 줄어들어 1년이 지날 무렵에는 51kg이 되었고, 그 후로는 변화가 없었다.

1992년 8월 3일, 마침내 H씨는 생채식을 실행하기로 결심했다. 필자의 우려와 달리 보통사람에게서는 볼 수 없는 강인한 의지력으로 생채식을 시행하자 아토피 증상이 일시적으로 약간 심해지는 듯했지만 그 후 차츰 호전되어 깨끗한 피부로 변했다.

아토피성 피부염에 대한 치료법은 여러 가지가 있지만, 완치 후에 피부가 깨끗하기로 말하면 생채식만 한 것이 없다. H씨도 예외가 아니어서, 주위 사람들이 깜짝 놀랄 정도로 축축하고 윤기 있는 피부가 되었다. 체중도 그다지 많이 빠지지 않고 48kg 정도를 유지했다.

그래서 생채식을 시작한 지 1년이 되는 1993년 8월부터 점심은 생현미가루 70g을 빼고 생채소 500g(잎 부분 250g, 뿌리 부분 250g)만을 먹고 저녁식사는 규정된 생채식을 하도록 했다. 1일 섭취열량이 650kcal 정도밖에 되지 않는 이러한 식사를 하면서도 H씨는 아무렇지 않게 등산을 했다. 고베 시 뒤편에 높은 산이 있어서 시간이 날 때마다 등산을 즐긴다는 것이었다. 그것도 한 시간이나 두 시간이 아니라 때로는 네 시간 동안이나 한다는 것이었다. 혈액검사 결과 빈혈이나 간 기능 이상은 찾아볼 수 없었다

그래서 1994년 1월부터는 저녁식사 때의 생현미가루도 생략하고 생채소만을 점심과 저녁에 500g씩 먹도록 했다. 하루 약 400kcal의 이 초소식으로 아토피 증상은 더욱 호전되어 참으로 깨끗한 피부로 변했다. 초진했을 때 보았던 그 심한 습진이 마침내 깨끗하게 없어진 것이다. 체중은 초소식을 시작한 뒤 약간 줄어서 1994년 4월에는

49.5kg이 되었지만 그 후로는 일정한 수준을 유지했다. 체력도 변함이 없어서, 네 시간 가까이 등산을 즐긴 다음 날에도 전혀 피로를 느끼지 않는다고 했다.

하루 네 시간의 등반을 하려면 영양학상으로는 적어도 1,500kcal는 필요할 것이다. 여기에다 기초대사량을 더하면 하루에 필요한 영양이 3,000kcal는 될 것이다. 그럼에도 불구하고 체중은 줄지 않았고, 혈액검사에서도 빈혈이나 기타 이상 현상은 전혀 찾아볼 수 없었다. 오히려 처음 진단했을 때의 검사에서 26,500유닛이었던 IgE항체가 점차 감소하여 15,000유닛에서 10,000유닛으로 줄고 최근(1994년 4월)에는 7,000유닛으로 떨어졌다.

아토피성 피부염 환자들의 IgE항체를 검사해 보면 70% 정도가 높은 수치를 보이고 있다. 이 IgE항체를 줄이기 위해 수많은 전문가들이 정력적인 연구를 계속하고 있는데, 본 병원에서 지도하는 단식이나 표1과 같은 소식, 생채식에 의해 IgE항체가 줄어든다는 사실을 강조해둔다.

녹즙과 당근즙만으로 5km의 조깅을 하다

다음으로, 녹즙과 당근즙만을 마시는 식사를 하면서 매일 5km의 조깅을 하고 있는 사례를 소개한다.

도쿄에 살고 있는 T씨(여, 25세)는 4년 전부터 본 병원에서 지도하는 생채식을 실행하게 되었다. 질병을 치료하기 위해서가 아니라 운동능력을 향상시키기 위해서였다.

T씨는 고교 시절부터 체육클럽 활동을 해왔다. 특히 마라톤이나 걷

기 대회에서 지신의 기록을 향상시키기 위해 여러 가지로 궁리를 해 왔다고 한다. 그러다가 우연히 오사카 대학교 보건체육과 하마羽間 교수의 강연을 듣게 되었다. 생채식이 운동능력의 향상에 효과가 있다는 하마 교수의 강연에 감동을 받은 T씨는 곧바로 생채식을 실행하기로 결심했다.

처음에 필자는 T씨가 언제까지 생채식을 계속할 수 있을지 불안하게 생각했다. 그러나 우려와 달리 T씨는 강인한 의지를 보여주었고, 게다가 생채식을 실행하는 과정에서 운동능력을 향상시키고자 하는 최초의 동기에도 변화가 일어났다.

T씨의 생각에 변화가 일어난 것은, T씨가 동경하고 있던 미야자와宮澤賢治*의 사상과 필자의 생채식 사상이 결국 같다는 것을 알고 난 뒤부터였다. 즉, 생채식이 사랑과 자비의 구체적 표현인 소식의 극치로서, 가능한 한 살생을 하지 않으면서 살아가는 가장 이상적인 식사의 하나라는 사실을 알게 된 것이다. 또한 생채식이 난치병으로 고통을 겪고 있는 사람들을 구하는 비법임과 동시에 위대한 건강장수법이며, 나아가서 소식이 인류가 가까운 장래에 당면하게 될 식량위기를 극복할 수 있는 열쇠라는 사실을 알게 되었다. T씨는 하늘로부터 부여받은 이와 같은 훌륭한 식사를 전 세계 사람들에게 전하는 것을 자신의 사명으로 받아들이게 되었다. 이러한 정열이 T씨의 실행력을 강력하게 뒷받침하여, 보통사람은 흉내 낼 수 없을 정도의 혹독한 소식을 실로 담담한 심정으로 지속할 수 있었다.

---

* 미야자와宮澤賢治(1896~1933): 일본 메이지明治 시대의 대표적인 시인, 동화작가. 만화영화로도 제작된 《은하철도의 밤》이란 동화로 유명하다. 일찍이 법화경에 귀의하였으며 농업 연구자, 농촌 지도자로 헌신하였다.

생채식을 시작하고 2년쯤 지나서 T씨는 양을 조금씩 줄이기로 했다. 처음에는 우선 점심의 생현미가루를 생략했다. 2년간의 생채식으로 신체가 소식생활에 적응한 때문인지, 하루 불과 650kcal의 소식으로도 체중이 조금도 줄지 않았다. 또 체력도 그대로여서 하루 10km 정도의 조깅을 아무렇지 않게 할 수 있었다

그렇게 반년 정도가 지난 뒤 이제는 저녁식사에서도 생현미가루를 생략하기로 했다. 하루 약 400kcal의 초소식이 된 것인데, 그러고도 체중은 53kg(신장 161cm)을 계속 유지했다.

T씨가 생채식을 처음 시작했을 때에는 몸이 아직 적응되지 않아서 하루에 900kcal를 먹으면서도 체중이 42kg까지 빠졌었다. 그런데 그 후 생채식을 계속한 결과 겨우 400kcal의 생채식만으로도 체중이 줄지 않는 신체로 변한 것이었다.

그래서 1993년 10월부터는 점심과 저녁식사를 다음과 같이 변경했다.

점심··········녹즙(여러 종류의 생채소 혼합) 1홉
　　　　　　당근즙 1홉
저녁··········점심과 동일

이와 같은 식사는 하루에 대략 270kcal, 단백질은 10g 전후로, 가히 '선인식'이라 할 만한 것이다. 현재 고오다 병원 앞에서 침구의원을 개업하고 있는 모리 선생이 최근 3년 반 동안 T씨의 절반밖에 되지 않는 식사를 하면서도 건강하게 진료활동을 하고 있다는 사실을 생각한다면 T씨는 아직도 여유가 많이 있는 셈이다. 어쨌든 T씨도 모리 선생과 마찬가지로 하루 한 끼(135kcal)로 지낼 수 있는 날이 오리라고 믿고

있다.

몇 달 전부터 T씨는 소금 섭취를 완전히 중단했는데, 무염無鹽 식생활로 인한 무력감을 전혀 느끼지 않고 건강한 나날을 보내고 있다. 그런 가운데서도 5km나 10km의 조깅은 보통이라 하니 주위 사람들이 깜짝 놀라는 것도 무리가 아닐 것이다. T씨는 이러한 '선인식'을 죽는 날까지 계속하여 신으로부터 부여받은 사명을 훌륭하게 이행하겠다는 결심으로 청춘을 즐기고 있다.

하루 350kcal의 생채식 중에
매월 10일간의 단식을 하며 출근까지 하다

다음으로, 하루에 불과 350kcal라는 초소식의 생채식과 매월 10일간의 본단식을 병행하면서도 쉬지 않고 출근하고 있는 사람의 이야기를 소한다.

교토 시에 살고 있는 M씨(54세, 회사원)는 10여 년간 알레르기성 피부염으로 고생해왔다. 특히 손바닥의 증상이 심해 겨울에는 손이 터서 물을 만질 수가 없었고, 통증으로 손바닥을 힘껏 벌리지도 못하는 상태가 계속되었다. 피부과에서 처방해준 스테로이드 연고를 바르고 있었지만 그런 대증요법으로는 근치될 기미가 없었다. 그러다가 우연히 본 병원을 알게 되어 검진을 받으러 왔다. 1989년 8월 1일의 일이다.

필자는 우선 본 병원에서 지도하고 있는 양생법을 집에서 실행하도록 했다. M씨는 곧바로 표2의 내용을 성실하게 실행했는데, 그 결과 손바닥이 트던 증상이 서서히 호전되었다. 그러나 반년이 지나면서부터 긴장이 풀려 좋아하던 과자를 먹기 시작했다. 결국 애쓴 보람도 없

1. 아침식사를 거르는 대신에 생야채즙(여러 종류 혼합) 1.5홉(270cc)을 마신다.
2. 점심 ┌ 현미밥(쌀 약 75g)
         │ 두부 반모, 참깨 10g, 스피렌 10정
         │ 삶은 야채 1접시(호박, 파 등)
         └ 참깨 10g
3. 저녁식사 전에 생야채즙을 1홉 더 마신다.
4. 저녁식사………점심과 동일
5. 생수와 감잎차는 하루 약 1~2ℓ 마신다.
6. 스피렌 1회 10정, 1일 2회
7. 완하제를 매일 아침 20cc(물 한 컵에 타서)씩 마신다.
8. 이 외의 음식을 일체 금한다.
9. 평상에서 반원형 목침을 베고 잔다.
10. 붕어운동 1일 3회, 1회 2분
11. 모관운동 1일 3회, 1회 2분
12. 합장합척운동 1일 3회, 1회 100번
13. 등배운동 1일 3회, 1회 10분
14. 냉온욕 1일 1회 실시할 것 (냉-온-냉-온-냉-온-냉-온-냉의 순서로 1분씩)
15. 풍욕 1일 3회

표 2. M씨가 초진 때부터 실행한 양생법

이 피부염 증상이 재발하기 시작했다.

M씨에게는 음식물 알레르기도 있어서, 특히 유제품(아이스크림이나 케이크 등)을 먹으면 바로 설사를 했다. 처음께는 유제품을 소화흡수하지 못해서 생기는 설사가 아닌가 생각했었지만, 유제품뿐만 아니라 땅콩 종류를 먹어도 설사를 한다고 했기 때문에 음식물 알레르기가 있는 것으로 판단되었다. 게다가 설사를 할 때마다 손바닥의 염증이 악화되었기 때문에 대장점막의 이상이 의심되었다. 필자는 손바닥의 피부염을 근치하기 위해서는 대장을 건강하게 만드는 것이 선결과제라고 판단하여 매주 한 번씩 1일 단식을 실행하도록 했다. 1990년 10월부터였다.

1일 단식은 손바닥의 알레르기 증상을 개선하는 데 탁월한 효과를 발휘했다. 그래서 3개월이 지난 시점부터 단식일수를 늘리기로 했다. 그리하여 매달 한 차례씩 3~5일의 장국단식을 실행했다.

　　이 단식으로 M씨의 증상은 크게 좋아졌다. 그러나 단식 후에 과식하는 경향이 있었고, 때로는 먹어서는 안 되는 것을 먹는 일까지 있었다. M씨는 땅콩이 든 과자를 대단히 좋아했는데, 그런 것을 먹을 때마다 곧바로 설사를 했다. 그러면 2~3일 후에 여지없이 손바닥의 알레르기성 피부염이 악화되었다. 이러한 실패를 거듭하면서 M씨는 병의 근본적인 원인이 대장점막의 이상이라는 사실을 분명히 깨닫게 되었다.

　　단식 후에 금지음식을 먹지 않을 수 있는 방법에 대해 진지하게 고민하던 M씨는 불에 익힌 것은 일절 먹지 않는 생채식을 실행하기로 결단을 내리고 드디어 1992년 7월부터 생채식에 들어갔다.

　　생채식을 시작하자 손바닥의 증상이 다시 조금씩 호전되기 시작했는데, 생채식 기간에도 단식을 계속하는 것이 좋을 것 같아 매월 한 차례 3~5일간 단식을 실행했다. 하루 900kcal라는 소식에 적응해온 M씨에게 단식은 그다지 고통스럽지 않았다. 체중의 감소도 우려할 만한 것이 아니어서, 생채식을 시작하기 전에 53kg이었던 체중이 3개월 후에 49kg까지 줄어들었다가 그 이후로는 서서히 증가하기 시작했다.

　　그래서 1993년 2월부터 생현미가루를 뺀 생채소만의 초소식을 시작했다. 생채소(여러 종류 혼합)를 하루 1kg(잎 부분 500g, 뿌리 부분 500g), 점심과 저녁 두 차례에 나누어 먹는 것으로, 총열량은 약 400kcal였다. 이 생채식을 계속하면서 매달 한 차례 7~10일간의 단식을 계속했으니, 하루 평균 300~350kcal의 초소식인 셈이었다.

　　M씨의 단식은 물만 마시고 다른 음식은 일절 입에 대지 않는 엄격한 것이었다. 그런데도 단식 중에 하루도 쉬지 않고 출근하여 업무를

성실하게 수행했으니, 인간의 적응능력이 얼마나 위대한 것인지 놀라지 않을 수 없다.

최근에 M씨는 필자를 찾아와 "오늘이 단식 10일째"라며 태연하게 이야기한 적이 있는데, '이것이 단식을 10일간이나 하고 있는 사람의 얼굴인가' 하는 의심이 들 정도로 건강해 보였다. 10일간의 본단식으로 체중은 2kg가량 줄지만, 단식을 끝내고 나서 다시 생채식을 시작하면 10~15일 만에 본래의 체중(53kg)으로 회복된다는 것이었다. 하루 400kcal의 생채식만으로 살이 찐다는 것이다.

그러나 문제는 남아 있다. 먹어서는 안 되는 음식을 먹는 나쁜 버릇이 아직도 남아 있어서, 때때로 빵이나 케이크, 과자 등을 사 먹는다는 것이다. 이런 버릇만 없었다면 M씨의 손바닥 증상은 오래전에 깨끗이 나았을 것이다. 이런 군것질 때문에 이제 한고비만 넘기면 근치될 수 있는 지점에서 제자리걸음을 하고 있는 것이다. 하루라도 빨리 나쁜 습관을 버리고 만족스러운 생채식으로 훌륭한 치료 효과를 거두기를 바란다.

하루 500kcal의 생채식을 하면서 수영을 즐기다

다음으로, 성장기 소녀가 하루 500kcal의 생채식을 실행하면서 건강하게 수영까지 즐기고 있는 사례를 소개한다.

주인공은 현재 오사카 가와우치나가노 시에 살고 있는 M양(17세, 학생)이다. M양은 어릴 때부터 체질이 허약해 잦은 편도선염과 고열증세로 병원신세를 지곤 했다. 그런데 초등학교 6학년이 되던 해 여름 무렵부터 미열이 계속되면서 전신권태, 두통, 팔다리의 관절통 등의 증상이 더해져서, 장기휴학이 부득이한 처지가 되었다. 가까운 병원에서 정밀검사를 받았지만 분명한 원인이 밝혀지지 않았고, 결국 만성피로 증후군이라는 진단이 내려졌다. 얼마 동안 통원치료를 받았지만 증상이 전혀 호전되지 않았고, 결국 1년간 휴학하게 되었다. 뾰족한 치료법을 찾지 못한 채 집에서 우울한 나날을 보내던 중, 우연히 만난 친지의 권유로 본 병원에 진찰을 받으러 오게 되었다. 발병하고 나서 약 1년이 경과한 1990년 7월 14일의 일이었다.

초진 때 주로 호소한 증상은 계속되는 미열(섭씨 37.3~37.8도)과 전신무력감, 두통, 목의 통증, 손발, 특히 양 발목의 관절염 등이었다.

필자는 우선 표1의 양생법을 자택에서 실행하도록 했다. 발목의 관절염으로 통증이 심했기 때문에 특히 모관운동을 하루에 10회 실시하라고 지시했다. 이 양생법을 착실하게 실행한 결과 1~2개월 만에 통증이 완화되기 시작했다.

1991년 10월 3일, M양은 이 요법을 더욱 철저하게 실행하기 위해 본 병원에 입원하기로 했다. 입원 중에 각각 3일, 5일, 7일, 7일간의 단식을 네 차례 실행했는데, 이것이 큰 효과가 있어서 그때까지 오랫동안 계속되던 여러 가지 증상이 모두 없어졌다.

약 3개월간의 입원으로 못 알아볼 정도로 건강해진 M양은 퇴원하고 곧 복학하여 공부를 시작했는데, 이것이 너무 빨랐던 모양이었다. 3개월이 지날 무렵에 찾아온 감기가 좀처럼 낫지 않고 다시 미열이 지속된 것이다. 그에 동반하여 이전의 전신무력감이나 두통, 목의 통증 등이 다시 나타나기 시작했다. 병이 완전히 낫지 않은 상태에서 심신양면으로 무리를 한 것이 원인이 된 모양이었다. 그래서 이번에야말로 철저하게 양생법을 실행하겠다는 각오로 다시 휴학을 했다.

두 번째 입원은 1992년 5월 15일부터 8월 20일까지였다. 이 기간

점심 ┌ 녹즙(여러 종류 혼합) 1홉 　　├ 당근즙 1홉 　　└ 현미가루 50g 저녁 ··· 점심과 동일	점심 ··· 녹즙 180cc 　　　┌ 녹즙 180cc 저녁 ┤ 당근즙 180cc 　　　└ 현미가루 30g
표 3. M양이 시작한 현미식	표 4. M양의 최근 3개월간 생채식

중에 다시 3일, 5일, 7일, 7일, 7일의 다섯 차례에 걸쳐 단식을 실행했는데, 역시 큰 효과가 있어서 모든 증상이 없어졌다. 안색과 피부색도 좋아졌고, 주위 사람들이 깜짝 놀랄 정도로 건강해졌다.

그래서 이제 안심하고 복학을 했는데, 다시 6개월 만에 건강이 악화되었다. 그동안 뒤처졌던 공부를 따라가기 위해 무리를 한 이유도 있었겠지만, 역시 몸상태가 아직 완전하지 않았던 것이 주요한 원인이라고 생각되었다.

이렇게 되자 M양은 이번에야말로 이 요법을 철저하게 실행해서 끄떡도 하지 않는 건강한 신체가 될 때까지는 학교로 돌아가지 않겠다고 굳게 결심했다. 이리하여 세 번째로 입원을 하게 되었다. 1993년 10월 2일부터 1994년 1월 15일까지였다. 다시 단식을 네 차례(5일, 5일, 7일, 7일) 실행했다. M양에게 단식은 기사회생의 비법이어서, 퇴원할 때에는 완전히 건강한 모습을 되찾을 수 있었다.

이번에는 퇴원을 하고 나서도 생채식을 계속한다는 방침으로 퇴원 10일 전부터 생채식을 시작했다. 그러나 성인들처럼 하루 1kg의 생채소, 140g의 생현미가루만을 먹을 수는 없었기 때문에, 표3과 같은 내용으로 실시했다.

소식과 단식으로 단련된 신체인지라 하루 약 600kcal의 식사로도 체중이 그다지 줄지 않았다. 생채식을 시작할 당시에 44kg이었던 체중이 2개월 뒤부터는 1kg이 줄어든 43kg을 유지했다. 그래도 몸의 상태는 점점 좋아져 만성피로증후군 증상이 완전히 없어지면서 참으로 건강한 얼굴로 변했다. 그러나 두 번이나 실패한 쓰라린 경험이 있었기에 복학을 서두르지 않고 집에서 생채식을 계속했다.

1994년 4월 5일 병원을 찾아왔을 때에는 생현미가루가 조금 많은 것 같다고 해서 1회 50g을 35g으로 줄이도록 지시했다. 성장기의 소녀가 하루 불과 500kcal, 단백질 15g 전후의 초소식을 장기간 계속하고 있는데도 M양은 점점 건강해지고 있었다. 체중도 42kg에서 조금도 줄지 않았다. 7~8월에는 친구들과 함께 수영장이나 바다에서 수영을 했지만 전혀 피로를 느끼지 않았다. 1994년 9월 15일에 실시한 혈액검사에서도 이상이 전혀 발견되지 않았다.

M양은 앞으로도 생채식을 계속하겠다고 말하고 있다. 최근 3개월 동안 M양의 식사내용은 표4와 같은데, 대체로 하루 250kcal이다. 이러한 초소식의 '선인식'을 하면서 이른 아침부터 저녁 늦게까지 운동이나 공부를 열심히 해도 피곤을 느끼지 못하고 있으며, 체중은 여전히 42kg을 유지하고 있다.

현재 M양이 실행하고 있는 생채식으로는 하루의 칼슘 섭취량이 300mg도 되지 않는다. 일반적인 필요량의 절반에도 미치지 못하는 칼슘 섭취량으로 한참 발육이 왕성한 때에 뼈가 어떻게 될 것인지 걱정하는 사람들도 있을 것이다. 그러나 1995년 1월 20일 뼛속의 칼슘량을 검사한 결과, 같은 연령대의 표준치 범위 내에 있었다.

사례 8

완전한 체질개선의 비결

이상의 사례에서 알 수 있는 바와 같이, 본 병원에서 난치병 환자들에게 응용하고 있는 독특한 현미소식, 단식, 생채식 등으로 여러 해 동안 고생해온 난치병을 깨끗하게 극복하고 희망에 차서 사회에서 활약하고 있는 사람들이 적지 않다.

여기서 강조하고 싶은 것은, 그것이 단순한 식이요법이 아니라 정신과 육체의 종합적 건강법인 니시건강법을 실행한 결과라는 사실이다. 표1은 고오다 병원에서 지도하고 있는 생채식의 한 예인데, 이를 보면 니시건강법이 일과 중에서 커다란 비중을 차지하고 있다는 사실을 잘 알 수 있을 것이다.

필자가 생채식을 환자들에게 응용하기 시작한 지가 벌써 20년이 훨씬 넘었고, 지금까지 이 요법을 실행한 환자는 6,000명에 이른다(1995년 기준). 그중에는 생채식이라는 어려운 소식에 훌륭하게 적응하여 1년, 2년은 물론 5년, 7년이라는 장기간에 걸쳐 실행하고 있는 환자들도 여럿 있다. 하루 불과 900kcal, 단백질 25g 전후의 '저영양' 생채식으로 이렇게 오랜 기간 동안 건강하게 생활한다는 것은 현대영양학의 상식으로는 도저히 있을 수 없는 일이다.

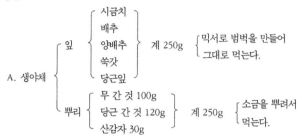

```
1. 아침식사는 거를 것
2. 점심
                    ┌ 시금치 ┐
                    │ 배추  │
              ┌ 잎 ┤ 양배추 ├ 계 250g  ┌ 믹서로 범벅을 만들어
              │    │ 쑥갓  │          └ 그대로 먹는다.
              │    └ 당근잎 ┘
   A. 생야채 ┤
              │    ┌ 무 간 것 100g  ┐
              │    │ 당근 간 것 120g ├ 계 250g ┌ 소금을 뿌려서
              └ 뿌리┤ 산감자 30g   ┘         └ 먹는다.

   B. 생현미가루 70g········가루째 먹는다.
   C. 소금 5g(조미료로 사용)
3. 생수와 감잎차를 하루에 1~1.5ℓ씩 마실 것
4. 완하제를 매일 아침 20cc(물 한 컵에 타서)씩 마신다.
5. 이 외의 음식을 일체 금한다.
6. 평상에서 반원형 목침을 베고 잔다.
7. 붕어운동 1일 3회, 1회 2분
8. 모관운동 1일 3회, 1회 2분
9. 합장합척운동 1일 3회, 1회 100번
10. 등배운동 1일 3회, 1회 10분
11. 냉온욕 1일 1회 실시할 것 (냉-온-냉-온-냉-온-냉-온-냉의 순서로 1분씩)
12. 풍욕 1일 3회
```

표 1. 고오다 병원에서 지도하는 생채식의 한 사례

　　당연한 이야기지만, 생채식을 시작하면 처음에는 대부분 살이 빠진다. 5개월 만에 7~8kg이 감소하는 것이 보통이지만, 같은 기간에 15kg이나 줄어드는 사람이 있는가 하면 4kg 정도에 그치는 경우도 있다. 이것은 개개인의 체질에 따른 것으로, 평소에 소식을 하는 습관이 있는 사람일수록 체중 감소가 적은 경향이 있다.

　　그러나 이렇게 처음 5~6개월 동안은 체중이 감소하다가 그 후부터는 살이 빠지지 않고 일정한 상태가 여러 달 동안 계속된다. 그리고 신

기하게도 이때부터는 소량의 생채식으로 오히려 살이 찌기 시작한다.

이렇게 생채식으로 살이 찌는 이유는 아직 명확히 규명되지 않고 있다. 졸저《소식이 건강의 원점》에서 그 메커니즘의 일단을 설명했지만, 아직 완전한 것은 아니다. 가까운 장래에 생채식에 숨어 있는 신비가 현대의학에 의해 명확하게 밝혀질 날이 올 것으로 확신한다.

그런데 생채식 실행자들 중에는 앞에서 말한 과정이 순조롭게 진척되지 않는 사람도 있다. 즉, 생채식으로 살이 빠진 후 일정한 기간이 지나도 체중이 증가로 돌아서지 않는 예를 때때로 볼 수 있다(전체의 10% 미만). 이런 것은 어디까지나 예외적인 경우지만, 결코 무시할 수 없는 현상이다. 이 장에서는 그 예외적인 사례 중에서 흥미 있다고 생각되는 것을 골라 소개하려 한다.

생채식으로 2년간 지속적으로 체중이 줄어든 사례

군마群馬 현에 살고 있는 구리하라栗原 씨 부부가 생채식을 함께 실행한 것은 1982년 9월 1일부터였다.

초등학교 교사인 구리하라 씨는 난치병인 베체트병에 걸려 잦은 안구출혈에 의한 시력저하로 말할 수 없이 불편한 생활을 하고 있었다. 군마 대학병원 안과에서 치료를 받으면서 통례대로 스테로이드 호르몬제를 복용하고 눈에도 넣었지만 회복의 전망이 보이지 않았다. 그러던 어느 날 군마 건강회관에서 만난 니시모토西本 선생의 권유로 고오다 병원에 진찰을 받으러 오게 되었다. 1982년 8월 27일의 일이었다. 필자는 곧바로 표1과 같은 생채식을 실행하도록 지시했다. 구리하라 씨는 역시 초등학교 교사인 부인과 함께 집에서 생채식을 실행했다. 구리하라 씨의 생채식 경과에 대해서는 《생채식건강법》에 체험기로 상세하게 실려 있기 때문에 여기에서는 생략하지만, 문제는 구리하라 부인에게 일어났다.

구리하라 부인은 이렇다 할 질병이 없었고 단지 평소 위장이 약간 약한 정도였기 때문에 생채식을 실행하는 데 아무런 지장이 없어 보였다. 신장 157cm에 체중은 54kg으로, 빈혈이나 다른 이상도 없었다. 혼자서 생채식을 실행할 남편을 위해 부부애로 함께 시작한 생채식이었다.

그런데 막상 생채식을 시작해보니, 남편은 의외로 순조롭게 실행하고 있는 데 반해 자신의 몸은 완전히 지쳐버리는 것이었다. 생채식을 시작하고 한 달이 되자 전신무력감이 심해지더니 2개월째부터는 그때까지 정상이었던 생리도 없어졌다. 이후 다시 생리가 시작된 것은 그로부터 무려 9년이 지난 1991년이었다. 그러나 당시에는 설마 9년간이나 생리가 없는 상태가 계속되리라고는 꿈에도 생각하지 않았다. 생채식을 끝내고 2~3개월 정도 지나면 생리도 재개될 것으로 가볍게 생각하고 있었던 것이다.

여성이 생채식을 시작하고 생리가 없어진 예는 적지 않지만, 대개는 회복식을 시작하여 원래의 체중이 회복될 무렵에는 다시 시작된다. 또 생채식을 하는 도중에 생리가 재개되는 사례도 있다. 이러한 경우 생리가 이전보다 순조롭고 주기도 일정해지는 사례가 많다.

그러나 구리하라 부인의 경우는 2년간의 생채식을 끝내고 회복식을 시작하여 체중이 처음 수준으로 회복된 뒤에도 생리가 재개될 조짐이 전혀 없었다. 2년 동안 생채식을 하면서 느꼈던 스트레스가 상상 이상으로 심각했었던 때문으로 짐작되었다. 2년이 지나고 3년이 지나도 생리가 없어 불안을 느낀 부인은 일반 병원에서 호르몬요법을 받고 영양제도 복용하고 단식도 시도해 보았지만 아무 효과가 없었다.

결국 1990년 7월 고오다 병원에 입원하여 단식을 1주일 간씩 두 차례 실행했다. 그 결과 그렇게도 원하던 생리가 재개되었고, 그 후 곧 임신하여 43세에 초산이라는 극적인 사건을 연출하게 되었다. 임신 사실을 안 뒤부터 구리하라 부인은 니시건강법을 더욱 열심히 실행했고, 43세의 초산인데도 산부인과 의사가 놀랄 정도로 순산을 했다. 1992년 2월의 일이다.

그다음 해에 군마 현에서 있었던 필자의 강연회장에 구리하라 부인이 갓난아이를 안고 참석했는데, 보물처럼 소중한 자식을 안고 있던 구리하라 부인의 행복한 모습이 지금도 잊혀지지 않는다.

구리하라 부인이 생채식을 하는 과정에서 일어난 체중의 변화는 특기할 만했다. 2년간에 54kg에서 32kg으로 줄어들었는데, 늘어날 가망은 조금도 없고 계속 줄기만 했던 것이다. 2년간 생채식을 하는 동안에 체중이 전혀 늘지 않는 것은 정말로 희귀한 사례였다. 그 후로도 2년 이상 장기간 생채식을 실행한 사람들도 정도의 차이는 있지만 거의 모두 체중이 증가했기 때문에, 구리하라 부인의 경우 아무리 예외라고는 해도 체중 감소의 정도가 너무 심했다. 생채식을 하기 전 54kg, 생채식을 끝낸 후의 체중이 32kg이므로 무려 22kg이 빠진 것이다(그림1 참조). 남편을 격려하기 위해 생채식을 실행한 결과가 이렇게 의외의 결과를 낳으리라고는 상상도 하지 못했다.

이렇게 체중이 급속하게 줄면서 전신무력감과 졸음 등의 증상이 심해져 출근하는 것조차 괴로운 나날이 계속되었다. 그러나 본래 의지가 강한 여인이었기에 정신력으로 극복하면서 결근하는 날 없이 최후까지 분발했다. 그래도 끝날 무렵에는 다리에 힘이 없어 학교의 계단을 오르내리는 것조차 힘들었다고 한다. 나중에 알게 된 사실이지만,

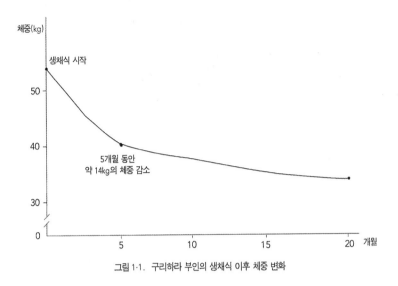

그림 1-1. 구리하라 부인의 생채식 이후 체중 변화

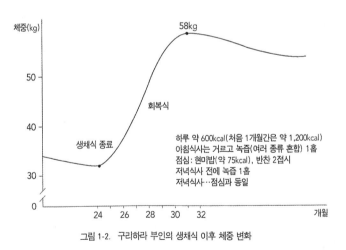

그림 1-2. 구리하라 부인의 생채식 이후 체중 변화

구리하라 부인은 어릴 때부터 위장이 약해서 한때 위하수증으로 치료를 받은 적도 있었다. 필자는 위가 약한 사람이나 위하수증 환자가 생채식을 실행하면 체중이 심하게 감소하는 경우가 많다는 사실을 알게 되었는데, 구리하라 부인이 그 전형적인 예였다.

그러나 최근 2년간의 생채식으로 몸은 야위고 체력적으로는 쇠약해졌지만, 그 과정에서 체질이 개선되었는지 회복식이 시작되면서부터 체력이 놀라우리만치 증강되었다. 회복식을 시작하고 처음 1개월간은 하루 1,200kcal, 그 후는 하루 1,600kcal 정도의 식사량이었는데, 이 식사로 체중이 점점 늘어났던 것이다. 3개월 사이에 약 10kg이나 늘어 5개월에는 본래의 체중 54kg으로 회복되었고, 그 후 더욱 살이 쪄서 7개월 후에는 58kg까지 늘었다(그림1 참조).

하루 1,600kcal라면 보통사람에게는 정량의 70% 정도에 불과한 소식이다. 그런데 구리하라 부인은 생채식에 의해 체질이 완전히 변한 상태였기 때문에 그 정도의 소식으로도 체중이 점점 늘어났고, 그에 따라 체력도 눈에 띄게 증강되어 피로를 모르는 스태미나를 갖게 된 것이다.

그런데도 생채식에 의해 멈추었던 생리가 전혀 재개되지 않는 것은 실로 신기한 일이었다. 3년이 지나도록 재개의 조짐이 전혀 없어서, 한때는 생리 없는 상태로 생애가 끝나버리는 것이 아닌가 하고 불안해하기도 했었다. 그러던 것이 9년이 지나서 재개되고 그것도 대망의 임신과 출산으로 연결되었으니, 결국 생채식을 통해 불임증까지 치료를 한 셈이었다.

현재 구리하라 부인은 43세에 초산이라는 하늘의 은총을 입고서 아이와 함께 변함없이 니시건강법을 실행하면서 대단히 건강하고 행복한 나날을 보내고 있다. 체중은 최근 1년 동안 대체로 54kg 수준을 유지하고 있으며, 1994년 4월에 일반 병원에서 받은 건강진단에서도 혈액을 비롯해 몸에서 이상을 전혀 찾아볼 수 없었다고 한다.

어쨌든 생채식을 실행하는 사람들 중에는 구리하라 부인과 같이 예상 외로 체중이 심하게 감소하고 전신의 증상도 심하게 나타나는 경우가 있기 때문에, 지도하는 사람은 신중한 자세로 주의를 기울여야 할 것이다.

자반병성紫斑病性 신장염으로 생채식을 실행한 사례

1973년생인 O양(오사카 거주, 학생)은 어릴 때부터 자주 감기에 걸리고 목이 아파서 병원신세를 지곤 했으며, 코피를 흘리는 일도 잦았다. 그러나 그 외에는 큰 병 없이 성장했는데, 1986년 1월 유행성 감기에 걸린 뒤부터 전신무력감과 함께 얼굴과 발이 붓더니 손발에 출혈성 자반증紫斑症이 생기기 시작했다. 병원에서 정밀검사를 받은 결과 자반병성 신장염이라는 진단이 나왔다.

어린이 신장염은 오사카 시내의 수미도모住友 병원이 치료를 잘한다는 이야기를 듣고 그 병원에서 통원치료와 입원치료를 반복하면서 '만성신증후군 어린이 환자를 지키는 모임'에도 가입하여 요양을 하고 있었다. 그러나 병증이 일진일퇴를 거듭하면서 소변검사와 혈액검사 결과가 좀처럼 정상으로 나오지 않아 본인은 물론 가족들의 걱정이 이만저만이 아니었다. 그러던 중, 같은 병으로 입원해 있던 한 환자로부터 고오다 병원의 특수요법에 대한 이야기를 듣고 본 병원을 찾아오게 되었다.

필자가 O양을 초진한 것은 1992년 4월 13일로, 초등학교 6학년

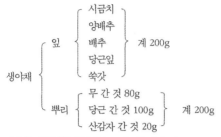

표 2. O양이 실행한 생채식

때 발병한 이후 무려 6년 가까이 지난 시점이었다. 초진 시의 소견은 소변 중 단백(+++), 적혈구(++)로 극도의 주의를 요하는 상태였다. 키 150cm에 체중 41kg으로 약간 허약한 편이었지만, 생채식을 집에서 실행하도록 지시했다.

O양의 생채식은 표1의 내용보다 양이 적은 표2와 같았다. 하루 750kcal였으므로 성장기에 있는 소녀라는 점을 감안하면 상당히 혹독한 소식이었다. 필자는 그 밖의 니시건강법을 빠짐없이 실행할 것, 특히 신장염에 대한 처방으로 평평한 나무평상에서 잠을 잘 것, 모관운동을 하루 12회 실시할 것, 그리고 각반운동 등으로 발의 이상을 고치고 틀어진 척추를 바로잡도록 각별히 노력할 것 등을 지시했다.

이와 같은 양생법을 집에서 착실하게 실행한 결과, 2개월 후에는 소변 중 단백(+), 적혈구(±)가 되었다(표5 참조).

```
1. 아침을 거르는 대신에 생야채즙(여러 종류 혼합)을 1홉 마신다.
   (저녁식사 전에도 마신다)
2. 점심
   ┌ 현미가루 80g(물 2홉에 끓인 것) → 현미크림
   └ 두부 반모(참깨 10g), 스피렌 10정
3. 저녁………점심과 동일
4. 생수와 감잎차는 하루에 합계 1~2 l
5. 완하제는 매일 아침 20cc(물 한 컵에 타서)
6. 이 외의 음식물은 일체 금한다.
7. 평상에서 반원형 목침을 베고 잔다.
8. 붕어운동 1일 3회, 1회 2분
9. 모관운동 1일 3회, 1회 2분
10. 합장합척운동 1일 3회, 1회 100번
11. 냉온욕 1일 1회 실시할 것 (냉-온-냉-온-냉-온-냉-온-냉의 순서로 1분씩)
12. 풍욕 1일 3회
13. 각반요법 1일 1회
```

표 3. O양이 생채식을 마친 후 실행한 회복식

그런데 체중은 2개월 만에 6kg이나 줄어 35kg이 되었다. 그 후 다시 2개월 뒤, 즉 생채식을 시작한 지 4개월이 되었을 때에는 32kg으로, 5개월이 지난 9월 15일에는 30kg으로 줄었다. 소변검사에서는 단백(+), 적혈구(±)로 대단히 좋은 상태였지만 체중이 너무 많이 줄고 전신무력감도 심해져서 10월 1일부터 일단 회복식을 시작하기로 했다(표3 참조).

식사량은 하루 1,100kcal였다. 이것을 약 1개월간 실행한 후 점심과 저녁의 부식으로는 흰살생선 100g, 또는 삶은 채소 한 접시를 더 먹도록 했다. 이것으로 대략 하루 1,350kcal의 식사가 되었고, 추가로 하루 40g의 벌꿀을 먹도록 허용했기 때문에 결국 하루 약 1,500kcal가 되었다. 이러한 회복식으로 체중이 조금씩 늘면서 그에 따라 체력도 증강되었다(그림2 참조).

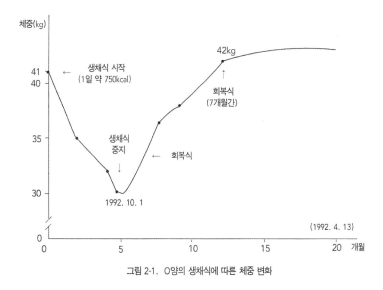

그림 2-1. O양의 생채식에 따른 체중 변화

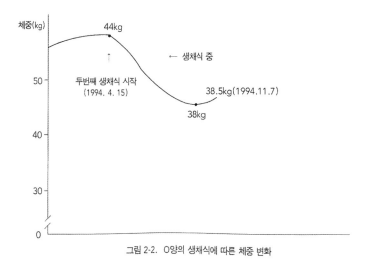

그림 2-2. O양의 생채식에 따른 체중 변화

검사시기 단위 검사항목		생채식 전	생채식(첫번째)		
		'92. 4. 13	'92. 5. 14	'92. 6. 20	'92. 7. 28
GOT	단위	23	32	122	147
GPT	〃	20	29	135	154
TTT	〃	0.6	0.8	0.7	0.6
ZTT	〃	8.2	7.6	8.4	8.0
알카라인 포스퍼테이즈	〃	101	132	176	162
A/G		2.08	1.86	1.82	1.74
콜린에스터레이즈	△ph	0.89	0.66	0.60	0.56
CCLF	(−)	(−)	(−)	(−)	(−)
코발트반응	R₂~R₄	3(4)	4(x)	3(4)	4(x)
혈청총단백	g/dl	7.9	7.2	6.8	6.5
혈청콜레스테롤	mg/dl	186	172	162	158
혈청빌리루빈	mg/dl	$0.6\begin{cases}0.4\\0.2\end{cases}$	$1.0\begin{cases}0.6\\0.4\end{cases}$	$1.2\begin{cases}0.7\\0.5\end{cases}$	$1.1\begin{cases}0.6\\0.5\end{cases}$
혈당치	mg/dl	89	74	68	69
BUN	mg/dl	19	8	6	6
r-글로불린	%	16.8	15.6	15.0	15.4
아밀레이즈	단위				
적혈구수	万/mm³	4.6	388	376	367
백혈구수	/mm³	5200	4600	4300	4400
혈색소량	g/dl	13.1	12.3	12.0	11.8
헤마토크릿치	%	39.5	37.9	37.6	37.4

표 4-1. O양의 혈액검사 결과

　이리하여 회복식을 시작한 지 4개월 만에 체중이 38kg으로, 7개월 후에는 42kg으로 회복되었다. 처음 생채식을 시작했을 때의 체중 41kg보다도 1kg이 늘어난 것이다. 이렇게 외견상으로는 건강하게 보였지만, 혈액검사에서는 간기능이 나쁘게 나와 만성 간염이 의심될 정도였다(표4 참조). 또 양볼이 불룩해져서 마치 이하선염(유행성 이하선염, 볼거리) 증상을 보이고 있었다. 그와 동시에 혈중 아밀레이즈 Amylase 수치도 높아졌다(표4 참조).

검사시기 단위 검사항목		생채식(첫번째)		생채식 후 회복식	
		'92. 8. 26	'92. 9. 30	'92. 10. 1	'92. 12. 7
GOT	단위	154	168	130	116
GPT	〃	172	260	173	152
TTT	〃	0.7	0.7	0.6	0.9
ZTT	〃	10.6	10.8	11.6	10.4
알카라인 포스퍼테이즈	〃	166	173	142	134
A/G		1.84	1.79	1.83	1.74
콜린에스터레이즈	△ph	0.58	0.55	0.62	0.74
CCLF	(−)	(−)	(−)	(−)	(−)
r-GTP	단위	22	18	11	7
혈청총단백	g/dl	6.9	6.7	7.1	7.5
혈청콜레스테롤	mg/dl	172	168	176	183
혈청빌리루빈	mg/dl	$0.8 \left\{ \begin{array}{l} 0.4 \\ 0.4 \end{array} \right.$	$0.9 \left\{ \begin{array}{l} 0.5 \\ 0.4 \end{array} \right.$	$0.8 \left\{ \begin{array}{l} 0.4 \\ 0.4 \end{array} \right.$	$0.7 \left\{ \begin{array}{l} 0.4 \\ 0.3 \end{array} \right.$
혈당치	mg/dl	68	73	78	83
BUN	mg/dl	6	7	14	16
r-글로불린	%	14.9	15.3	16.6	17.3
아밀레이즈	단위		198	216	224
적혈구수	万/㎜³	382	376	395	408
백혈구수	/㎜³	5000	4100	4700	5100
혈색소량	g/dl	12.2	11.8	12.3	12.6
헤마토크릿치	%	37.4	36.6	38.2	39.5

표 4-2. O양의 혈액검사 결과

생채식을 실행하다 보면 간기능 검사 수치가 나빠지는 경우가 흔히 있는데, O양도 그런 경우였던 것이다. 그러나 마치 이하선염 증상처럼 양볼이 크게 불룩해진 것은 기이한 현상이어서, 전에 치료를 받았던 수미도모 병원에서 정밀검사를 다시 받도록 했지만 별로 걱정할 일이 아니라고 했다.

간기능이 악화되고 이하선이 부어오르는 현상은 의외로 오래 계속되어, 이듬해인 1993년 12월 말이 되어서야 정상으로 회복되었다. 그

검사시기 단위 검사항목		생채식 후(회복식)			
		'93. 1. 22	'93. 3. 16	'93. 6. 18	'93. 9. 22
GOT	단위	107	88	68	62
GPT	〃	113	104	92	58
TTT	〃	0.8	0.7	0.8	0.6
ZTT	〃	10.1	9.9	9.7	10.2
알카라인 포스퍼테이즈	〃	126	130	118	108
A/G		1.69	1.76	1.79	1.82
콜린에스터레이즈	△ph	0.86	0.87	0.92	0.90
CCLF	(−)	(−)	(−)	(−)	(−)
r-GTP	단위	7	8	11	9
혈청총단백	g/dl	7.3	7.6	7.8	7.8
혈청콜레스테롤	mg/dl	188	186	176	172
혈청빌리루빈	mg/dl	$0.7\left\{\begin{array}{l}0.4\\0.3\end{array}\right.$	$0.6\left\{\begin{array}{l}0.3\\0.3\end{array}\right.$	$0.6\left\{\begin{array}{l}0.3\\0.3\end{array}\right.$	$0.6\left\{\begin{array}{l}0.3\\0.3\end{array}\right.$
혈당치	mg/dl	87	92	89	87
BUN	mg/dl	17	16	16	13
r-글로불린	%	16.6	16.8	16.4	15.7
아밀레이즈	단위	207	197	162	154
적혈구수	万/mm³	412	421	428	426
백혈구수	/mm³	5600	5800	5700	5100
혈색소량	g/dl	12.9	13.0	13.2	13.9
헤마토크릿치	%	40.2	40.4	41.2	41.0

표 4-3. O양의 혈액검사 결과

해를 넘기고 1994년 4월, 즉 생채식을 처음 시작한 지 2년이 지나서야 겨우 몸상태가 좋아져서, 4월 15일부터 두 번째 생채식(표1)을 시작하기로 했다. 이때의 체중은 44kg이었고, 혈액검사에서도 간기능 검사와 아밀레이즈 수치가 모두 정상이었다(표4). 소변검사 소견도 단백(+), 적혈구(±)로 나와 비교적 양호한 상태였다. 신기한 것은, 그때까지 다리에 나타나던 출혈성 자반증을 전혀 볼 수 없게 되었다는 점이었다.

두 번째 생채식의 경과는 첫 번째와는 전혀 달랐다. 우선 체중의 감

검사시기 단위 검사항목		생채식 후 회복식			생채식(두번째)
		'93. 12. 17	'94. 1. 28	'94. 4. 15	'94. 5. 21
GOT	단위	33	27	23	30
GPT	〃	28	22	18	26
TTT	〃	0.9	0.9	0.8	0.7
ZTT	〃	10.2	10.6	10.4	10.3
알카라인 포스퍼테이즈	〃	127	130	124	136
A/G		1.74	1.76	1.83	1.73
콜린에스터레이즈	Δph	0.78	0.76	0.84	0.77
CCLF	(−)	(−)	(−)	(−)	(−)
r-GTP	단위	5	7	6	5
혈청총단백	g/dl	8.0	8.2	8.1	7.4
혈청콜레스테롤	mg/dl	184	180	176	162
혈청빌리루빈	mg/dl	0.8 { 0.4 / 0.4	0.7 { 0.4 / 0.3	0.7 { 0.4 / 0.3	0.8 { 0.4 / 0.4
혈당치	mg/dl	84	82	78	73
BUN	mg/dl	14	16	15	7
r-글로불린	%	17.2	16.8	15.9	15.3
아밀레이즈	단위	162	154	158	150
적혈구수	万/mm³	426	432	428	414
백혈구수	/mm³	5800	5600	6100	4800
혈색소량	g/dl	13.7	13.6	13.2	12.4
헤마토크릿치	%	42.3	42.5	41.8	40.6

표 4-4. O양의 혈액검사 결과

소가 훨씬 적었다. 지난번에는 5개월 동안 11kg이 감소했었지만, 이 번에는 같은 기간 동안 불과 6kg밖에 줄지 않았다(그림2-2). 게다가 그 후 체중 감소가 멈추더니 6개월 후부터는 살이 찌기 시작했다. 그동 안 O양의 신체가 생채식이라는 혹독한 소식에 적응하게 된 결과였다. 이 사실은 간기능 검사결과를 보아도 잘 알 수 있었다. 지난번에는 만 성 간염이 의심될 정도로 간기능이 나빴었는데, 이번에는 완전히 정 상 수치를 유지하여 조금도 악화되는 경향을 찾아볼 수 없었다. 또 양

검사시기 / 단위 / 검사항목		생채식 중(두번째)			
		'94. 6. 23	'94. 7. 25	'94. 9. 15	'94. 11. 7
GOT	단위	26	23	20	21
GPT	〃	19	17	16	18
TTT	〃	0.9	0.7	0.6	0.7
ZTT	〃	9.7	10.1	9.6	9.2
알카라인 포스퍼테이즈	〃	106	103	102	108
A/G		2.02	1.98	1.87	1.85
콜린에스터레이즈	△ph	0.57	0.55	0.54	0.68
CCLF	(-)	(-)	(-)	(-)	(-)
r-GTP	단위	4	6	6	7
혈청총단백	g/dl	7.1	7.2	7.0	7.4
혈청콜레스테롤	mg/dl	154	150	148	158
혈청빌리루빈	mg/dl	$0.8\left\{\begin{matrix}0.4\\0.4\end{matrix}\right.$	$0.8\left\{\begin{matrix}0.4\\0.4\end{matrix}\right.$	$0.9\left\{\begin{matrix}0.5\\0.4\end{matrix}\right.$	$0.5\left\{\begin{matrix}0.2\\0.3\end{matrix}\right.$
혈당치	mg/dl	76	74	78	82
BUN	mg/dl	9	8	6	5
r-글로불린	%	15.6	15.2	15.7	15.9
아밀레이즈	단위	158	152	148	136
적혈구수	万/mm³	415	403	398	408
백혈구수	/mm³	4600	5200	4200	4300
혈색소량	g/dl	13.4	13.0	12.7	13.5
헤마토크릿치	%	39.7	39.2	38.8	39.8

표 4-5. O양의 혈액검사 결과

볼이 불룩해지는 증상도 나타나지 않았고, 아밀레이즈 수치도 상승하지 않았다.

역시 O양에게는 전부터 이하선에 이상이 잠재하고 있었던 것으로 생각되었다. 이 잠재성 이상상태가 첫 번째 생채식에 의해 정상화되는 과정에서 두 볼이 부어오르고 아밀레이즈 수치도 상승하는 증상으로 나타났었을 것이다. 이러한 과정을 거쳐서 두 번째 생채식 때에는 아무런 증상도 나타나지 않았던 것으로 여겨진다.

검사시기	초진 시	생채식 중(첫번째)						회복식 (첫번째)
	'92. 4. 13	'92. 5. 14	'92. 6. 20	'92. 7. 28	'92. 8. 26	'92. 9. 15	'92. 10. 1	
단백	+++	++	+	+	+	+	+	
적혈구	++	+	±	±	±	±	+	

표 5-1. O양의 소변검사 결과

검사시기	회복식 중(첫번째)						
	'92. 12. 7	'93. 1. 22	'93. 6. 18	'93. 9. 22	'93. 12. 17	'94. 1. 28	'94. 4. 15
단백	+	+	+	+	+	+	+
적혈구	+	+	±	±	±	±	±

표 5-2. O양의 소변검사 결과

검사시기	생채식 중(두번째)				
	'94. 5. 21	'94. 6. 23	'94. 7. 25	'94. 9. 18	'94. 11. 7
단백	+	+	+	+	±
적혈구	±	±	±	−	±

표 5-3. O양의 소변검사 결과

이와 같이, 같은 사람이 생채식을 실행하더라도 첫 번째와 두 번째의 경과가 대단히 다른 경우가 있다는 사실을 알아둘 필요가 있다. 체질이 그다지 좋지 않은 사람이 처음 생채식을 실행하면 건강해지는 과정에서 여러 가지 반응증상으로 인해 고통스럽지만, 일단 건강을 되찾은 뒤에 다시 생채식을 실행하면 체중 감소도 적어지고 반응증상도 훨씬 가벼워지는 것이다.

최근 O양의 몸 상태는 상당히 양호해서, 자반병성 출혈 흔적은 전혀 나타나지 않고 있다. 이제는 코피를 흘리는 일도 없다. 수미도모 병원에서의 검사결과도 대단히 양호해서, 주치의가 "지금까지 만난 환자 중에 이렇게 깨끗한 소변은 처음 본다"며 칭찬을 하더라고 했다. 앞으로 1년간 더 생채식을 실행하고 가능하면 단식도 하고 싶다며 의욕을 불태우고 있는 O양의 향후 변화가 기대된다.

세 번째 생채식으로 겨우 체질이 변화한 사례

첫 번째 생채식으로 피골이 상접해지다

1991년 4월 18일, Y양(나라 시 거주)이 필자의 병원을 찾아왔다. 만성 신장염으로 현대의학의 치료를 받아왔지만 증상이 호전되지 않아 앞날을 비관하고 있다는 것이었다. Y양은 1978년생으로, 당시 중학교 1학년이었다. 어릴 때부터 몸이 허약해 감기에 잘 걸렸고, 그때마다 중이염이 도져서 결석도 많이 했으며, 그 결과 근처 병원의 단골손님이 되었다고 했다.

세 살 때 처음 겪은 기관지 천식 발작이 환절기가 되면 재발하여 병원신세를 진 적이 한두 번이 아니었다. 그러다가 초등학교 3학년 무렵이 되어서야 천식에서 겨우 벗어날 수 있었다. 그런데 초등학교 5학년 말에 유행성 감기에 걸려 고열이 난 이후로 신장염이 발병하고 말았다. 소변검사 결과 단백(+), 적혈구(+) 등이 전혀 호전될 기미가 없었다. 나라 시내에 있는 큰 병원에서 정밀검사를 받은 결과 만성 신장염이라는 진단이 내려졌다. 그러나 증상이 비교적 가벼웠기 때문에 학교는 결석하지 않아도 된다고 했다.

만성 신장염에는 이렇다 할 치료법이 없다는 의사의 말에 집에서

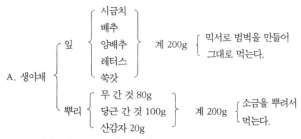

1. 아침식사는 거를 것
2. 점심

  A. 생야채
   - 잎 { 시금치 / 배추 / 양배추 / 레터스 / 쑥갓 } 계 200g { 믹서로 범벅을 만들어 그대로 먹는다. }
   - 뿌리 { 무 간 것 80g / 당근 간 것 100g / 산감자 20g } 계 200g { 소금을 뿌려서 먹는다. }

  B. 생현미가루 60g·········가루째 먹는다.
  C. 소금 4g(조미료로 사용)

3. 저녁·········점심과 동일하게
4. 생수와 감잎차를 하루에 1~1.5 ℓ 씩 마실 것
5. 완하제를 매일 아침 20cc(물 한 컵에 타서)씩 마신다.
6. 이 외의 음식을 일체 금한다.
7. 평상에서 반원형 목침을 베고 잔다.
8. 붕어운동 1일 3회, 1회 2분
9. 모관운동 1일 3회, 1회 2분
10. 각반요법 1일 1회
11. 냉온욕 1일 1회 실시할 것 (냉–온–냉–온–냉–온–냉–온–냉의 순서로 1분씩)
12. 풍욕 1일 3회

표 6. Y양이 실행한 생채식요법

안정을 취하면서 요양을 계속했지만, 증상은 일진일퇴를 거듭하면서 1년이 지나도록 똑같은 상태에서 감기가 들면 다시 소변에 단백과 적혈구가 늘어났다. 초조감과 불안으로 괴로워하던 Y양의 부모는 우연히 친지로부터 고오다 병원에 대한 이야기를 듣게 되었다.

Y양은 창백한 얼굴에 몸이 매우 허약해 보였지만, 본 병원에서 지도하는 생채식을 시도해보겠다는 적극적인 의욕을 보였다. 그래서 일단 표6의 생채식 메뉴를 실행하도록 했다. 또 신장염을 극복하기 위해

검사시기 단위 검사항목		생채식 전	생채식 중(첫번째)		
		'91. 4. 18 (초진시)	'91. 5. 25	'91. 6. 18	'91. 8. 26
GOT	단위	22	20	18	18
GPT	〃	9	7	6	7
TTT	〃	1.2	1.0	1.1	1.0
ZTT	〃	10.8	11.3	10.4	10.7
알카라인 포스퍼테이즈	〃	122	128	124	120
A/G		2.26	2.15	2.09	2.04
r-GTP	단위	6	5	5	6
콜린에스터레이즈	△ph	0.79	0.72	0.70	0.67
크리에타닌	mg/dl	0.8	0.7	0.7	0.8
혈청콜레스테롤	mg/dl	164	122	118	114
혈청빌리루빈	mg/dl	0.4 $\left\{ \begin{matrix} 0.2 \\ 0.2 \end{matrix} \right.$	0.5 $\left\{ \begin{matrix} 0.3 \\ 0.2 \end{matrix} \right.$	0.5 $\left\{ \begin{matrix} 0.3 \\ 0.2 \end{matrix} \right.$	0.5 $\left\{ \begin{matrix} 0.3 \\ 0.2 \end{matrix} \right.$
혈당치	mg/dl	86	77	76	78
r-글로불린	%	14.2	14.8	15.3	15.6
BUN	mg/dl	10	6	5	6
LDH	단위	276	250	248	238
적혈구수	万/mm³	348	342	336	330
백혈구수	/mm³	4600	3900	3400	3200
혈색소량	g/dl	12.7	12.5	11.8	11.7
헤마토크릿치	%	36.5	34.8	34.3	34.0
혈청총단백	g/dl	7.9	7.6	7.4	7.2

표 7-1. Y양의 생채식 중 혈액검사 결과

서는 '발의 고장'부터 치료해야 한다고 판단하고, 앞서 소개 O양과 마찬가지로 모관운동, 각반요법 등을 열심히 실행하도록 지시했다(표6 참조). 또 감기에 걸릴 때마다 신장염이 악화되곤 했기 때문에, 감기에 걸리지 않는 튼튼한 피부를 만들기 위해 냉온욕이나 풍욕도 열심히 실행해야 한다고 말해주었다. 그 밖에도 비틀어진 척추를 바로잡기 위해 딱딱한 평상에서 알몸으로 잠을 자는 것도 중요한 양생법이라는 사실을 충분히 설명해주었다(딱딱한 판자 위에서 알몸으로 자는 것은 피부를

- 회복식A(생채식 중단 후 처음 4일간)
  - 가. 아침식사는 거를 것(이하 전부 같음)
  - 나. 점심
    - 녹즙(여러 종류 혼합) 1홉
    - 현미가루 70g(물 2홉에 끓인다) → 현미크림
    - 반찬…두부 반모(약 200g), 스피렌 10정
  - 다. 저녁………점심과 동일
- 회복식B(다음 4일간)
  - 가. 아침식사는 거를 것
  - 나. 점심
    - 녹즙 1홉
    - 현미가루 80g(물 2홉에 끓인다)→현미크림
    - 반찬…두부 반모(약 200g), 스피렌 10정, 삶은 야채 또는 흰살생선 찐 것 1접시
  - 다. 저녁………점심과 동일
- 회복식C(이후 계속)
  - 가. 아침식사는 거를 것
  - 나. 점심
    - 녹즙 1홉
    - 현미밥 250g(현미 약 100g)
    - 반찬 2접시(생선, 야채, 해조류가 1접시, 두부 1접시, 참깨 10g, 스피렌 10정)
  - 다. 저녁………점심과 동일

표 8. Y양이 실행한 회복식 메뉴

단련하는 데에도 큰 효과가 있다).

Y양이 착실하게 필자의 지시를 이행한 결과, 첫 진찰 시에 나타났던 요단백(+), 적혈구(+)가 2개월 후에는 단백(±), 적혈구(+)로 되었다(표9 참조).

그러나 문제는 체중 감소였다. 처음에 46kg(신장 155cm)이었던 체중이 2개월 후에는 37kg으로 줄어 9kg이나 감소한 것이다. 이렇게 대폭적인 체중 감소를 감안하면 전신무력감이나 휘청거리는 증상 등의 자각증상은 의외로 심하지 않았다. 혈액검사 결과에서도 빈혈이나 기타

검사시기 / 단위 / 검사항목		생채식 중 (첫번째)	회복식 중 (첫번째)		
		'91. 10. 25	'91. 11. 28	'91. 1. 12	'91. 4. 2
GOT	단위	21	19	23	22
GPT	〃	10	8	12	12
TTT	〃	1.1	0.9	0.8	0.9
ZTT	〃	10.3	9.8	9.7	10.6
알카라인 포스퍼테이즈	〃	118	126	132	138
A/G		2.08	2.11	2.14	2.15
r-GTP	단위	5	6	6	6
콜린에스터레이즈	Δph	0.64	0.68	0.71	0.75
크리에타닌	mg/dl	0.7	0.8	0.8	0.9
혈청콜레스테롤	mg/dl	112	123	130	128
혈청빌리루빈	mg/dl	0.5 { 0.3 / 0.2	0.4 { 0.2 / 0.2	0.4 { 0.2 / 0.2	0.4 { 0.2 / 0.2
혈당치	mg/dl	82	86	88	87
r-글로불린	%	14.7	15.1	15.6	15.3
BUN	mg/dl	6	13	14	15
LDH	단위	227	234	224	218
적혈구수	万/mm³	326	332	342	349
백혈구수	/mm³	3100	3300	4100	4300
혈색소량	g/dl	10.2	11.4	11.8	12.0
헤마토크릿치	%	32.0	33.4	33.8	34.0
혈청총단백	g/dl	6.9	7.1	7..4	7.7

표 7-2. Y양의 생채식 중 혈액검사 결과

이상은 찾아볼 수 없었다(표7 참조).

그래서 생채식을 계속 실행하도록 했는데, 그 후 두 달, 즉 생채식을 시작하고 나서 4개월이 지나 체중이 34kg으로 줄더니 6개월 후에는 32kg이 되어버렸다. 그로 인해 전신무력감도 심해지고 혈액검사에서도 약간의 빈혈 경향이 나타났기 때문에 생채식을 일단 중지하기로 했다(표7 참조). 그럼에도 소변검사 소견은 단백(±), 적혈구(±)로 나와서 생채식이 커다란 효과가 있었음을 알 수 있었다(표9 참조).

검사시기 단위 검사항목		회복식 후			생채식 (두번째)
		'92. 5. 11	'92. 7. 19	'92. 9. 8	'92. 10. 16
GOT	단위	23	21	20	19
GPT	〃	13	11	9	11
TTT	〃	0.8	0.8	0.7	0.8
ZTT	〃	10.8	10.2	9.9	10.3
알카라인 포스퍼테이즈	〃	133	135	128	126
A/G		2.12	2.15	2.10	2.09
r-GTP	단위	5	5	5	6
콜린에스터레이즈	Δph	0.77	0.79	0.78	0.70
크리에타닌	mg/dl	0.7	0.7	0.8	0.7
혈청콜레스테롤	mg/dl	132	128	121	118
혈청빌리루빈	mg/dl	$0.4 \left\{ \begin{array}{l} 0.2 \\ 0.2 \end{array} \right.$	$0.4 \left\{ \begin{array}{l} 0.2 \\ 0.2 \end{array} \right.$	$0.4 \left\{ \begin{array}{l} 0.2 \\ 0.2 \end{array} \right.$	$0.5 \left\{ \begin{array}{l} 0.3 \\ 0.2 \end{array} \right.$
혈당치	mg/dl	91	86	88	79
r-글로불린	%	14.7	15.1	14.9	14.4
BUN	mg/dl	14	16	15	6
LDH	단위	226	218	216	232
적혈구수	万/㎣	358	363	367	338
백혈구수	/㎣	4800	4700	5100	3600
혈색소량	g/dl	12.7	12.9	12.8	12.1
헤마토크릿치	%	34.3	34.8	34.9	33.9
혈청총단백	g/dl	7.7	7.9	7.8	7.6

표 7-3. Y양의 생채식 중 혈액검사 결과

그래서 당분간 회복식을 계속하여 본래의 체중을 회복하고 체력도 증강시킨 뒤에 다시 생채식을 시작하기로 했다. 이때 실행한 회복식 메뉴는 표8과 같다. 회복식 C의 경우 하루 약 1,500kcal의 식사이다. 1991년 10월 25일부터 이 회복식을 계속한 결과 체력이 서서히 회복되면서 체중도 늘어나, 이듬해 4월에는 38kg, 9월에는 46kg이 되었다 (그림3 참조). 마침내 생채식을 시작하기 전의 체중을 회복한 것이다.

검사시기 단위 검사항목		생채식 중(두번째)			
		'92. 12. 8	'93. 1. 23	'93. 3. 15	'93. 5. 10
GOT	단위	20	19	21	22
GPT	〃	9	9	11	13
TTT	〃	0.7	0.9	0.9	1.0
ZTT	〃	10.8	9.6	9.8	10.9
알카라인 포스퍼테이즈	〃	121	118	114	126
A/G		2.11	2.09	2.02	1.99
r-GTP	단위	6	5	5	5
콜린에스터레이즈	△ph	0.68	0.66	0.62	0.60
크리에타닌	mg/dl	0.7	0.8	0.8	0.8
혈청콜레스테롤	mg/dl	118	114	121	115
혈청빌리루빈	mg/dl	$0.5 \left\{ \begin{array}{l} 0.3 \\ 0.2 \end{array} \right.$	$0.5 \left\{ \begin{array}{l} 0.3 \\ 0.2 \end{array} \right.$	$0.5 \left\{ \begin{array}{l} 0.3 \\ 0.2 \end{array} \right.$	$0.5 \left\{ \begin{array}{l} 0.3 \\ 0.2 \end{array} \right.$
혈당치	mg/dl	82	80	79	77
r-글로불린	%	14.3	14.8	14.1	14.8
BUN	mg/dl	6	6	5	5
LDH	단위	216	224	230	228
적혈구수	万/mm³	332	336	326	328
백혈구수	/mm³	4600	4100	3800	3300
혈색소량	g/dl	11.9	11.8	11.3	11.2
헤마토크릿치	%	33.3	33.1	32.9	32.8
혈청총단백	g/dl	7.2	7.4	7.4	7.2

표 7-4. Y양의 생채식 중 혈액검사 결과

두 번째 생채식으로도 피골이 상접해지다

이렇게 건강이 눈에 띄게 회복되었기 때문에, 한 번 더 생채식을 하기로 했다. 1992년 9월 10일부터였다. 소변검사 결과도 먼젓번과 다르게 대단히 좋아져서 단백(±), 적혈구(±)였기 때문에 이번의 생채식은 완쾌할 때까지 계속할 수 있을 것으로 생각하고 있었다.

그런데 예상과는 반대로 이번에도 체중은 줄기만 했고, 건강한 일반 사람들이 실행했을 때처럼 체중이 상승하는 경향이 보이지 않았다.

검사시기 단위 검사항목		생채식 중(두번째)			
		'93. 7. 7	'93. 9. 12	'93. 11. 9	'93. 12. 22
GOT	단위	24	22	27	25
GPT	〃	13	10	11	9
TTT	〃	1.5	1.4	1.7	1.6
ZTT	〃	11.4	11.8	10.9	10.3
알카라인 포스퍼테이즈	〃	133	131	124	128
A/G		2.16	2.12	2.18	2.26
r-GTP	단위	6	6	5	5
콜린에스터레이즈	△ph	0.63	0.61	0.60	0.62
크리에타닌	mg/dl	0.7	0.8	0.8	0.8
혈청콜레스테롤	mg/dl	117	115	126	122
혈청빌리루빈	mg/dl	0.5 { 0.3 0.2	0.5 { 0.3 0.2	0.4 { 0.2 0.2	0.4 { 0.2 0.2
혈당치	mg/dl	84	81	78	83
r-글로불린	%	14.2	14.8	14.4	14.9
BUN	mg/dl	6	6	5	5
LDH	단위	216	222	218	234
적혈구수	万/mm³	335	339	330	326
백혈구수	/mm³	3700	3200	3600	3100
혈색소량	g/dl	11.0	10.8	10.7	10.5
헤마토크릿치	%	32.4	32.2	32.0	31.7
혈청총단백	g/dl	7.0	6.8	6.7	6.7

표 7-5. Y양의 생채식 중 혈액검사 결과

다만, 당연한 현상이지만 첫 번째 생채식 때보다는 체중 감소가 훨씬 완만해졌다(그림3 참조). 첫 번째 경우에는 6개월간의 생채식을 끝내는 시점에서 14kg이나 줄었지만, 이번에는 만 6개월째에 10kg의 감소에 그쳤다. Y양의 체질이 다소나마 개선된 결과였다. 전신무력감도 첫 번째에 비해 훨씬 가벼워졌기 때문에, 생채식을 좀더 계속하기로 했다.

그 결과 체중 감소는 더욱 완만해지기는 했지만 역시 조금씩 줄어들고 있었다. 이번 생채식은 1994년 1월 18일에 끝났으니, 장장 1년 3

검사시기 단위 검사항목		생채식 중 (두번째) '94. 1. 14	회복식 중(두번째)		
			'94. 2. 18	'94. 4. 24	'94. 6. 20
GOT	단위	21	19	23	20
GPT	〃	9	8	12	8
TTT	〃	1.0	1.2	1.4	1.3
ZTT	〃	11.2	11.8	11.0	10.4
알카라인 포스퍼테이즈	〃	136	124	117	114
A/G		1.98	2.10	2.26	2.29
r-GTP	단위	5	6	6	6
콜린에스터레이즈	△ph	0.63	0.70	0.76	0.78
크리에타닌	mg/dl	0.7	0.8	0.8	0.8
혈청콜레스테롤	mg/dl	118	125	133	136
혈청빌리루빈	mg/dl	$0.4 \left\{ \begin{matrix} 0.2 \\ 0.2 \end{matrix} \right.$	$0.5 \left\{ \begin{matrix} 0.3 \\ 0.2 \end{matrix} \right.$	$0.5 \left\{ \begin{matrix} 0.3 \\ 0.2 \end{matrix} \right.$	$0.5 \left\{ \begin{matrix} 0.3 \\ 0.2 \end{matrix} \right.$
혈당치	mg/dl	82	84	86	81
r-글로불린	%	14.5	15.3	14.8	14.3
BUN	mg/dl	4	12	13	13
LDH	단위	215	227	223	218
적혈구수	万/mm³	322	336	342	348
백혈구수	/mm³	2900	3900	4300	4600
혈색소량	g/dl	10.3	11.4	11.7	12.0
헤마토크릿치	%	31.5	33.6	34.5	36.6
혈청총단백	g/dl	6.8	7.2	7.4	7.6

표 7-6. Y양의 생채식 중 혈액검사 결과

개월 동안이나 계속한 셈이었다. 마지막 날의 체중은 33kg이었는데, 1년여 동안 이 수준을 유지하고 있었다.

결국 생채식으로 인한 체중 감소는 그 무렵에 최저 수준에 이른 것으로 생각되었다. 따라서 그 상태대로 생채식을 계속할 수도 있었지만, 정신적으로 지친 듯한 모습을 보여 그 시점에서 일단 생채식을 중지하기로 했다. 이 결정에는 혈액검사 결과 첫 번째와 마찬가지로 약간의 빈혈 경향이 나타났다는 점도 영향을 미쳤다(표7 참조).

검사시기 단위 검사항목		회복식 중 (두번째) '94. 7. 22	생채식 중(세번째)		
			'94. 9. 4	'94. 10. 9	'94. 11. 22
GOT	단위	21	19	23	20
GPT	〃	9	8	12	8
TTT	〃	1.3	1.1	0.9	0.8
ZTT	〃	10.4	11.2	9.4	9.9
알카라인 포스퍼테이즈	〃	126	138	122	128
A/G		2.08	2.15	2.12	2.18
r-GTP	단위	6	5	5	5
콜린에스터레이즈	△ph	0.83	0.78	0.72	0.70
크리에타닌	mg/dl	0.7	0.7	0.7	0.7
혈청콜레스테롤	mg/dl	149	136	126	122
혈청빌리루빈	mg/dl	0.4 {0.2 0.2	0.5 {0.3 0.2	0.4 {0.2 0.2	0.5 {0.3 0.2
혈당치	mg/dl	85	79	77	78
r-글로불린	%	15.3	14.2	13.8	13.2
BUN	mg/dl	15	6	5	5
LDH	단위	227	216	208	212
적혈구수	万/mm³	364	343	336	332
백혈구수	/mm³	5300	4200	3900	4100
혈색소량	g/dl	12.8	12.4	11.8	11.8
헤마토크릿치	%	38.9	37.7	36.5	36.6
혈청총단백	g/dl	7.8	7.5	7.4	7.4

표 7-7. Y양의 생채식 중 혈액검사 결과

한편 소변검사 결과는 확실히 좋아져서, 단백(-), 적혈구(-)로 Y양의 전력을 모르는 사람이라면 신장염이라는 사실을 알 수 없을 정도로 소변이 깨끗했다.

세 번째 생채식으로 놀라운 건강을 보여주다

이리하여 1994년 1월 19일부터 회복식에 들어갔는데, 그 내용은 표 8과 같다. 그런데 똑같은 식사를 했는데도 체력이 회복되는 과정이 전

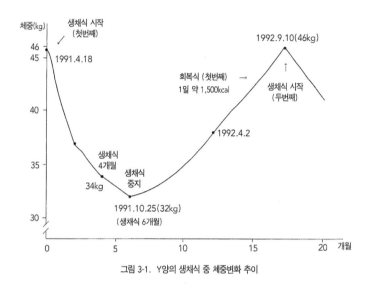

그림 3-1. Y양의 생채식 중 체중변화 추이

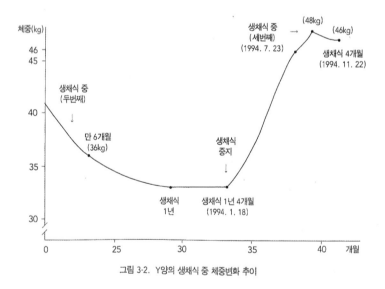

그림 3-2. Y양의 생채식 중 체중변화 추이

검사시기	초진시	생채식 중(첫번째)				회복식(첫번째)	
	'91. 4. 18	'91. 5. 25	'91. 6. 18	'91. 8. 26	'91. 10. 25	'91. 11. 28	'92. 1. 12
단백	+	+	±	±	±	±	+
적혈구	++	+	+	±	±	±	±

표 9-1. Y양의 소변검사 결과

검사시기	회복식 중(첫번째)			생채식(두번째)			
	'92. 3. 18	'92. 5. 11	'92. 7. 19	'92. 9. 8	'92. 10. 16	'92. 12. 8	'99. 3. 15
단백	±	±	+	±	±	+	±
적혈구	+	+	±	±	±	±	−

표 9-2. Y양의 소변검사 결과

검사시기	생채식 중(두번째)						회복식(두번째)
	'93. 5. 10	'93. 7. 7	'93. 9. 12	'93. 11. 9	'93. 12. 22	'94. 1. 14	'94. 2. 18
단백	−	±	±	±	−	−	±
적혈구	−	−	−	±	−	−	±

표 9-3. Y양의 소변검사 결과

검사시기	회복식 중(두번째)			생채식(세번째)		
	'94. 4. 24	'94. 6. 20	'94. 7. 22	'94. 9. 4	'94. 10. 9	'94. 11. 22
단백	±	±	±	−	−	−
적혈구	±	−	−	−	−	−

표 9-4. Y양의 소변검사 결과

번과는 전혀 달랐다. 우선 체중이 증가하는 속도가 놀라울 정도로 빨랐다. 전번에는 32kg에서 46kg으로 늘어나는 데 10개월 정도가 걸렸었는데, 이번에는 불과 5개월밖에 걸리지 않은 것이다. 1994년 6월 20일에 46kg으로 본래의 체중을 회복했는데, 다시 1개월 후인 7월 22일에는 48kg까지 살이 쪘다.

1994년 7월 23일, 마침내 세 번째 생채식을 시작하기로 했다. 필자는 이번에야말로 신장염을 완전히 떨쳐버리고 건강한 신체를 회복할 수 있을 것이라는 희망을 품고 있었다. 필자의 예감대로 세 번째 생채식의 경과는 이전의 두 차례와 전혀 다르게 나타났다. 가장 두드러진 것은 체중이었다. 2개월이 지난 시점에서 46kg으로, 시작했을 때에 비해 2kg밖에 줄지 않았으며, 이후로는 전혀 줄어들지 않았다(그림3 참조).

또한 전번과는 달리 나른하거나 피곤한 증상이 전혀 나타나지 않았다. 그해 여름은 더위가 극성을 부려 건강한 사람이라도 전신무력감을 느낄 정도였지만, Y양은 한마디로 건강 그 자체여서 친구들과 함께 수영까지 즐길 수 있었다.

Y양의 어머니는 오랜 신장염 요양생활로 수영을 할 기회조차 없었던 Y양이 수영을 할 수 있게 되었다며 기뻐하는 모습을 보면서 눈물을 흘렸다고 했다. 신장염은 수영과 같은 격렬한 운동을 하면 증상이 악화되기 쉬운데, Y양의 경우에는 아무렇지도 않았다. 결국 Y양의 신장염이 지금까지 거듭한 생채식으로 현저하게 좋아진 것이 틀림없었다.

이리하여 세 번째 생채식은 극히 순조롭게 진행되어 4개월 후의 체중은 46kg으로, 시작할 때와 비교하여 겨우 2kg의 감소에 그쳤다. 매년 가을부터 겨울에 걸쳐 감기가 유행하기 시작하면 누구보다 먼저 감기에 걸리곤 했던 Y양이었지만, 그해 가을에는 감기를 모르고 지낼 정도로 건강해졌다. 거듭되는 생채식을 통해 체질이 변한 것이 틀림

없었다. 소변검사에서도 신장염 특유의 증상인 요단백, 적혈구 모두
(-)로 나타났다.

완전하고도 확실한 체질개선의 비결

이상에서 알 수 있는 바와 같이, 생채식으로 체중이 급격하게 감소
하고 심한 전신무력감이 느껴지더라도 결코 체념할 일이 아니다. 생
채식을 실행하다가 체중이 급격하게 줄거나 전신무력감을 느끼는 경
우, '생채식을 하려다가 큰일 날 뻔했다'거나 '생채식으로 몸을 망쳐버
렸다'거나 '생채식은 내 체질에 맞지 않는다'는 식으로 생각하는 경향
이 있다. 그러나 이것은 잘못된 생각이며, 자신의 몸이 그만큼 나빠졌
기 때문에 그런 여러 가지 고통스러운 증상이 나타나고 체중도 급격
하게 감소하는 것으로 생각하는 것이 옳다. 따라서 체력이 회복되면
다시 생채식을 실행하는 것이, 아니 몇 번이라도 생채식을 되풀이하
여 체질이 완전히 변할 때까지 계속하는 것이 현명하다.

이 점에서 Y양의 체험은 여러 가지로 귀중한 교훈을 던져주고 있
다. 즉, 허약한 체질을 개선하기 위해 실행하는 생채식의 경우에는 몇
년이 걸리더라도 몇 번이고 되풀이하여 실행한다는 계획을 세운 뒤,
처음에는 극단적인 체중 감소의 일보 직전에 중단하고 체력의 회복을
꾀하는 신중한 방법이 안전하고도 확실한 효과를 얻는 비결이라는 것
이다.

Y양은 아직도 생채식을 계속하고 있는데, 향후의 경과에 대해서는
다시 보고할 기회를 마련하고 싶다.*

---

* Y양은 1999년 9월 현재 본문에 나온 그대로 식사를 계속하고 있으며, 활기차고 건강하
게 대학생활을 하고 있다.

후기

　지금까지 필자는 현대영양학의 상식으로는 도저히 이해가 되지 않을 초소식(생채식)을 1년, 2년이라는 장기간 동안 지속하고 있는 환자들의 임상사례를 보고했다. 이러한 사례들의 진실성에 대해 의구심을 품는 사람들도 적지 않을 것으로 생각한다. 당연한 일이다.

　지금으로부터 45년 전의 일이다. 유명한 니시건강법을 열렬하게 신봉하고 있던 필자는 하루 세 끼를 먹는 3식주의자에서 아침을 거르고 점심, 저녁 두 끼만 먹는 2식주의자로 전환했다. 그 결과 하루에 섭취하는 열량이 2,500kcal에서 약 3분의 2인 1,600kcal 정도로 줄었다. 그렇게 100일 정도가 지나자 몸상태가 대단히 좋아졌다. 위장도 좋아지고 머리가 맑아졌으며, 아침에도 상쾌한 기분으로 일어날 수 있었다. 확실히 아침밥을 거르는 효과가 있었다.

'영양부족'의 선입관 때문에 겪은 실패

그런데 그때까지도 필자의 머릿속에는 현대영양학의 상식이 확고하게 자리 잡고 있었다. 의과대학 재학 시절 성인 남자는 하루 2,500kcal

정도의 에너지를 섭취하지 않으면 영양실조가 된다고 배웠기 때문이다. 이 선입견 때문에 하루 1,600kcal 정도의 소식에 대해 불안감을 떨칠 수가 없었다. 그래서 다시 아침밥을 먹기도 하고, 혹은 아침식사는 하지 않더라도 부족한 영양을 보충하기 위해 저녁식사의 양을 늘려 하루에 2,500kcal 정도를 먹으려고 노력했다. 그러나 그럴 때마다 몸 상태가 나빠지곤 했다.

역시 아침밥을 거르는 것이 좋다는 것을 느끼고 다시 아침밥을 먹지 않으면 얼마 안 가 몸이 다시 좋아졌다. 그런데 아무래도 또다시 '영양 부족'이 걱정되었다. 그래서 다시 야식을 먹기 시작하는 등 어리석은 짓을 자꾸만 되풀이했다.

이와 같이 일단 잠재의식에 깊이 박힌 선입견은 그리 간단하게 없앨 수 있는 것이 아니다. 따라서 현대의학의 상식이 이미 잠재의식 속까지 침투해버린 사람들이 이 책에 실린 초소식 임상사례들을 읽는다 하더라도 쉽게 납득할 수는 없을 것이다.

모름지기 진실은 지신의 체험 속에서 실감할 수 있는 법이다. 따라서 초소식에 흥미와 관심을 가지고 있는 사람은 스스로 실행해본 뒤 옳고 그름을 확인해보라고 권하고 싶다.

한편, '이렇게까지 극단적인 소식을 실행할 필요가 무엇인가' 하는 생각을 갖고 있는 반대론자들도 적지 않을 것이다. 식욕은 인간이 누릴 수 있는 최대의 즐거움 가운데 하나인데, 이 즐거움을 극도로 억제해야 하는 초소식이 인생을 쓸쓸하게 만든다는 것이다. 그 기분은 충분히 이해할 수 있다. 그럼에도 불구하고 필자가 목숨을 걸고 초소식을 주장하는 이유는 무엇인가?

난치병 치료의 비결

우선 첫째는 이 초소식을 통해 현대의학으로는 치료할 수 없는 수많은 난치병을 완치할 수 있다는 사실이다. 예를 들면 교원병이 그렇다. 전신성 홍반성 낭창(루프스)이나 다발성 경화증 등의 교원병은 자가면역질환으로 현대의학에서 온갖 치료법을 연구하고 있지만 아직까지도 그 근치법은 찾지 못했다. 호르몬제나 면역억제제 등을 처방하고는 있지만 끝내 완치하지 못하는 실정이다. 그런데 이러한 난치병도 초소식의 생채식으로 속속 치료되고 있다. 그것도 전혀 약을 쓰지 않고서 말이다. 일생 동안 고칠 수 있을지 없을지 그 가능성마저 불확실하여 절망하고 있는 환자들의 눈앞에 꿈 같은 빛과 희망이 나타나게 된 것이다.

필자의 병원에는 만성 관절류머티즘, 기관지 천식, 아토피성 피부염, 만성 간염, 만성 신장염 등으로 몇 년씩 고생하면서 앞날의 희망을 잃어버린 환자들이 계속 찾아오고 있다. 이러한 사람들이 초소식을 통해 깨끗하게 호전되는 모습을 볼 때마다 표현할 수 없을 정도로 기쁘다.

필자는 이 초소식의 생채식이 하나의 과학적 치료법으로서 의학계에서 공식적인 위치를 확보하는 모습을 보고 싶다. 그렇게 되면 수많은 난치병 환자들에게 구원의 손길을 제공할 수 있기 때문이다. 그러한 정열을 품고서 필자는 이 생채식의 초소식을 주장하고 있는 것이다.

무병장수의 비법

둘째로, 생채식은 치료법으로서 탁월한 효과가 있을 뿐 아니라 무병
장수법으로서도 높은 가치를 지니고 있다.

현재 가고가와加古川 시에는 5년에 걸쳐 생채식을 실행하면서 유유
자적한 노후를 보내고 있는 노부부가 있다. 부인이 태어날 때부터 허
약한 체질인데다가 볼에 악성종양이 생겨 생채식을 시작하게 된 것이
다. 남편은 이렇다 할 질병은 없었지만 부인을 격려하는 의미에서 부
부가 함께 생채식을 실행하게 되었다. 그 결과 5년이라는 장기간의 생
채식을 하게 되었는데, 두 사람 다 전혀 다른 사람처럼 건강해졌다. 아
직까지 노인들의 생채식 사례는 그렇게 많지 않지만, 필자는 이 초소
식의 생채식이 무병장수법으로서도 커다란 효과를 발휘하게 되리라
고 믿고 있다.

셋째로, 생채식은 허약한 체질을 개선하는 건강법으로서 커다란 효
과가 있다. 본문에서 소개했던 Y양의 경우 태어나면서부터 허약하여
신장염을 앓게 되었지만 생채식을 끈기 있게 실행하는 동안 체질이
깨끗이 변하여 못 알아볼 정도로 건강한 신체가 되었다. 따라서 이 건
강법으로 장래에 수많은 사람들이 체질개선에 성공하여 참된 건강을
얻을 것으로 기대한다.

미용 효과

넷째로, 생채식은 미용법으로서도 대단히 훌륭한 효과가 있다. 생채
식을 실행하는 여인이라면 매일 거울 앞에 앉는 것이 큰 즐거움이 될

것이다. 하루가 다르게 피부가 깨끗해지기 때문이다. 생채식을 실행하는 사람이 목욕을 한 뒤 팔다리를 만져보면 피부가 매끈매끈하고 촉촉하며 윤기가 있다는 것을 알게 될 것이다.

또 아토피성 피부염 환자에게 이 생채식은 최고의 치료법이 된다. 현재 아토피성 피부염 치료법으로 여러 가지가 등장하고 있지만, 필자는 이 생채식이야말로 아토피를 근치할 수 있는 최상의 비결이라고 확신하고 있다. 생채식으로 치료된 피부의 아름다움과 깨끗함을 보면 다른 요법에 비해 얼마나 뛰어난지 알게 될 것이다.

식량위기를 극복하는 열쇠

다섯째, 초소식은 가까운 장래에 인류가 당면하게 될 식량위기를 극복하는 열쇠가 될 것이다. 현재 약 65억 명으로 알려져 있는 세계인구는 앞으로 반세기만 지나면 100억을 넘어설 것으로 예상되고 있다. 무려 두 배 가까이 늘어나는 것이다. 그러나 이러한 인구급증에 대응하여 식량이 순조롭게 증산될 것인지는 커다란 의문이다.

1960년부터 1985년에 이르는 25년간은 인구증가보다 식량증산 속도가 더 빨라서 상황이 낙관적으로 보였지만, 그 후 식량증산은 한계점에 이르러 장래의 전망은 결코 밝지 않다.

더욱이 녹지의 무질서한 개발과 사막화에 의한 지구생태계의 급격한 변화라는 돌이킬 수 없는 불행한 상태를 눈앞에 두고, 반세기 후 100억에 이르게 될 세계인구의 식량을 어떻게 확보할 것인가가 지구차원의 문제로 등장하고 있다. 그러나 필자는 생채식과 단식에 대한 연구를 통해 소식이야말로 건강의 원점이라는 사실을 확신하고 있을 뿐만 아니라, 이 생채식으로 인류의 식량위기도 극복할 수 있다고 전망하고 있다. 따라서 생채식의 영양문제에 관해 많은 전문가의 연구를 기대하고 있는 것이다.

사랑과 자비에 기초한 '바람직한 식생활'로 인류의 진화를

여섯째로, 초소식의 생채식이 미래에 인류의 '바람직한 식생활(正食)'로 자리 잡게 될 것인가 하는 문제이다.

인류의 진화사를 살펴보면 정신적으로는 아직도 커다란 진전을 보여주지 못하고 있는 것이 사실이다. 우리는 이 지상에 낙원을 건설해야 한다. 붓다나 예수와 같은 성자들이 가르친 사랑과 자비를 실천하는 사람들이 지구상에 가득 차게 되는 이상의 세계를 말이다. 이러한 사랑과 자비로 가득한 사람들에게는 가능한 한 살생을 하지 않는 초소식의 생채식이 바람직한 식생활이 될 것이 틀림없다.

현재와 같이 식도락을 위해 짐승과 생선을 아무렇지 않게 살생하는 사회에서 진정한 평화와 건강은 실현되지 않을 것이다. 이렇게 보면 초소식의 생채식은 인류가 사랑과 자비로 가득한 '참인류'로 진화하기 위한 하나의 전기이다. 본문에서 소개한 '선인식' 같은 것도 '미래에 인류의 식사는 이러한 것이다' 하는 신의 암시가 아닐까 하는 것이 필자의 생각이다. 그래서 필자는 목숨이 붙어 있는 한 이 생채식을 계속 연구해 나가겠다는 의욕을 불태우고 있는 것이다.

그러나 생채식을 과학적으로 연구하는 과정에는 아직도 수많은 과제가 산적해 있다. 현재 필자가 실행하고 있는 생채식은 아직도 미숙한 점이 적지 않다고 생각한다. 이러한 여러 가지 문제를 의학적으로 조명하면서 검토를 거듭해, 어떠한 비판에도 견뎌낼 수 있는 과학적인 데이터를 정비해 가야 할 것이다. 따라서 필자는 이 초소식의 생채식에 흥미와 관심을 갖고 있는 분들의 도움을 기다리고 있다.

마지막으로, 이 초소식의 생채식을 실행하는 경우 결코 독단적으로 하지 말고 반드시 전문가와 연락을 취한 다음 올바른 지도하에서 실행하기 바란다. 때로는 위험이 따를 수도 있기 때문이다. 일반적으로 말하면, 현재 먹고 있는 식사를 조금씩 줄여가다가 몸이 충분히 익숙해진 뒤에 우선 표준적인 생채식(하루 약 900kcal)을 실행하는 것이 좋을 것이다. 이 생채식을 얼마간 계속하여 신체의 조직이 생채식에 잘 적응한 다음에는 생현미가루를 조금씩 줄여가는 방법으로 초소식의 단계에 점차적으로 들어가야 한다. 결코 초조하게 굴어서는 안 되며, 신중에 신중을 기하면서 돌다리도 두드리고 건너는 기분으로 해야 할 것이다. 도중에 조금이라도 불안이 느껴지거나 의문이 생기는 경우에는 곧바로 이 책을 옮긴 전홍준 박사의 연락처로 문의하길 바란다.

하나통합의원 원장 전홍준
광주광역시 서구 죽봉대로 80
062) 457-6567
062) 225-9626
홈페이지 wholecare.kr

고오다 미쓰오甲田光雄의 생애와 의학사상*

스기오 도시아키

고오다 미쓰오의 생애

고오다 건강법은 고오다 교수 자신의 체험을 주축으로, 수많은 환자들을 치료한 실적을 이론화하여 탄생한 것이다. 따라서 어떤 질병과 투병하면서 고오다 건강법이 구축돼왔는지를 그의 병력病歷에 초점을 맞추어 소개하기로 한다.

단 음식을 대단히 좋아하는 집안에 태어나서 성장한 소년 고오다는 중학교 3학년 말에 만성 위장병을 앓게 되어 장기간 휴학을 해야만 했다. 설사가 계속되어 좀처럼 멈추지 않았고, 식욕은 떨어졌으며, 몸은

---

* 이 글은 일본 한남대학限南大學 상학부 스기오 도시아키杉尾敏明 교수가 고오다 선생의 건강사상을 체계적으로 이해하기 위하여 정리한 《소식 건강법: 고오다 요법의 에센스》에서 저자의 승인하에 수록하였다. 스기오 교수는 일본의 교육과 인권, 특히 신분·사회적으로 차별받고 소외당해온 '부라쿠민部落民'의 인권과 해방을 위한 운동에 적극적으로 참여하고 있으며 《국민의 교육권》, 《민주교육의 시점》, 《부락해방과 민주교육》 등 수많은 책을 썼다. 또한 스기오 교수는 고오다 선생이 관장으로 있는 야오八尾 건강회관 관우회 부회장으로 일하면서 고오다 선생의 저술활동과 사회운동을 직접 돕고 있으며 현재는 고오다 요법을 세계적으로 보급하기 위한 '소식건강지구협회(가칭)'의 산파역을 맡고 있다.

전혀 알아볼 수 없을 정도로 야위어 방 안에서 드러눕고 일어나고 하는 생활로 약 반년을 보냈다.

그래도 위장이 좋아지지 않아 결국 학교를 단념한 뒤 아버지로부터 "너 같은 허약한 녀석은 논밭에 나가 일하면서 신체를 단련해야 한다"는 말을 듣고 아버지와 함께 농사일을 시작했다. 그렇게 약 2년을 보내면서 채소를 많이 먹었고, 농사일도 효과를 발휘하여 그런대로 한 사람의 농사꾼이 되었다. 그리고 징집령이 내려진 무렵 다시 학교생활을 시작했다. 그런데 학교에 다니면서부터 또다시 위장이 거북해지기 시작해 불과 반년 만에 몸이 다시 홀쭉하게 야위었다.

이후 고오다는 육군사관학교에 지원했지만 신체검사에서 떨어졌고, 다음 해인 중학교 5학년 때 다시 도전해서 겨우 합격했다. 육사에 합격했다는 전보를 받았을 때 고오다는 유행성 급성 간염으로 인한 황달로 고생하면서 자리에 누워 있었다. 이후 육사 재학 중에 건강의 무리를 무릅쓰고 정상생활을 유지하기 위해 애쓰는 사이, 간염은 만성으로 발전하고 말았다.

전쟁이 끝나고 군대에서 돌아와 다시 농사일을 하면서 '역시 나에게는 농사가 천직'이라고 생각하고 있던 고오다는 뜻하지 않게 찾아온 육사 시절 친구의 권유로 고등학교에 진학했다. 이 무렵 그는 농사일로 위가 커졌는지 농꾼들처럼 밥을 큰 그릇으로 하나씩 먹고 있었다. 여기에, 당시 재배하고 있던 사탕수수로 흑설탕을 만들어 많은 양을 먹었다. 이러한 당분 과잉의 생활로 고오다의 몸에는 갖가지 이상이 붙어다니고 있었다. 어떻게 해서든 건강을 되찾아야겠다고 생각하고 있던 고오다는 결국 희망대로 의과대학에 진학했다.

오사카 의대 1학년에 재학 중이던 그는 우연히 서점에서 《니시식 건강법》이라는 책을 접하게 되었다. 새로운 건강법에 깊이 흥미를 느긴 그는 자신이 직접 실행해보기로 결심하고 하루 두 끼만 먹는 2식주의를 실천하기 시작했다. 그러나 아침식사를 거르기 때문에 점심과 저녁은 배부르게 먹어도 괜찮은 것으로 생각하고 저녁식사 때에는 네다섯 공기나 되는 양을 먹어치웠다. 이렇게 니시건강법을 엉터리로 실행한 것이 탈이 되어, 대학 3학년 때인 1950년 5월 26일부터 자리보전을 하는 처지가 되고 말았다.

오사카 의대의 '훌륭한 선생님'에게 치료를 받으면 쉽게 좋아질 것으로 생각하고 입원한 그는 그 '훌륭한 선생님'의 진료태도에 깊이 실망하고 말았다. 마음이 침울해진 고오다는 이미 중독이 되어버린 단음식이 먹고 싶어 친구가 가져다준 꿀 한 되를 불과 2주 만에 먹어치우기도 했다.

이 무렵, 한 친구로부터 치구다築田多吉가 저술한 《아까홍赤本》을 빌려 읽게 되었다. 그 내용 가운데 단식요법에 특별히 마음이 끌린 고오다는 '내가 직접 해보리라'는 결심으로 주치의와 친구들의 반대를 물리치고 1950년 8월 5일 이코마生駒 산에 있는 단식도장으로 향했다.

이 도장에서 읽게 된 《니시식 단식요법》이라는 책을 통해 자신에게 간장병과 위장병을 안긴 주요한 원인이 어렸을 때부터 단 음식을 너무 많이 먹었기 때문임을 알게 된 고오다는 '어떻게 해서든 단것을 끊어야 한다'고 굳게 결심했다.

8월 말 단식도장에서 집으로 돌아온 고오다는 좋아하던 단 음식을 단호하게 중단하고 생채소 등 그때까지는 처다보지도 않던 음식들을 매일 식탁에 올렸다. 부식으로 작은 생선류를 거의 매일 먹었고, 해조류나 참깨도 반드시 먹는 습관을 들였다. 그런 식생활 속에서, 극심했던 위장과 간장의 상태가 서서히 호전되기 시작했다.

1951년 3월 25일, 단식요법을 한 차례 더 실행하기로 결심하고 히 가시오사카東大阪 시에 있는 석가단식원에서 12일간의 단식을 실행했다. 이로써 간장병은 더욱 호전되었고, 거의 자리에 누워 지내던 생활에서 벗어나 여기저기 산책도 다닐 수 있게 되었다.

그런데 바로 이 무렵, 긴장이 풀린 고오다는 슬슬 단 음식에 다시 손을 대기 시작했다. 처음에 집에 있는 만두나 조카가 먹던 비스킷에서 시작된 군것질은, 곧 밖에 나가 과자를 사 먹는 데까지 발전했다. 그런 자신의 모습을 보며 수도 없이 반성하고 '절대로 단 음식을 먹지 않겠다'는 다짐도 했지만, 또다시 비탄의 수렁으로 빠지곤 하는 생활이 되풀이되었다.

그러나 그런 최악의 생활을 반복하는 가운데 소득도 있었으니, 단 음식을 실컷 먹으면 어떻게 되는지, 신체에 어떤 반응이 나타나는지, 병이 어떻게 악화되는지를 체험을 통해 세세하게 관찰하고 체득할 수 있었던 것이다.

물론 당시에는 이렇게 태평한 생각을 할 수 있는 처지가 아니었다. 절망에 가까운 비애만을 되씹고 있던 고오다는 문득 기발한 생각을 떠올렸다. 그것은 이른바 '역逆요법'이었다. 즉, '독은 독으로 제어한다'는 생각이었다. 고오다는 단 음식을 끊기보다는 반대로 더 이상 보기조차 싫어질 정도로 많이 먹어보리라 생각했다. 그러나 그 결과 위장과 간장의 상태는 심하게 악화되고 충치도 점점 늘어났다. 그런 상태로 학교를 휴학하고 어물어물하고 있는 사이에 2년이 흘러가 버렸다.

그렇게 지내던 중에, 마침내 단것에 대한 중독을 극복할 수 있는 가능성이 열리기 시작했다. 언제부터인가 신기하게도 단 음식이 싫어지기 시작한 것이다.

이러한 체험은 두 가지 점에서 커다란 의의가 있다. 하나는 '번뇌즉보리煩惱卽菩提'라는 점에서이다. 다시 말해, 그의 악전고투가 육체적인 면에서는 물론 정신적인 면에서도 인간을 깊이 이해할 수 있는 체험으로서 커다란 의의를 지니고 있다는 것이다. 고오다는 고통을 체험함으로써 타인의 고통을 이해할 수 있었고, 스스로 그 고통을 극복하고자 하는 의지도 다질 수 있었다. 오늘날 고오다 교수의 끈기 있는 의료활동을 지탱하고 있는 정열의 근원에는 이렇게 몇 번이고 실패하고 좌절했던 체험이 자리 잡고 있는 것이다. 흔히 "병을 앓아본 적이 없는 사람이 의사가 될 자격이 있는가" 하는 말들을 하는데, 이 점에서 고오다 교수는 유별나게 뛰어난 조건을 갖춘 체험자라고 할 수 있을 것이다.

또 한 가지 의의는 두말할 필요도 없이 '실험'으로서의 그것이다. 그의 체험은 무엇을 어느 정도 먹으면 어떻게 되는가, 또 그때의 심리상태는 어떻게 되는가 하는 점 등을 구체적이고 미묘한 부분까지 파악할 수 있도록 해준 하나의 실험이었다. 오랜 세월 동안 자신의 몸으로 직접 질병을 체험한 것은 다른 환자를 치료한 체험 이상으로 의미가 크다고 할 수 있다.

고오다 미쓰오의 의학사상

특이한 의사

고오다 미쓰오는 여러 가지 점에서 특이한 의사이다. 고오다 병원에서는 약을 거의 쓰지 않으며, 물론 수술도 하지 않는다. 고오다 교수는 청진기를 사용한 적이 없으며, 거의 전부 손으로 진찰하여 병증을 정확하게 파악한다. '고오다 의원'이라는 간판은 있지만, ○○과라는 표식은 없다. 이 병원을 찾아오는 환자들은 암, 간장병, 신장병, 아토피성 피부염, 근육 디스트로피, 류머티즘, 천식, 고혈압 등 난치병 중에서도 난치병 환자들이다.

그리고 입원한 환자들은 일반 병원에서 볼 수 있는 것처럼 환자복을 입는 것이 아니라 운동용 셔츠를 입고, 안정을 취하고 있는 것이 아니라 부과된 '운동'을 부지런히 하고 있다.

고오다 원장은 1년 365일 내내 설날도, 휴가도, 공휴일도 없이 입원환자 20명 내외와 외래환자의 뒷바라지를 하고 있다. 그는 아침 7시 반부터 조례와 강의, 곧이어 진찰, 또 오후의 회진, 강연과 연구 등 실로 정력적으로 활동하고 있다(오해가 없도록 부언하자면, 필요한 검사는 다른 병원이나 검사센터 등을 이용해 빠짐없이 실시하고 있다).

오늘날 의료계가 야기하고 있는 사회적 문제에 비추어볼 때 고오다 병원의 특이성은 더욱 두드러진다.

1982년 7월 27일 일본 국세청이 발표한 바에 따르면, 1980년도 신고소득세 조사결과에서 개인병원이 1972년 이래 계속해서 '소득은폐 및 신고누락' 등 탈세가 가장 많았으며, 최악 탈세자 20위 중에서 의료기관이 일곱 개를 차지하고 있다.

또한 같은 해 8월 24일 일본 국세청이 발표한 의료비 부당청구에 관한 조사 결과에 의하면, 전국의 개업의(치과 포함) 약 8만 명 중 문제가 있다고 생각되는 595명을 추출해 조사한 결과 62%에 해당하는 366명이 26억6천만 엔을 부당청구한 사실이 드러났다고 한다. 오늘날의 의료계가 얼마나 병들어 있는지를 단적으로 보여주는 수치이다.

이렇게 탈세까지 가능할 정도로 엄청난 의료비가 지출되고 있음에도 불구하고, 질병은 점점 늘어만 가고 대형병원의 수 또한 증가 일로를 걷고 있다. 게다가 신사神社를 찾아가 병을 낫게 해달라고 기도하는 사람이 그치지 않고, 그중에서 약 60%가 암환자인 것이 오늘날 일본의 현실이다.

　약물 문제는 또 어떤가. 일본 후생성이 발표한 '1981년도 의약품 부작용 모니터 보고'에 의하면, 1981년 3월까지 1년간 전국의 조사대상 병원에서 보고된 약물 부작용 사례는 819건으로, 그중 21명이 사망했다고 한다. 모니터 지정 병원이 전체 9,515개 병원의 1할 정도에 불과하다는 점을 고려한다면, 실제 피해규모는 발표 수치의 열 배 정도라고 보아도 무방할 것이다.

　정말로 표현이 떠오르지 않을 정도로 무서운 일이다. 병을 치료해야 할 약이 오히려 질병을 만들고 있는 것이다. 공해, 약 부작용, 검사 부작용이 판치는 오늘날의 상황 속에서 고오다 교수의 치료방식은 그야말로 신선한 의료행위가 아닐 수 없다. 기술료를 거의 인정하지 않고 있는 현재의 의료제도상, 약을 사용하지 않는 고오다 방식의 병원 경영은 적자를 면하기 힘들다. 이런 악조건 속에서 고오다 교수의 병원은 '보시布施' 정신을 바탕으로 간신히 유지해가고 있는 실정이다.

　고오다 교수는 의사의 양심에 입각하여 지나치게 많은 환자를 보지 않는다. 입원환자는 항상 20명 안팎으로, 고오다 교수는 이들 한 사람 한 사람의 신체나 기분의 변화, 성격, 병력, 삶의 자세, 경제상태 등 모든 것을 파악하고 전인적으로 접촉하며 지도하고 있다. "양심적으로 환자를 보면 20명 정도가 한계"라는 것이 고오다 교수의 말인데, 아마도 그럴 것이다. 그의 말에는 환자에 대해 '책임감을 가지고 지도하는' 엄숙한 자세가 반영되어 있다. 나라奈良 교육대학의 다케우치竹内 교수는 "의학은 응용과학이며, '건강한 생활방법이란 무엇인가'를 일상생활에 입각하여 답을 구하는 학문"이라는 점을 강조하고 있는데, 그런 의미에서 고오다 교수의 책임의식은 의사의 본령을 보여주고 있다고 할 수 있다.

이제 고오다 건강법의 헌신적인 실천을 지탱하고 있는 것이 무엇인지를 그의 의학사상을 통해 정리해보기로 한다.

진정한 건강상태

고오다 교수는 "단식을 하면서 '무감無感'의 상태에 있을 수 있는 사람이야말로 진정한 건강체"라고 건강상태를 정의한다. "건강이란 무감의 상태를 일컫는다"는 정의도 있지만 이것만으로는 불충분하고, 단식 중의 반응증상으로서 때때로 일어나는 구역질이나 구토 등이 생기지 않는 몸이 되는 것이 중요하다는 것이다. 건강하게 보이는 사람일지라도 대개는 단식 중에 반응증상이 나타나기 때문이다.

고오다 교수는 건강법이 도달해야 할 근본적인 목표로 개인적인 것과 사회적인 것의 두 가지를 들고 있다. "개인으로서는 육체면에서 무감의 상태를, 정신면에서는 미혹이 없는 깨달음의 상태를 지향하며, 동시에 사회로서는 공해나 가정 내 폭력, 차별 등이 없는 상태를 지향해야 한다"는 것이다. 이렇게 그는 건강법이 추구해야 할 개인 차원의 목표와 사회 차원의 목표를 통일적으로 파악하고 있는데, 이 점은 실로 중요한 의미를 지닌다. 흔히 개인적인 차원에서만, 그것도 육체적인 면에 한정하여 건강을 이해하는 경향이 있는데, 바로 이 한계 때문에 개인의 육체적인 건강조차 확보하지 못하고 있는 것이 오늘날의 현실이다.

또한 고오다 교수가 강연 때마다 강조하는 바와 같이, '무엇을 위한 건강인가' 하는 문제, 즉 건강을 삶의 보람과 결부시키는 일이 중요하다. 사람을 괴롭힌다거나 자신의 이익만을 꾀하고 타인을 희생시키는 삶의 자세가 아니라, 다른 사람을 위하고 사회를 위하고 자기 자신을 위해 높은 이상을 지니고, 하고 싶은 일을 찾아내 실천하기 위해 건강을 추구하는 것이 긴요하다는 것이다. 어떻게 해서든지 고통에서 탈출하기 위해 건강해지고 싶다는 바람을 품는 데서 더 나아가, 그 고통 속에서도 적극적으로 삶의 보람을 찾아 실천적으로 추구하는 것이 필요한 것이다.

흔히 환자들은 질병을 치료하는 데에만 신경을 쓰면서 질병이 나은 뒤에, 혹은 치료하는 과정에서 무엇을 할 것인가에 대해서는 생각하지 않는 경향이 있는데, 고오다 교수는 이런 점을 반성해야 한다고 말한다. 그는 살아남아서 무언가를 하고 싶고 또 해야 한다는 절실한 의지 이상의 강력한 치유제는 없으며, 그러한 상념이 병의 고통이나 단식·소식의 고통을 잊게 한다고 단언한다.

1948년 4월 8일에 출범한 세계보건기구(WHO)는 발족에 즈음하여 채택한 '보건헌장'에서는 건강을 다음과 같이 정의하고 있다.

건강이란 육체적·정신적·사회적으로 완전한 복지상태를 의미하며, 단순히 질병 또는 병약함이 없는 상태를 의미하지 않는다.

건강에 대한 WHO의 이러한 정의는 건강을 개인 차원과 사회 차원의 양면에서 파악하고 질병의 유무만을 건강의 기준으로 삼고 있지 않다는 점에서 고오다 교수의 건강사상과 일맥상통하고 있다.

자연치유력: 병은 자신이 고치는 것이다

오늘날 대부분의 병원은 수많은 약을 사용하고 있으며, 환자는 태평스럽게 안정만 취하고 있으면 의사가 알아서 고쳐줄 것이라는 생각으로 병원생활을 하고 있다고 해도 과언이 아니다.

이와는 반대로, 고오다 병원의 환자들은 '병은 자신이 고치는 것이다', '질병은 나의 잘못된 생활의 결과로 생긴 것이므로 나의 생활을 반성하고 올바른 생활로 돌아가면 질병은 자연히 사라진다'는 사고방식으로 생활하고 있다.

이와 관련해 고오다 교수는 다음과 같이 쓰고 있다.

질병에 걸리는 것은 우리가 평소에 잘못된 생활을 하고 있기 때문이며, 올바른 생활을 계속하는 한 질병에 걸리는 일은 없다. 그리고 설혹 잘못된 생활로 질병에 걸렸다 해도 약이나 주사에 의지하지 않고 올바른 생활로 돌아가면 반드시 병을 떨치고 건강한 생활을 즐길 수 있다.

고오다 교수의 말은 평소 좋아하는 음식을 아무것이나 실컷 먹고 좋아하는 일을 아무렇게나 실컷 하다가 병에 걸리면 약이나 의사에게 의지하곤 하는 오늘날의 현실을 향한 엄중한 경고이다. 자신이 뿌린 씨앗은 자신이 거둬들여야만 한다. 약을 과용하면 약 없이는 살 수 없게 되고, 결국 그 부작용으로 고생하게 된다.

또 올바른 건강법을 배우고도 그것을 실천할 의지나 역량이 없음을 반성하지 않고 건강법 자체의 책임이나 지도가 불충분한 탓으로 돌려버리는 경향도 반성해야 할 자기중심적 발상이다. 때로는 자신은 책임을 다했다고 주장하는데도 '엉뚱한 의심'을 받는 경우가 있는데, 이 경우에도 그렇게 의심을 받게 된 자신의 부덕을 반성해야 한다고 고오다 교수는 주장하고 있다. 예를 들면, 병을 앓게 되어 벗이나 형제들이 "너무 많이 마셔서 그런 병에 걸리게 된 것은 아닌가" 혹은 "늘 사소한 문제를 놓고 걱정하다가 건강이 나빠진 것이 아닌가" 하는 지적을 할 때, "그런 일이 없다"고 변명을 늘어놓기 전에 그들을 그렇게 생각하게 만든 자신의 부덕을 반성하는 일이 중요하다는 것이다.

'하늘은 스스로 돕는 자를 돕는다'는 말대로, 질병을 낫게 하는 방법을 알고 있더라도 그것을 실천할 수 있는 의지와 역량의 문제는 남는다. 이런 의미에서도 질병은 자신이 고치는 것이라고 할 수 있으며, 이 의지와 역량을 형성하는 과정이야말로 하나의 수행修行이라고 할 수 있다.

또 인간뿐만 아니라 모든 생물은 상처를 입어도 시간이 지나면 자연히 치료되는 '자연치유력'을 지니고 있으며, 이 힘이 활발하게 활동하도록 만드는 일이 질병을 자연스럽고 확실하게 고치는 지름길이다. 미국의 저널리스트 노먼 커즌스Norman Cousins가 편집한 《죽음으로부터의 생환—현대의료가 잃고 있는 것》*에 실린 체험기에서 르네 뒤보스는 다음과 같이 말하고 있다.

항상 느끼는 것이지만, 과학적 의학의 문제는 그것이 충분히 과학적이 아니라는 데 있다. 현대의학은 의사와 환자가 '자연치유력' 안에서 기능하고 활동하는 육체와 정신의 관리법을 배울 때에 비로소 진정으로 과학적인 것이 될 것이다.

자연치유력을 높이는 방법을 확립하는 일이 진정한 건강을 되찾는 길이며, 현대의학의 가장 근본적인 치료방법이라는 지적이다.

다음과 같은 간디의 글은 동양적인 의학관으로서 고오다 교수의 생각과 상통하고 있어 흥미롭다.

---

* *Anatomy of an Illness as Perceived by the patient*, Bantam, New York, 1981 (우리나라에서는 《불치의 병은 없다》라는 제목으로 번역출판되었다. 역주)

우리는 극히 사소한 질병에도 의사를 찾는 습관이 몸에 배어 있다. 의사가 없으면 가짜의사한테라도 가서 상담을 한다. 의료가 없으면 질병은 낫지 않는다는 치명적인 망상에 사로잡혀 고생하고 있는 것이다. 이것이 다른 어떤 악보다도 인류에게 커다란 악영향을 미치고 있다. 물론 병에 걸리면 치료를 해야 한다. 그러나 의학이 치료하는 것은 아니다. 약은 무용할 뿐만 아니라 때로는 해가 될 수도 있다. 환자가 약을 복용하는 것은, 집 안에 쓰레기가 가득 차 있는데도 청소를 하지 않고 그저 덮어서 숨겨버리는 것과 같은 바보짓이다. 덮어 숨기면 숨길수록 쓰레기는 부패해간다. 인체에 관해서도 같은 이치이다. 질병이나 비정상은 몸의 어딘가에 오물이 쌓여 있다는 사실을 알려주는 자연의 경고이다. 따라서 의약의 손을 빌려서 그 오물을 덮어 숨길 것이 아니라, 자연의 기능에 맡겨서 오물을 제거하는 것이 지혜이다. 의약에 의지하려는 노력은 자연의 기능을 2중으로 곤란하게 만든다. 반대로 단식을 통해 그 이상 오물이 축적되지 않도록 하거나 운동을 열심히 해서 땀을 흘림으로써 독소의 배출을 촉진하는 등, 기본적인 원리를 염두에 두고 자연의 기능을 돕는 편이 훨씬 쉬운 일이다. 그리고 가장 필요한 일은 자신의 정신을 엄격하게 제어하는 일이다.

자연의 작용을 돕는 것이 건강법의 기본이라는 간디의 주장은 고오다 교수의 생각을 그대로 옮겨놓은 듯하다. 질병의 치료와 관련해 두 사람은 이렇게 놀라울 정도로 공통된 사고방식을 보여주고 있다.

심신일자心身一者, 색심불이色心不二

육체와 정신은 일체이며, 이 둘은 따로 뗄 수 없는 불가분의 관계에 있다. 이와 관련하여 고오다 교수는 다음과 같이 쓰고 있다.

정신과 육체는 원래 따로따로 떼어 생각할 수 없는, 밀접하고 분리할 수 없는 관계에 있다. 즉, 육체의 변화는 곧바로 정신에 영향을 미치고, 정신의 변화 또한 즉시 육체에 영향을 미치는 것이다. 그래서 동양에서는 옛날부터 정신과 육체의 이러한 관계를 '심신불이心身不二' 혹은 '심신일자心身一者'로 표현하고 있다. 물질은 모두 색色이라는 불교관에서 '색심불이色心不二'라고도 이른다.

이러한 관점에서 다음과 같은 예를 들 수 있다

- 정신건강이 육체적 건강에 미치는 영향
· 스트레스 → 위궤양
· 분노 → 위궤양
· 걱정 → 식욕부진
· 감정의 변화 → 체액과 날숨의 변화
· 질투 → 고혈압

- 육체적 건강이 정신건강에 미치는 영향
· 칼슘 결핍 → 초조
· 다리 장애 → 스트레스
· 두꺼운 옷, 난방 → 두통

그러므로 심신을 일체로 파악하여 전체적으로 치료하는 일이 무엇보다도 중요하다. 그런 의미에서 의료행위는 질병을 고치는 것이라기보다는 환자를 고치는 것이어야 한다.

그런데 오늘날 의사의 대부분은 여기저기 국부적 환부에만 집착하여 전체로서 인간의 치료·지도를 경시하고 있는 것이 현실이다. '심신이 모두 건강한 인간'을 만들어야 국부적인 환부의 질병도 치료되는 것이다. 이렇게 질병을 치료할 때에는 신체와 마음의 양면을 통일적으로 고치는 일이 중요한데, 특히 정신적인 면을 더욱 중시해야 한다. 자기본위의 사고방식과 탐욕 등의 부정적인 자질을 반성하고 참으로 민주적인 인격으로 성장·발전하는 것이 건강에 이르는 길이며, 그러한 성장과 발전 자체가 건강한 상태의 실질적인 의미이다.

이렇게 보면, ○○과, ○○과로 지나치게 세분하는 현대의료체계는 문제가 있다. 인간을 종합적으로 보고 종합적으로 치료하는 편이 훨씬 중요하고 동시에 과학적이라고 할 수 있다. 예컨대 단식요법이 소뇌위축증이나 근무력증 등에 효과가 있다면, '왜 소뇌위축증에 효과가 있는가' 하는 식의 문제제기보다는 단식요법이 전체로서의 체질을, 더 나아가서 인간을 어떻게 바꾸어가는가를 이해하고, 그 속에서 소뇌위축증에 대한 효과를 규명하는 것이 과학적인 태도라고 할 수 있을 것이다.

1=0 (1은 곧 제로)

고오다 교수는 철저한 '1=0' 식의 사고방식이 니시의학과 붓다의 가르침 사이의 공통점이라고 해석하고 있다. 다만 니시의학은 육체적인 측면에서 '1=0' 식의 가르침을, 붓다는 정신적인 측면에서 '1=0' 식의 가르침을 설파하고 있다는 것이다. 고오다 교수는 건강법도 이러한 사고방식을 기본으로 해야 한다고 주장하면서 다음과 같이 쓰고 있다.

붓다가 설파한 가르침의 진수는 대체로 〈반야심경〉에 요약되어 있는 것으로 여겨진다. 이 경전에서 붓다는 철저한 공空, 무無의 논리를 전개하고, 색즉시공色即是空이라는 '1=0' 식 세계관을 말하고 있다. (…) 즉, 우리가 깨달음을 얻어 성불成佛하기 위해서는 육바라밀六波羅密을 사랑해야 한다고 설파하고 있다. (…) 주지하다시피 육바라밀이란 지계持戒, 인욕忍辱, 정진精進, 선정禪定, 지혜智慧, 보시布施의 여섯 가지를 말한다. 붓다는 이중에서도 보시의 수행이 가장 중요하다고 설파한다. 그리고 최후에는 자신의 목숨까지도 바치는 것이 최고의 보시 수행이라고 말한다. (…) 곰곰이 생각해보면, 이러한 보시 수행은 결국 자기를 부정하는 것이다. 그러므로 근시안적인 사고방식에서 보면 붓다의 이 가르침은 대단히 모순된 것으로 보인다.

흔히 우리는 '나만 좋으면 된다' 혹은 '적어도 나만은 행복해지고 싶다'고 생각하는 것이 행복에 이르는 길이라고 믿는다. 그러나 붓다는 이러한 '합리적인' 사고방식과는 모순되는 '1=0' 식 사고방식이 행복에 이르는 길이라고 설파하고 있는 것이다. 이러한 가르침은 '몸을 던져야 비로소 곤경에서 헤어날 길이 생긴다'는 발상과도 연결된다. 이 '1=0'의 사고방식은 고오다 교수의 '마이너스 영양학'에 의한 체질개선론의 바탕이 되고 있다.

번뇌즉보리煩惱卽菩提

인간개조를 가능하게 하는 근본원리와 관련한 고오다 교수의 견해는, '번뇌즉보리'라는 사고방식이다. 범인凡人이란 대단히 방만하고 어리석기 때문에, 고통이 없고 순풍에 돛단배 달리듯 만사가 순조롭게 진행될 때에는 자신을 반성하지 못한다. 고통이나 괴로움을 당해야만 비로소 자신을 뒤돌아보고 잘못을 고치려 하는 것이다.

'번뇌=지옥'이라는 사고방식으로는 일시적이고 대중요법적인 해결책만을 찾게 되어, 고통이나 괴로움을 일으키는 근본원인을 고친다거나 인간개조는 생각할 여지가 없게 된다. 그런 의미에서, 경우에 따라서는 괴로움이나 고통을 단순히 제거하는 것이 아니라 좀더 근본적으로 자신의 잘못된 생활을 반성하고 올바른 생활을 시작하는 것이 중요하다.

고오다 교수는 다음과 같이 말한다.

고통은 보살이 될 수 있는 계기를 마련해준다. 당신이 온갖 고통에 시달리다 못해 훌륭한 스님을 찾아가 상담을 한다고 치자. 그런데 그 스님이 "아, 그것은 그것대로 감사하라"고 말한다면 어쩌겠는가. 틀림없이 크게 실망할 것이다. '이렇게 괴로운데 감사하라니….' 그러나 곰곰이 생각해보자. 인간이라는 존재는 고통에 부딪히지 않으면 반성하지 않는다. 만사가 순조로울 때에는 누구도 자신을 뒤돌아보지 않는다. 막다른 상태에 이르러 어찌할 바를 모를 때에야 비로소 자신을 반성한다. '나는 왜 이렇게 일이 풀리지 않는가. 좋은 방법이 없을까. 내가 하고 있는 일에 무엇이 잘못되어 있는가….' 그러므로 고통이 있다는 것은 인간에게는 실로 고마운 일이다. 그런 고통스러운 일이 없었다면 우리 인간은 정말로 오만해져 힘겨운 일생을 보내게 될 것이다. 고통스러운 일은 우리의 운명을 바꿀 수 있는 절호의 기회이다. 그러므로 번뇌는 곧 보리라는 것이다.

고오다 교수가 실로 명쾌하게 설파하고 있는 바와 같이, 고통이야말로 인간이 반성하고 성장해가는 데 필요한 양식이다. '고난 속에서 훌륭한 인간이 태어난다'고 하는 것도 바로 이 때문이다. 이러한 인식이 밑바탕이 될 때, 우리는 '나에게 일곱 가지 재난(불교에서 말하는 이승

의 칠난: 유행병, 외국의 침략, 내란, 풍수해, 화재, 상해, 일월식)을 주시오' 하는
적극적인 자세를 갖게 되는 것이다.

우리는 흔히 어려움을 당하면 '왜 나만 이렇게 혹독한 처지에 놓이
는 것인가' 하고 불평을 하지만, '번뇌즉보리'의 관점에서 보면 그 고통
은 나에게 주어진 시련이다. 이 시련을 통해 비로소 자신이 구제된다
는 사실을 깨닫고 그 고난에 기꺼이 맞설 때, 우리는 어떤 어려움도 극
복할 수 있을 것이다.

증상즉요법症狀卽療法

'1=0'의 사고방식에서 붓다가 '번뇌즉보리'의 사상을 전개한 것처
럼, 니시 선생은 '증상즉요법'이라는 사상을 전개했다. 고오다 교수는
이러한 사고방식에 입각하여 '증상즉요법'에 대해 다음과 같이 설명하
고 있다.

증상은 원래 요법으로 인식해야 하며, 결코 질병으로 무서워할 필요가
없다. 예를 들어, 감기에 걸린 사람이 오한을 느끼는 것은 그 사람에게 오
한이 필요하기 때문이다. (⋯) 열이 오르면 맥박이 빨라지고 혈액순환이
촉진되는데, 이것은 혈액 속에 쌓인 독소를 한시라도 빨리 몸 밖으로 내보
내기 위한 것이며, 또 체온을 올림으로써 나쁜 균을 소독하려는 목적도 있
는 것이다. 이와 같은 발열의 의미를 올바르게 이해한다면 열을 내리기 위
해 무턱대고 주사나 약을 사용하는 것은 커다란 잘못이다. 그러므로 열이
날 때에는 오히려 적극적으로 발부터 시작해 몸을 따뜻하게 하는 각온법脚
溫法과 같은 방법을 응용하는 것이 좋다. (⋯) 이에 반해 '증상=질병'이라는
견해를 취하는 현대의학에서는 한기가 나면 옷을 두껍게 입고 이불 속으
로 들어가, 열이 나서 체온이 오르면 곧바로 식히는 방법을 택한다. 이것은

오한이나 발열을 이상 현상으로 간주하고 질병으로 인식하기 때문이다.

만물의 절대평등

모든 생물은 다 같이 평등하며, 따라서 저마다 생존할 권리를 지니고 있다. 한 톨의 쌀이라도 인간과 똑같은 생명을 지니고 있기 때문에 평등한 시각에서 다루어야 한다는 근본사상에 입각하여 고오다 교수는 다음과 같이 말하고 있다.

우리는 귀중한 생명을 불가피하게 자기 생명의 양식으로 취하고 있다. 즉, 다른 생명이 희생해주기 때문에 비로소 인류의 번영이 성립하는 것이다. 살아가기 위해 매일 다른 생명을 빼앗아야만 하는 인간의 업보를 자각한다면, 식사할 때의 합장은 생명을 희생해준 쌀이나 물고기, 채소 등의 먹거리에 대해 사죄하고 감사하는 마음의 표현이다. 따라서 희생이 되어주는 생명을 최소한으로 줄여야 하는 것은 당연한 의무라고 할 수 있을 것이다. 이것이 곧 소식이다.

모든 인간은 물론 모든 생명은 평등하고 소중하게 대접받아야 한다는 절대보편의 평등사상 위에 설 때, 소식도 자연히 실천할 수 있게 된다. 소식을 실천하기 위해 만물평등사상 위에 서는 것이 아니라, 만물평등사상 위에 서야 비로소 소식도 실천할 수 있다는 것이다. 뒤에서 설명하게 될 '신토불이身土不二'의 정신도 바로 만물평등사상에서 비롯되고 있다. 모든 생명이나 흙은 결국 그 근본이 같으며, 단지 눈에 보이는 모습이 서로 전환되는 것에 불과하다.

이와 관련해 고오다 교수는 다음과 같이 주장하고 있다.

인간은 농약으로 벌레를 죽이고 식물을 죽인다. 이러한 차별적인 행위는 결국 돌고 돌아서 자신에게 해를 미친다. BHC나 DDT가 모유에까지 함유되어 심각한 식품공해를 야기하고 있는 것이다. (…) 평등사상도 단순히 인간 세계에만 적용하는 것으로는 시야가 너무 좁지 않은가. 따라서 나는 이 평등사상을 인간과 생물의 세계에까지 확대하여 이 세상에 살아 있는 모든 생명이 서로 공존공영할 수 있는 한층 폭넓은 평등사상을 생각하고 싶은 것이다.

물건을 중요하게 여기지 않는 풍조, 경우에 따라서는 파괴하는 일을 보통으로 여기는 일부의 풍조는 만물평등사상과는 거리가 먼 것이며, 한편 다른 사람들의 노동의 귀중함을 부정하는 것이다. 자신의 이기적인 이익만을 탐하는 이러한 사고방식은 그 자체가 사회병리적인 문제이다.

의정불이依正不二: 병은 사회적 관계 속에서 낫는다

고오다 교수는 모든 질병의 원인을 개개인의 탓으로만 돌리지는 않는다. 그는 식품공해를 비롯한 각종 공해와, 그러한 공해를 용인하는 정치에 대해서도 엄중한 비판을 가하고 있다.

이와 같이 식품첨가물이 한없이 우리 몸 안으로 들어간 후에야 비로소 그 독성이 증명되고 금지당하는 것이 오늘날의 참으로 모순되는 정치행정이다. 따라서 지금이야말로 이런 해독에 무방비상태로 노출되어 희생당하고 있는 일반소비자들이 일치단결하여 사람의 목숨보다도 경제 발전과 성장을 우선시하는 현재의 정치행정을 근본적으로 개혁하는 운동을 전개해 나가야만 한다.

한 사람 한 사람이 개인적으로 주의하고 조심하는 것도 중요하지만, 그것만으로는 뚜렷한 한계가 있다. 고오다 교수는 인명을 중시하는 정치를 확립함으로써 환경 자체를 바꾸어 나갈 필요가 있음을 주장하고 있다.

이러한 인공첨가식품이 범람하게 된 데에는 우리 소비자의 책임도 있다. 보기에 좋은 착색식품을 좋아하고 자연적인 본래의 모습을 하고 있는 먹거리는 사먹지 않는 바보 같은 짓을 하고 있기 때문에 업자들이 그 허점을 이용하고 있는 것이다. 따라서 한시라도 빨리 이러한 비자연적인 식품이 시장에서 사라지도록 우선 우리 소비자가 인공첨가물의 무서운 해독을 인식하는 일이 중요하다. 그러므로 상점에 진열되어 있는 인공첨가식품을 절대로 구입하지 않는 운동을 각종 단체가 솔선하여 전개할 것을 촉구함과 동시에, 각 업자의 자각을 촉구하고 비인도적인 위법행위를 저지르지 않도록 정치적으로도 강력하게 감시해 나가는 노력이 필요하다.

이러한 환경 변혁의 중요성과 관련해 고오다 교수는 '의정불이依正不二'라는 관점에서 이론을 전개하고 있다. 의依는 환경을, 정正은 개인을 지칭하는데, 이 둘이 일체라는 사고방식이다.

인간의 정신과 육체가 둘이 아니듯, 개인과 환경도 둘이 될 수 없다. 불교에서는 전자를 '색심불이'라고 부르고, 후자를 '의정불이'라고 한다. 예를 들어 지금 내가 좋아하는 단 음식을 끊으려고 생각하고 있는데 친척이나 친지가 불쑥 찾아와서 "오늘은 네가 좋아하는 만두를 가지고 왔다"며 눈앞에서 선물보따리를 풀어놓으면, '아, 오늘만은 괜찮겠지. 내일부터 끊지' 하고 타협하고는 만두를 먹어버린다. (…) 이와 같이 우리가 사회생활을 영위하는 한, 환경과는 끊으려야 끊을 수 없는 밀접하고도 불가분의 관계에 있다. (…) 그래서 이 사회환경을 근본적으로 변혁하여 우리가 건강법을 실행하기 쉬운 환경을 만들어야 하는 것이다. 최근에 커다란 사회문제로 등장한 공해 문제, 특히 대도시의 공기나 하천의 오염 등이 그 좋은 예이며, 식품첨가물이 들어간 음식이나 농약에 찌든 과일, 채소 등도 마찬가지이다.

심약한 인간이 소식과 같은 건강법을 실천하기 위해서는 여러 가지 환경을 그에 합당하도록 갖추어가는 것이 중요하다. 위에서 말한 차원의 환경개선뿐만 아니고 가족간의 협력관계 등도 바꾸어 나가야만 하는 것이다. 이 점에 관해 고오다 교수는 다음과 같이 강조하고 있다.

고오다 병원의 환자 중에는 가족들과 만나면 응석 섞인 고통을 호소하는 사람들이 있다. 더러는 점점 호전되고 있는 증세를 기뻐하기는커녕 아직도 치료되지 않고 있는 점을 한탄하기도 한다. 그런 불평은 가족들을 괴롭히게 되고, 결국 "그런 요법을 집어치우고 편한 방법을 선택하라"는 가족들의 호응에 힘을 얻어 이 요법을 지속하기 어렵게 된다. 가족관계 등을 바꾸어가기 위해서는 우선 이 요법으로 좋아지고 있다는 점을 솔직하게 인정하고 기뻐하는 모습을 보여주는 것이 중요하다. 더 나아가 '가족들이 자신에게 협조적이지 않은' 데 대해 분개하기 전에 자신은 가족에게 협조적인가, 그들을 생각하는 마음은 충분한가, 자신이 그들을 위해 할 수 있는 일이 있는데도 병을 핑계삼아 응석만 부리고 있는 것은 아닌가, 나에게 자기중심적인 경향은 없는가를 반성하는 것이 중요하다. 이 점을 충분히 반성해야 가족환경의 변혁이 용이해질 것이다.

신토불이身土不二: 자연과 조화하는 생활

최근 동남아시아를 비롯한 세계의 환경파괴에 일본기업이 크게 한 몫을 하고 있어 국제적인 규탄의 대상이 되고 있다. 물론 오염된 바다, 저수지, 강, 호수, 공기 등 일본 국내의 환경파괴도 차마 눈 뜨고 볼 수 없을 정도이다. 이기적인 인간이 자연을 이용하는 데에만 골몰한 나머지 자신도 자연의 일부라는 사실을 잊어버린 결과이다. 이와 관련해 고오다 교수는 다음과 같이 경고하고 있다.

20세기 후반에 들어와 과학의 급속한 발달로 문화생활이 급속하게 보급된 결과로 현대인의 생활은 점점 자연에서 이탈하는 경향이 높아지고 있다. 그리고 이 때문에 현대인의 체질이 갈수록 허약해지고 있음은 주지의 사실이다.

일본에서도 최근 냉난방시설이 완비된 문화주택에서 살고, 자동차나 전차를 이용하면서 걷기를 싫어하고, 영양이 많은 음식을 배부르게 먹어 배고픔을 견디는 훈련을 전혀 하지 않은 결과 온실에서 자란 콩나물과 같은 인간들이 속속 등장하고 있다. (⋯) 더 나아가 전국 각지에서 공해문제가 속출해 커다란 사회문제가 되고 있는데, 주민들의 체질이 급속히 약화되고 있는 원인이 이러한 공해 때문임은 두말할 필요도 없다. 그러므로 '자연과 조화하는 생활'을 실현해야 한다고 호소하고 있는 것이다. 실제로 골절사고가 증가하고, 허리힘(背筋力)이 형편없이 떨어지고, 어린이들이 '성인병'에 걸리는 일이 부쩍 늘어나고 있는 실정이다.

그 원인은 공해의 탓이 크다고 생각되는데, 일례로 세제 광고를 보고 있으면 '신토불이'라는 관점의 중요성을 통감하게 된다. 때야 확실히 빠지겠지만, 동시에 그 세제가 강을 오염시키고 바다를 오염시키고 대지를 오염시켜 결국 자신들의 몸을 더럽힌다는 생각을 하지는 않는 것이다. 자신은 고무장갑을 끼고 강력한 세제로 세탁을 하면서, 그것이 돌고 돌아서 결국 자신을 오염시키고 있는 '부메랑 현상'을 깨닫지 못하고 있는 것이다. 앞에서 이야기한 생물의 절대평등 사상이 이 신토불이 사상과 결부될 때, 생명이 있는 것뿐만 아니라 생명이 없는 무기질까지도 모두 평등하다는 사실을 깊이 이해할 수 있게 될 것이다.

고오다 교수는 또 다른 각도에서 자연과 조화하는, 자연의 법칙에 적합한 생활을 하는 것이 건강의 길잡이라는 점을 주장하고 있다.

우리가 감기에 걸려 열이 난다든지 머리가 아프다든지 하는 것도 실은 평소 생활이 자연의 법칙에 따른 올바른 생활이 아니었기 때문이라고 말할 수 있을 것이다. 대체로 우리의 몸은 자연의 법칙에 따라 올바른 생활을 영위하는 한 그렇게 쉽게 질병에 걸리게 되어 있지 않다. 현대인이 '병을 안고 산다'고 할 정도로 많은 질병을 앓고 있는 것은 여러 가지 면에서 자연의 법칙으로부터 지나치게 이탈해 있기 때문이다. 자연에서 이탈한 생활이 지속되면 체액이 혼탁해지고 생체의 내부환경이 흐트러지면서 질병이 생기게 된다. 따라서 외적 자연과 내적 자연 양면에서 통일적으로 자연의 법칙에 적합한 생활을 할 필요가 있다.

또 먹거리를 생산할 때에도 대지를 오염시키거나 다른 생명을 함부로 죽이는 방법을 쓰게 되면 반드시 자신에게 식품공해로 되돌아온다는 사실을 인식해야 한다. 자연의 법칙을 거스르는 농법으로는 진정으로 생명력 있는 먹거리를 생산할 수 없다. 이러한 관점에서 고오다 교수는 '농의일체農醫一體' 사상을 전개하고 있다.

고오다 교수는 이러한 '신토불이' 사상에 덧붙여 수차례의 강좌를 통해 자신에게 숙달된 먹거리를 먹는 것이 중요하다는 점을 누누이 강조하고 있다. 에스키모인은 에스키모인대로, 피그미족은 피그미족대로, 그리고 일본인에게는 일본인 나름의 오랜 세월에 걸친 식생활이 있으며 그러한 식생활에 의해 신체가 형성되어 있기 때문에, 이 점을 충분히 감안한 식사를 해야 한다는 것이다. 고유한 풍토 속에서 자연스럽게 형성된 식생활과 전혀 다른 식생활을 하면 질병에 걸리기 쉽다. 각 지방마다 사투리가 있듯이 모든 지역에는 그 지역 특유의 음식이 있으며, 이러한 특유의 음식이 건강한 삶에 더할 나위 없이 중요하다는 것이다.

'신토불이'는 건강한 삶뿐만 아니라 민족적 자립을 위한 기반인 농업에도 중대한 의미를 지닌다. 오늘날 일본의 식량자급률, 특히 주식인 쌀의 자급률마저 해가 갈수록 급격하게 감소하고 있다. 이러한 현실은 자립의 기반이 흔들리고 있음을 의미하며, 신토불이의 정신에도 정면으로 배치되는 것이다.

보시 布施: 이기주의의 탈피

고오다 교수는 자신만이 행복하고 건강하게 살겠다는 사고방식으로는 결코 건강도 행복도 얻을 수 없다고 강력하게 주장한다.

항상 봉사의 마음을 잃지 않고 참다운 사람의 길을 걷는 자만이 진정한 행복과 건강을 얻을 수 있다. 자신의 이익만이 아니라, 자신의 행복과 함께 사회 일반의 건강과 행복을 동시에 추구하면서 자신의 행위를 절제할 수 있는 인간이야말로 현재의 모순 가득 찬 사회를 이상사회로 개혁할 수 있는 추진력이 될 것이며, 그러한 젊은이를 한 명이라도 더 양성하는 것이 교육의 급선무가 아니겠는가. '진보와 조화'의 사회를 창조하는 데 있어서도 우선 개개인 스스로 조화로운 인격을 양성해야 할 것이다. 그러지 않고서 어떻게 조화로운 사회를 실현할 수 있겠는가.

이어서 고오다 교수는 '보시'의 중요성을 강조하고 있다.

자신을 희생해서라도 타인의 행복과 사회발전을 위해 진력하려는 마음가짐이 해를 거듭할수록 희박해지고 있다. (…) 〈반야심경〉은 깨달음의 경지에 도달하기 위해 수행해야만 하는 '육바라밀' 중에서도 보시의 수행이 가장 중요하다고 가르치고 있다. 보시의 수행은 자기가 가지고 있는 것을 하나하나 타인에게 주는 일이다. 최고의 보시는 자신의 생명을 바치는 것이니, 그렇게 하면 성불할 수 있다는 것이다.

실제로 고오다 교수 자신이 365일 하루도 쉬지 않고 자신의 몸을 희생하고 있으며, 그 결과로 수많은 난치병 환자가 구제되고 있다. 고오다 교수는 그렇게 해서 얻은 건강을 다른 사람들의 건강과 행복을 위해 사용하는 것이 도리라고 주장한다. 건강을 회복한 후에 자신만을 위해 살아서는 건강하게 될 리가 없을 것이다. 그러한 이기주의는 자기 이외의 모든 것을 자신의 욕망을 충족하는 수단으로 여기는 차별사상이다. 차별사상이 한데 모여 차별사회가 되고, 그 일부가 자신에게 되돌아와 질병을 만드는 것이다. 이러할진대, 건강을 회복하고서도 옛날과 똑같이 자기만을 위하는 자세로 생활해서는 불건강한 사회를 재생산할 뿐만 아니라 결국에는 자신도 다시 건강을 잃게 되는 것이 당연한 이치이다.

"병이 나은 뒤에 하겠다"고 말하는 사람이 많지만, 대개 이런 사람들은 병이 나은 뒤에도 실천하지 않는다. 자신이 할 수 있는 일부터 시작해야 한다. 고오다 교수는 항상 싱글벙글 웃는 '안시顔施'를 '돈이 들지 않는 일곱 번째 수행'이라고 규정하고, 아침 강좌 때마다 '항상 웃는 얼굴만으로도 대단히 큰 의미가 있으며, 누구나 실천할 수 있다'는 점을 재삼재사 강조하고 있다.

소식주의

'소식에 질병 없다'는 명제를 과학적으로 증명하고, 체질이나 건강 상태에 맞추어 수많은 환자를 지도하는 과정에서 식사의 '적정량'을 만들어낸 점이 고오다 교수의 가장 탁월한 업적 중의 하나이다. 고오다 교수가 주장하는 소식은 단순히 하나의 건강법에 그치는 것이 아니라 사상까지 갖춘 '체계'로서 이론화되어 있으며, 그런 의미에서 '건강도健康道'라고 할 수 있다.

그는 '소식의 사상'을 다음과 같이 설명한다.

오늘날 건강해지기 위해 무엇을 먹으면 좋은가 하는 '질'의 문제에 관해서는 실로 많은 연구가 행해지고 있지만, 어느 정도 먹으면 좋은가 하는 '양'의 문제에 대해서는 그다지 연구되지 않고 있다. "배가 80% 정도 부르게 먹으면 의사가 필요 없다"는 말도 있기는 하지만, 구체적으로 그것이 어느 정도의 양인지는 전혀 짐작이 가지 않는다. 이와 관련해, 건강에 이르는 길로서 '소식이 절대적인 조건'이라는 법칙이 존재한다. 그러나 소식이 건강의 비결이라고 해도 그 길은 말할 수 없이 험난하다. 소식이야말로 예수가 말한 '좁은 문'의 하나인 것이다. 소식이라는 좁은 문을 7전8기의 정신으로 실천하는 이들의 장래에는 반드시 행복이 기다리고 있다고 확신한다. 소식은 '생명'을 중시하는 사상을 구체화한 것이며, 그리스도교의 사랑, 불교의 자비심과 상통하고 있다. 따라서, 소식을 실천하는 사람에게 불행이 다가올 것이라고는 생각조차 할 수 없다. 입으로만 "생명을 귀중하게 여기라"고 외치는 사람들이 판치는 세상에서 진실로 그러한 정신을 실천하고 있는 사람이야말로 훌륭하다고 할 수 있겠지만, 그것 역시 소식의 실행이 기본이라고 생각한다.

참으로 소식은 '방법'의 문제가 아니라 '사상'의 문제이다. 소식을 하는 것은 사상적인 기본이 없고는 불가능하다. 이 점에서 소식은 수없이 많은 건강법의 하나가 아니다. 앞에서 서술한 만물의 절대평등 사상이나 보시 사상 등이 뒷받침될 때 비로소 실천할 수 있는 혹독한 길인 것이다.

30여 년 동안 고투하는 가운데 붙잡은 '소식 사상'과 그 적정량의 발견이야말로 고오다 교수의 최고의 업적이며, 그 전체가 '소식 건강법'인 것이다. 그는 수많은 난치병 환자를 지도하면서 연구해온 경험을 토대로 '소식'이 건강에 대해 갖는 결정적인 의미에 관해 다음과 같이 쓰고 있다.

소식을 실행한 사람들의 체험과 보고를 접하면서 느낀 것은, 소식이야말로 건강과 장수의 기본이며 만성 난치병을 근본적으로 치료해주는 비결이라는 사실이다. 그들의 건강한 모습을 보며, 나는 '소식'의 관문을 통과하지 않고서 난치병을 극복하는 일은 불가능하다는 것을 느낀다. 최근 건강법 붐이 일면서 '마늘 건강법', '알로에 건강법'에서부터 '현미식 건강법', '생채소 건강법' 등등 실로 가지각색의 건강법이 소개되고 있다. 이들 건강법에 관한 책을 읽어보면 어느 것이나 효과가 대단하다는 점이 강조되어 있어서 어떤 질병도 그 방법을 실행하면 낫고 무병장수가 약속되어 있는 것처럼 보인다. 그러나 감히 말한다면, '어떤 건강법을 실행한다 하더라도 소식을 실행할 수 없는 사람은 결국 건강하게 될 수 없다'는 것이다. '소식에 질병 없다'는 말은 참으로 진리가 아닐 수 없다.

고오다 교수는 소식의 효과로 다음과 같은 것들을 들고 있다.

· 병의 치유력을 높인다.
· 장수를 약속한다.
· 통변이 좋아져 숙변이 배설된다.
· 두뇌가 명석해진다.
· 수면시간이 짧아진다.
· 피곤을 모르고 일할 수 있다.
· 미용에 좋다.
· 가정경제에 도움이 된다.
· 식품공해에 대한 자위책이 된다.
· 장래의 식량위기에 대비한다.
· 행운의 열쇠가 된다.

이러한 관점에서 고오다 교수는 아침을 생략하는 '1일 2식주의'를 주장한다. 다만 무조건 2식을 하면 좋다는 것이 아니라, 3식을 하고 있는 사람은 총량의 3분의 2, 다시 말해 2식만으로 아무런 지장 없이 지낼 수 있는 신체를 만들어가라는 것이다. 한두 번이 아니라 몇 번이고 도전하면서 몇 개월, 몇 년이 걸려서라도 그러한 신체를 만들어가는 일이 중요하다. 며칠 해보다가 고통스럽다고 포기해서는 안 된다.

전체식주의 全體食主義

소식주의를 실천하기 위해서는 음식물의 질도 중요시해야 한다. 라면이나 과자, 빵 같은 것만 먹다가는 영양실조가 되어버릴 것이다. 그러면 어떻게 해야 하는가. 이 점과 관련해 고오다 교수는 '전체식'를 제창하고 있다.

정제가공식精製加工食보다도 전체식을 해야 한다. 현미나 현맥을 정백精白하지 않고 그대로 먹는 전체식이 왜 좋은가 하면, 무엇보다도 먹기 직전까지 식품이 살아 있다는 점이다. 흔히 '건강하게 살고 싶으면 살아 있는 것을 먹으라'고 말하는데, 현미의 왕성한 생명력을 섭취하는 것이야말로 건강한 생활의 기본이 아니겠는가. 무나 당근도 전체식을 위해 반드시 잎까지 먹어야 한다. 무 같은 채소는 뿌리보다도 오히려 잎에 영양이 많이 함유되어 있기 때문에 가게에서 반드시 잎까지 함께 받아와야 한다. 동물성식품으로 전체식을 한다고 하면 마른 멸치나 치어 같은 작은 물고기가 먼저 떠오르겠지만, 나는 정어리, 전갱이, 도미 등 큰 고기도 압력솥에 넣고 푹 삶아 통째로 먹도록 권하고 있다.

전체식이 좋은 이유는, 생명체가 유지되고 있는 유기적 구성요소를 그대로 전체로서 섭취하여 같은 생명체인 우리 인간에게 필요한 영양을 균형 있게 공급할 수 있기 때문이다. 방어의 살만을 먹어서는 칼슘이 부족할 것이다. 따라서 그보다는 치어를 통째로 먹는 것이 균형 있는 영양섭취에 도움이 될 것은 당연한 이치이다.

한편 먹거리를 오래 두거나 정제하면 영양의 균형이 깨져버리는데, 고오다 교수는 이 점을 다음과 같이 강조하고 있다.

백미와 현미의 차이가 단순히 비타민이나 미네랄의 문제가 아니라 질적인 면에서 영양의 차이가 있다는 점을 많은 사람들이 모르고 있다. 백미는 밥을 짓는 시점에 이미 죽은 지 오래되어 여러 가지 영양소가 산화, 파괴돼버린 것인 데 비해, 현미는 밥을 짓는 직전까지 살아 있어서 물에 담가두면 싹이 돋아나는 생명력을 지니고 있다. 우리가 질병을 예방하고 저항력 있는 건강체가 되기 위해서는 생명력 있는 먹거리를 주식으로 해야만 한다.

백미는 산화, 파괴되어 점점 무기질로 변해간다. 그러므로 아무리 좋은 쌀도 백미로 오래 두면 영양상으로 전혀 다른 것이 되면서 본래의 맛 또한 잃게 된다.

고오다 교수의 전체식주의는 다음에서 설명할 자연식주의와도 긴밀하게 결부되어 있다.

자연식주의

자연식주의란 공해로 오염되지 않은 것을 화식火食하지 말고 자연 상태대로 먹는 것이 중요하다는 주장이다. 이에 대해 고오다 교수는 다음과 같이 설명하고 있다.

원래 우리 조상들은 오랫동안 자연의 산물을 날것 그대로 먹었으며, 인류가 화식 습관을 갖게 된 것은 그리 오래되지 않는다. 불의 사용은 인류에게 장족의 진보를 안겨준 중요한 요소의 하나지만, 그 반면에 마이너스 요소도 있다. 날것 상태에서는 단단해서 소화하기 어려운 음식물이라도 불로 익히면 부드러워져 소화하기 좋은 이점을 가지고 있는 반면, 열에 의해 영양소가 파괴된다는 커다란 결점을 지니고 있다. 음식물을 삶거나 익히면 비타민류나 효소류가 파괴된다는 것은 잘 알려진 사실이지만, 그 외에 단백질 등도 변질되어 영양가가 줄어들게 된다. 그러므로 음식물은 될수 있으면 영양소가 완전히 살아 있는 자연상태로 먹는 것이 가장 좋다. 그렇다고 해서 무엇이든지 날것으로 먹는 것은 무리이다. 화식 습관에 적응된 소화기관이 이미 퇴화하여 날음식을 완전히 소화하지 못하는 사람도 있을 것이고, 또 무엇이든 날것으로 먹어서는 문화인이라고 할 수도 없을 것이다. 따라서 하루 식사량 가운데 일정량을 생채소나 과일 등으로 생식을 해서 신체에 활력을 불어넣어주는 것이 현대인의 바람직한 식생활일 것이다.

먹거리를 자연상태로 섭취할 때에는 인체에 유해한 화학비료, 농약 등을 쓰지 않고 유기농법으로 생산된 것을 입수하는 일이 중요하다. 그 의미에서는 유기농법을 시행하는 농민이나 농업단체가 더욱더 늘어날 필요가 있으며, 그러지 않고서는 자연식은 불가능하다. 더 나아가 유해한 식품첨가물이나 조미료, 색소를 사용하지 못하도록 정치적으로 규제를 강화하거나 그러한 물질이 첨가된 식품을 구입하지 않도록 소비자 운동을 활성화하는 일도 대단히 중요하다.

또한 가능한 한 화식을 하지 않고 자연식을 할 수 있도록 요리방법도 고안해낼 필요가 있다. 또 잘게 썰고 갈아서 다시 단단하게 만든 분식 등도 자연상태와는 먼 것으로, 이런 것을 많이 먹으면 변비가 생기거나 질병을 불러들이기 쉽다. 이러한 자연식주의 입장에 서서 자연식품이 지니고 있는 힘을 충분히 발휘할 수 있도록 한 것이 다음에서 설명할 '생채식주의'이다.

고오다 교수의 의학연구에서 최초의 단계는 '단식'이었다. 마치 '단식에 모든 것을 건 사람'처럼 단식의 지도와 연구에 중점을 두고 있던 그는, 그 과정에서 적정량을 발견하는 데 성공하여 소식을 중요시하게 되었다. 소식과 동시에 무엇을 먹으면 질병이 치료되는가 하는 연구로 발전하는 과정에서 '생채식'이 등장하게 된 것이다. 이리하여 고오다 교수는 '건강에 이르는 비장의 무기 두 가지를 알아냈으니, 단식과 생채식이 그것이다' 하는 확신을 가지고 자신의 건강법을 세상에 공표하게 된 것이다.

생채식주의

고오다 교수는 순 생채식을 개선하여 생채식 건강법을 만들어냈다. 그리고 각종 난치병으로 고통받는 환자들에게 응용하여 커다란 효과를 거두고 있다. 고오다 교수의 말을 들어보자.

생채소만 먹는 것이 아니라 생현미가루를 병용하거나 식염을 비교적 많이 섭취하는 것과 같은 변형된 방법으로 상당히 장기간(1~2년) 생채식을 계속해도 결코 영양실조에 걸리지 않을 뿐만 아니라 오히려 사람들이 부러워할 정도로 건강체가 된다는 확신을 갖게 되었다.

생현미가루를 병용하기 때문에 종래의 순 생채식을 생채식요법이라고 부르게 되었다. 본래 생채식요법이라는 것이 생채식을 먹는 것만을 의미하지는 않는다. 역시 니시건강법의 6대 원칙이나 풍욕, 냉온욕 등도 충실하게 행해야만 비로소 이상적인 치료법이 되는 것이다.

또 이 식사법은 단순히 질병을 고치기 위해서뿐만 아니라 체질개선과 무병장수의 건강법으로도 얼마든지 응용할 수 있다. 나아가 그것이 오히려 본래의 모습이어야 한다는 생각에서, 나는 이것을 '생채식 건강법'이라고 부른다.

고오다 교수는 생채식 건강법의 특징으로 다음과 같은 여덟 가지를 들고 있다.

- 질병이 근치될 때까지 계속할 수 있다.
- 일을 하면서 할 수 있다.
- 최고의 미용법이다.
- 에너지 절약에 기여한다.
- 스태미나가 배가된다.
- 두뇌가 명석해진다.
- 음성체질을 양성체질로 바꾸어준다.
- 식량위기를 극복한다.

이 밖에 생채식은 암 등의 치료에도 탁월한 효과가 있음이 판명되고 있다.

숙변이 만병의 근원

고오다 건강법의 핵심은 '숙변이 만병의 근원'이라는 관점에 있다. 고오다 교수의 말을 들어보자.

많이 먹게 되면 숙변이 장내에 대량으로 정체되어 머리가 아프고 무거우며 어지러워지는 등 만병의 원인이 된다. 단식에 의해 숙변이 배설되어 장의 마비가 고쳐지면 변통이 대단히 좋아진다. 아침에 일어나서 물을 한 잔만 마셔도 변의便意를 촉발하고, 점심식사 후에 곧바로 변의가 생길 정도로 변통이 좋아진다. (…) 이와 같이 장의 기능이 좋아지면 대개의 질병은 호전된다. 위장병은 물론 간장병, 신장병, 류머티즘, 천식 등 거의 모든 질병이 호전된다고 생각해도 틀림없다.

숙변의 배설이 건강에 중요하다는 사실을 처음으로 주장한 사람은 고오다 교수의 스승인 니시 선생인데, 고오다 교수도 그의 주장을 계승하여 '배설'을 대단히 중요시하고 있다. 어떤 의미에서는 '식사' 이상으로 '배설'을 중요시하고 있다고 해도 과언이 아닐 것이다.

고오다 교수는 육체적인 숙변뿐만 아니라 '마음의 숙변'을 없애야 한다고 강조한다. 마음의 숙변이란 '집착하는 마음', '얽매이는 마음', '아집', '이기주의' 등을 뜻한다. 단식 중인 환자들 중에는 자신을 비우고 다른 사람의 말, 혹은 고오다 교수의 말을 진솔하게 받아들이지 않고 비뚤어지게 받아들이거나 반발하는 사람이 적지 않다. 무엇이든지 솔직하게 받아들이는 자세를 갖지 않은 사람은 병에 걸릴 확률이 높다. 개중에는 자기 나름의 건강법에 고오다 교수의 지도를 맞추려고 하는 사람들도 있다. 자신이 지니고 있는 것에 집착하거나 이기주의가 강한 사람은 그 마음을 근본부터 고치는 일에 전력을 기울여야 한다. 단식에 들어가면 신체적인 반응현상으로 환부가 통증을 일으키는 일이 있는데, 정신적으로도 그 사람이 가지고 있는 결점이 표면화되는 경우가 많다. 이럴 때야말로 기회이다. 스스로 크게 반성하고 성장할 수 있는 다시 없는 기회로 삼을 수 있는 것이다. 모름지기 '마음의 숙변'도 동시에 제거할 수 있도록, 집착하는 마음을 갖지 말아야 할 것이다.

종의일체宗醫一體

고오다 교수는 불교의 식사관食事觀을 연구한 뒤 다음과 같이 말했다.

불교의 식사관은 철두철미하게 생명을 존중하는 데서부터 출발하고 있다. 생명을 존중하는 생활이야말로 진정한 건강과 영적 지혜를 얻는 길이며, 다른 생명을 중하게 여기는 것이 곧 자신의 생명을 살리는 건강법이라는 것이다. 여기서 우리는 종교·의학 일치의 사고방식을 엿볼 수 있다. 따라서 우리 인간이 다른 생물들의 희생 위에서 살아가고 있다는 점을 자각한다면 희생이 되어준 생명들을 최대한 살려나가는 삶의 방식을 취해야 하며, 그러지 않고서는 그 존재들에게 정말로 면목이 없는 일이다. 따라서 가능한 한 적게 먹을 것이며, 나아가 우리가 취한 생명이 완전하게 우리의 피가 되고 살이 되도록 함으로써 그 생명들을 고차원의 생명으로 승화시켜야 할 것이다.

이것이 곧 '식사즉불도食事卽佛道'이다.

또한 힘들기만 한 소식을 실천하는 과정에서 보통사람들은 신에게 매달리게 되는 경우가 있는데, 이럴 때에도 '종의일체'가 의미를 지닌다. 자력으로는 아무리 해도 과거의 나쁜 습관을 극복할 수 없어 절망에 허덕이는 사람들은 다른 힘을 빌려 좁은 문으로 들어갈 수밖에 없을 것이다. 이런 의미에서 고오다 교수는 '의탁'의 생활을 권하고 있다.

그래서 의지가 약한 우리 범인凡人들은 아무리 해도 예수나 붓다의 큰 힘을 빌려서 구원을 받는 길 이외에는 다른 길이 없다고 통감하는 것이다. 그렇기 때문에 예수나 붓다를 신앙으로 믿는 사람은 그 존재들에게 식생활의 전부를 의탁하면 좋을 것이다. 영양학에 대한 공부도 중요하지만, 일단 공부를 한 뒤에는 자신이 어떤 식품을 선택하고 또 어느 정도 먹으면 좋은지를 알게 될 것이며, 그 후에는 식사준비를 해주는 사람에게 잘 설명한 다음 모든 것을 맡겨버리면 된다. 그리하여 자기 앞에 나온 밥상을 놓고 영양학적으로 일일이 따지지 않고 '아, 이것이 오늘 하루 내 생명을 보양해줄 음식이다' 하고 감사한 마음으로 숟가락을 들면 되는 것이다. 이것이 곧 의탁의 생활이다.

소식건강법의 근본사상

건강법의 기본은 소식

요즈음 현미 건강법, 채식 건강법, 녹즙 건강법, 마찰 건강법 등 실로 가지각색의 건강법이 잡지나 단행본으로 출간되고 있다. 서점에 가서 건강 코너에 눈을 돌리면 20~30종은 손쉽게 입수할 정도로 건강 관련 서적이 많다.

그런데 이런 서적들을 읽다 보면 저마다 탁월한 효과를 역설하고 있어서 어떤 질병도 고칠 수 있고 나아가 더욱 건강하게 될 것 같은 기분이 든다. 오랫동안 만성 질병으로 고통을 받고 있는 환자나 태어나면서부터 허약한 체질로 고민해온 사람이라면 물론 일단 관심을 가지고 실행해보겠다고 생각할 것이다. 그러나 이들이 그러한 건강법을 직접 실행했을 때, 과연 정말로 만성병이 고쳐지고 허약한 체질이 개선되어 진정한 건강체가 될 수 있을까?

본인도 지난 40여 년간 건강의 길을 추구해오면서 실로 가지각색의 건강법을 직접 시도하고 연구해보았다. 그리고 스스로 직접 체험해봄으로써 이들 건강법의 진가를 확인하기 위해 노력해왔다. 그 결과, 본인은 모든 건강법 중에서 '소식'이야말로 가장 기본적이며, 이보다 더 중요한 건강법은 없다고 확신하게 되었다. '소식'을 올바르게 실천할 수 없는 사람은 그 밖에 아무리 '훌륭한' 건강법을 실행한다 하더라도 결코 진정한 건강에 도달할 수 없을 것이다. 어떤 건강법을 실행해서 일시적으로는 그 효과가 절대적이라고 생각하게 된 경우라도, 과식하는 습관을 고치지 못한 사람은 얼마 안 가서 여러 가지 질병에 걸리게 되고 결국에는 천명을 다하지 못하는 경우를 나는 수없이 보아왔다. 따라서 건강법 입문자는 우선 그 기본인 소식의 습관을 몸에 익히는 일이 대단히 중요하다.

소식 사상은 사랑이고 자비이다

소식이 건강법의 기본인 이유는 무엇인가. 여기서 먼저 명확히 해 두어야 할 것은, '건강법'이란 대체 무엇이냐 하는 것이다.

건강법이란 본래 '생명을 소중히 하는 일'이다. 우리 한 사람 한 사람이 이 세상에 태어나서 자신의 생명을 소중하게 여기고 그 생명력을 충분히 살려서 자신에게 부여된 사명을 완수하고 저세상으로 사라질 수 있도록 노력하는 것이 건강법이다. 자신에게 부여된 사명을 완수하는 일은 질병에 걸리거나 허약한 신체로는 불가능하기 때문에 여러 가지 양생법이 생겨나는 것이다.

그런데 건강법이 '생명을 소중히 여기는' 사상에서 나온 것이라 하더라도, 단순히 자신의 목숨만을 소중히 하는 것으로는 결코 건강해지지 못한다.

건강해지기 위해 매일 아침 체조를 하거나 조깅을 하는 사람들이 많다. 신체를 단련하고 건강해지기 위해 노력하는 것은 물론 자신의 목숨을 소중히 여기는 일이다. 그러나 자신의 목숨만을 소중하게 여겨서는 결코 건강해질 수 없다. 예컨대 공해문제가 그렇다. 건강해지기 위해 노력하고 있으면서도 농약이나 유해한 식품첨가물이 포함된 식품을 먹어야만 하는 상황에 처해 있는 것이다. 이런 상태에서는 도저히 완전한 건강을 지킬 수 없게 된다. 우리가 완전한 건강생활을 하기 위해서는 근본적으로 공해문제 등에 대한 효과적인 대처가 불가피하게 요청되는 것이다.

그런데 공해문제가 발생하는 근본원인은 무엇인가? 두말할 필요도 없이, '타인 혹은 다른 생명은 어떻게 되든 자신만 좋으면 된다는 자기중심적인 생각'에서 비롯된 것이다. 그러므로 이 사회에서 함께 살아가는 우리가 저마다 건강해지기 위해서는 타인의 목숨도 자신의 목숨과 똑같이 소중하게 여겨야 하는 것이다. 이 사상이 곧 기독교의 사랑이며 불교의 자비이다.

그런데 진정한 건강을 찾기 위해서는 단순히 인간사회만의 사랑이나 자비의 정신으로는 부족하며, 생각을 더욱 깊게 하여 동물이나 식물의 목숨도 소중하게 여기는 사고방식에 투철해야 한다. 우리가 매일 먹는 생선 한 마리, 채소 한 잎도 단순히 '물건'으로 생각할 것이 아니라 '나의 목숨과 같은 목숨'이라는 평등사상에 투철해야 한다. 흔히 우리는 맛있는 음식을 트림이 날 때까지 먹고도 조금도 죄의식을 느끼지 않는다. 그러나 그런 불필요한 살생이 신의 섭리에 어긋난다는 것은 두말할 필요가 없다. 그렇기 때문에 결국 질병이라는 '천벌'을 받게 되는 것이다.

저 붓다가 2,500년 전에 설파한 진정한 평등사상, 즉 '이 세상에 생명을 받은 모든 생물에게는 평등하게 그 천수를 다할 자격이 부여되어 있다'는 사고방식에 입각한다면, 생선 한 마리, 채소 한 잎을 먹을 때에도 '고맙다'는 감사의 마음과 '황송하다'는 죄의식을 지녀야 한다. 그러면 한 알의 밥도, 한 장의 채소 잎도 함부로 대하지 않는 태도가 자연스럽게 형성될 것이다. 이러한 사고방식에 투철해져야 비로소 소식이 진정으로 하느님의 사랑이나 붓다의 자비와 통한다는 사실을 깨닿게 될 것이다.

소식의 네 가지 사랑

이와 같이 소식은 살생을 최소한으로 줄이는 사랑의 사상이라는 사실을 충분히 이해해야 한다. 또한 소식은 여러 가지 면에서 사랑과 자비의 행위이다.

소식은 장내 세균에 대한 사랑의 행위이다

첫째, 소식은 장내 세균에게 건전한 생존환경을 부여하는 중요한 역할을 한다. 인체와 공존공영의 관계에 있는 장내 세균의 종류와 구성비율은 각자의 체질이나 장내 환경에 따라 다른데, 이러한 장내 환경을 좌우하는 요인 중에서 음식물의 질과 양이 가장 중요하다.

장내 세균이 균형을 유지하고 있을 때에는 인체에 필요한 비타민류, 미네랄 등을 만들어 제공해준다. 또 밖에서 병원균 등이 장내로 침입해도 건전한 세균의 존재로 인해 번식하지 못하고 체외로 배설돼버리는 등 실로 유익한 기능을 하고 있다.

우리는 이와 같은 세균의 환경을 과식過食이 얼마나 심하게 오염시키는지에 대해 진지하게 생각할 필요가 있다. 과식으로 인해 미처 소화되지 못한 음식이 부패한 결과 건전한 세균류가 생존할 수 없게 되면 병원균이나 유해균이 번식하기 시작할 것이다. 그리고 이것이 원인이 되어 여러 가지 질병이 싹트는 것이다.

이렇게 보면 건전한 장내 세균류의 생존을 위해 소식이 절대적으로 필요하며, 결국 소식은 유익한 장내 세균에 대한 사랑의 행위라고 할 수 있다.

소식은 인체세포에 대한 사랑의 행위이다

다음으로 인체세포에 대한 소식의 영향을 생각해보자.

소식을 하면 완전히 소화흡수된 각종 영양소가 수십조 개나 되는 것으로 알려진 우리 몸의 세포들에 공급됨으로써 각 세포조직이 그 생명력을 100% 발휘할 수 있게 된다.

반대로 과식으로 인해 너무 많은 영양물이 체내에 흡수되면 각 장기는 이들 과잉영양분의 처리에 쫓겨 과로상태에 빠지게 된다. 그 결과 밖을 향해 발휘해야 할 생명력을 과잉영양분의 처리에 사용하게 된다. 그러고도 완전히 처리하지 못해 혈액은 오염된 상태로 순환하고, 전신의 세포에 오염된 혈액이 공급된다.

그러므로 소식을 통해 전신의 세포에 신선한 피를 공급해주고 각 세포가 본래의 기능을 온전히 발휘할 수 있도록 하는 것은 훌륭한 사랑의 행위이다.

한 끼를 절약하여 난민을 구제한다

다음으로 강조하고 싶은 것은, 소식에 의해 절약되는 식량으로 세계 각지에서 기아에 허덕이고 있는 사람들을 구제할 수 있다는 점이다.

현재 아프리카나 인도 등지에서는 수억에 이르는 사람들이 식량부족으로 굶주리고 있다. 신문이나 텔레비전 등이 전하는 난민들의 참혹한 모습은 차마 눈 뜨고 볼 수 없을 지경이다. 지구라는 조그만 땅덩어리의 한편에서는 영양과잉으로 환자가 속출하고, 다른 한편에서는 기아로 죽어가는 일이 벌어지고 있다.

어떻게 해서든 하루빨리 이러한 불평등이 근본적으로 해결되도록 노력해야 하는데, 우리가 지금 당장 실천할 수 있는 구제책은 한 끼니를 절약하여 헌납하는 일이다. 이미 여러 종교단체에서 이러한 구제

책을 실천하고 있다. 그러나 이 운동을 더욱더 확산시켜야 한다고 큰 소리로 외치고 싶은 심정이다. 세 끼 먹는 밥을 두 끼로 견디고, 남는 한 끼로 난민을 구제하는 것보다 아름다운 일이 또 어디 있겠는가. 더욱이 끼니를 줄이는 사람 자신도 소식으로 더욱 건강해질 수 있으니 이것만큼 좋은 일은 없을 것이다.

소식으로 국가재정을 풍요롭게 하여 복지를 향상시킨다

마지막으로, 소식에 의해 국가의 재정이 일거에 풍요해질 수 있다는 점이다. 가령 일본인 가운데 1억 명이 아침식사를 거른다고 하자. 아침식사 비용은 그 내용에 따라 다르겠지만 대략 평균해서 200엔이라고 치자. 그러면 1억 명이 매일 200엔씩을 절약하므로 하루 200억 엔이 된다. 따라서 1년에 무려 7조3천억 엔을 절약할 수 있다. 이 금액을 국민의 복지증진에 사용한다면 일본은 세계 제일의 복지국가가 될 것이다.

이상에서 소식이 사랑의 사상과 상통하는 대표적인 예를 네 가지 들어보았지만, 이 외에도 수많은 예가 있을 것이다.

요컨대 소식은 사랑과 자비 사상의 구체적인 표현이다. 붓다는 자비의 가르침을, 예수는 사랑의 가르침을 설교하여 이것만이 인류를 행복으로 인도하는 유일한 길이라고 갈파했다. 이 사랑과 자비의 사상이 인류를 행복하게 하는 우주의 대진리라면, 그 구체적인 표현인 소식이 '생명을 소중히 여긴다'는 건강법의 기본이라 해도 하등 이상할 것이 없다.

내가 체험한 기적의 고오다 요법
(암의 공포에서 벗어나다)

박영일

먼저, 피도 눈물도 없는 컴퓨터 같은 인간(경제인)을 상정하여 그들의 합리적(타산적)인 경제활동을 연구하는 경제학도가 의료서를 번역하는 외도를 걷게 된 데 대한 해명부터 시작하기로 하자. 의학이나 건강에 대한 지식이 백지에 가까운 내가 이 책을 번역할 수 있었던 것은 전적으로 공동편역자인 의학도 전홍준 교수에 힘입은 바 크다. 그렇지만 더욱 중요하게는 다음과 같은 내 나름대로 대단히 소중한 두 가지 동기에서 비롯되었다.

하나는, 위암 수술과 항암제 복용으로 전신의 관절이 붓고 마비되던 고통을 고오다 의료법으로 완치했을 뿐만 아니라 암의 재발이라는 공포에서 해방되었다는 안도감이다. 이런 나의 체험은 얼마 전 바로 내가 겪었던 깊고도 험한 좌절과 실의에 허덕이고 있을 많은 환자들에게 조그만 격려가 될 것으로 믿는다.

다른 하나는, 고오다 병원에 두 차례 입원하여 고오다 선생으로부터 직접 지도를 받는 과정에서 매료된 그의 인격과 의학사상을 조금이라도 더 널리 알리고 싶다는 소망이다. 특히 의사로서 고오다 선생의 성실성과 책임의식이 우리 사회의 왜곡된 의료풍토, 즉 인간의 '병'을 고치는 의료활동이 하나의 '산업'으로 자리 잡은 상업주의, 환자의 병을 치료하면서 당사자인 환자와 함께하지 못하고 환자 위에 군림하고 그들로부터 불신을 받는 의료인의 권위주의, 또한 현대의학의 한계에도 불구하고 대체의학 혹은 민간요법을 비과학적이라고 경멸하고 배타하는 독선과 오만에 작은 경종이 되어주리라는 바람도 빠뜨릴 수 없는 중요한 동기이다.

순조로웠던 위암 수술

나는 평소 건강에는 자신이 넘칠 정도였다. 주위에서도 그렇게 봐주었었다. 선천적으로 건강한 체질을 타고났을 뿐만 아니라 어릴 때 농촌생활로 잘 단련된 체력을 지니고 있었다. 또 10여 년 전부터는 매일 아침 수영을 하고 주말에는 거의 빠지지 않고 테니스를 즐겼다. 먹고 마시는 것도 결코 남에게 뒤지지 않았고, 잠도 잘 자는 편이었다. 최소한 육체적인 면에서는 어떤 기준으로 보나 대단히 건강하다고 할 수 있는 모든 조건을 구비하고 있었다.

그런 내가 1997년 5월 말, 우연히 받게 된 종합건강진단에서 조기위암이란 선고를 받았다. 의사는 극히 초기이기 때문에 곧바로 제거수술을 하면 거의 문제가 없다고 설명해주었다. 물론 검진을 받기 전에는 아무런 자각증세도 없었기 때문에 주위에서는 참으로 운 좋은 사람이라 위안도 해주었다. 나 자신도 그렇게 생각했다. 아니, 그렇게 생각하려고 애썼다. 그렇지만, 아무래도 죽음의 병이라는 암에 대한 두려움이 떠나지 않았다. 여하튼 의사의 지시대로 곧바로 위암절제

수술을 받았다. 수술 경과는 대단히 좋아서 회복도 매우 빨랐다. 퇴원 후 당분간 매달 한 번씩 병원에 가서 검진을 받고 항암제를 복용하기로 하고, 수술 14일 만에 일단 퇴원했다.

수술 후 특히 이 책의 공동번역자인 전홍준 교수의 도움이 대단히 컸다. 사실 이런 일이 있기 몇 년 전부터 전 교수는 나에게 단식을 꼭 한번 실행해보라는 이야기를 했었다. 그는 현대의학의 외과전문의이자 의과대학 교수의 신분을 지니고 있으면서도 십수 년 전부터 현대의학의 한계를 깨닫고 국내외의 대체의학과 민간요법을 연구하면서 환자 치료와 건강관리에 응용하여 이미 많은 성과를 올리고 있었다. 당시 나는 그의 이야기에 대체적으로는 공감했지만, 직접 실행에 옮길 정도로 구체적이고 심각하게 받아들이지는 않았었다. 그러다가 암 선고를 받고 나서야 그런 나의 무감각을 뼈저리게 후회하게 되었다.

병 문안차 찾아온 전 교수가 이번에는 체질개선의 필요성과 중요성에 대한 이야기를 들려주었다. 그의 이야기는 대략 이런 것이었다. 암은 단순히 물질적인 요인뿐만 아니라 정신적, 심리적인 요인에 의해 발병한다. 다시 말해 암의 발병에는 나쁜 식생활 못지않게 정신적 타격이나 스트레스가 한몫을 한다는 것이다. 따라서 수술 후 회복기에 우선 식습관을 바꾸어 체질을 개선하고 밝고 맑은 정신, 감정, 심리 상태를 갖도록 노력하라는 것이 중요하다. 특히 암 제거 수술은 단순히 환부만을 도려내는 것이므로 암세포에 대한 면역을 길러주는 의료 행위가 아니다. 따라서 암세포가 형성되어 활동하기 쉬운 체질을 바꾸는 것이 무엇보다도 중요하다는 지적이었다. 그의 설명은 문외한인 나로서도 크게 공감할 수 있었다.

일단 전 교수의 지시를 따르기로 했다. 육식을 전폐하고 채식을 하며 매일 야채수프를 넉넉히 마시는 등 식이요법으로 몸을 다스리면서 동시에 사랑과 관용으로 마음을 다스리는 요법을 실행했다. 마침 여름방학 기간이어서 그의 제의에 따라 산 좋고 물 좋고 공기 좋은, 한반도의 땅끝에 위치한 해남 대흥사에서 요양할 수 있었다. 고요하고 평온한 산사 생활은 수술 후 회복에 더할 나위 없이 유익했다. 몸과 마음의 건강이 회복되어 불치·죽음의 병, 암의 공포에서 해방되고 있음을 실감할 수 있었다. 그리고 신학기가 시작되면서 수척해진 외모이지만 마음만은 건강하게 다시 강단에 설 수 있었다.

끔찍했던 항암제 부작용

모든 것이 순조롭게 진행되었다. 매달 병원에 가서 검진을 받고 항암제를 계속 복용했다. 그런데 10월부터 어깨가 뻐근해지고 등이 굳어지기 시작했다. 처음에는 파스를 사서 붙이기도 했고, 운동부족으로 인한 근육경화가 아닌가 생각하고 가벼운 운동이나 체조도 열심히 했다. 그러나 증세가 점점 심화되고 통증이 느껴지기 시작해 어깨를 위로 올리거나 뒤로 젖힐 수도 없게 되었다. 주위에서 오십견 현상이라고들 하고, 담당의사도 별로 대수롭지 않게 생각하는 것 같았다.

그러나 병세는 대단히 빠른 속도로 악화되기 시작했다. 한 달이 지나자 전신의 관절이 붓고 통증이 심해지기 시작했다. 왼발이 부어오르고 왼쪽 무릎과 허벅지의 통증으로 걷기가 불편해졌다. 누운 자세에서 일어나는 것조차 어려워졌고, 다리를 괴고 단정히 앉을 수도 없었다. 아침, 낮, 저녁 식사 후에는 20~30분씩 걷는 것을 비롯해 가벼운 운동을 계속했지만 통증이 계속 심해지고 보행은 더욱 불편해졌다. 하는 수 없이 12월 초에 다시 담당의사를 찾아갔다.

담당의사의 추천으로 신경외과에 가서 진단을 받게 되었다. 간단한 검사를 마치고 복용할 약과 환부에 붙일 파스를 받아왔다. 계속해서 몸을 움직여 굳어지는 근육을 풀어주라는 지시도 받았다. 하지만 신경외과의 지시를 충실하게 실행했는데도 증세는 더욱 악화되기만 했고, 왼쪽 다리의 마비현상까지 나타나기 시작했다.

그러자 이번에는 정형외과로 가보라고 했다. 최첨단 의료장비를 이용한 각종 정밀검사를 받았다. 검사 결과 오른쪽 어깨 관절염이라는 진단이 내려졌고 마비되고 있는 왼쪽 다리에는 어떤 이상도 확인할 수 없다는 것이었다. 다시 몇 가지 복용할 약과 바르는 약을 받아왔다. 그러나 여전히 효험이 없었다. 담당의사는 이번에는 류머티스 내과로 가보라고 했다. 그곳에서 다시 새로운 검사가 시작되었다. 핵의학 검사, 본 스캔 검사, RA인자 검사 등 또 다른 여러 정밀검사가 기다리고 있었다. 그러나 결과는 마찬가지였다. 확실한 원인과 병명조차 규명하지 못한 채 복용할 약의 종류와 양만 늘어났다. 그렇지 않아도 절제수술로 위가 약해진 상황에서 복용할 약의 종류와 양만 많아지니 그 악영향도 걱정이 되었다.

실의와 좌절 속에 세월을 보내는 가운데 병세는 더욱 악화되었다. 하는 수 없이 담당의사에게 내가 모든 비용을 부담하겠으니 업무시간이 끝나고 각 과의 담당의들이 한자리에 모여 논의할 기회를 만들어달라고 호소했다. 종합적인 의견을 듣고 싶었기 때문이었다. 그러나 다들 바쁘기 때문에 대단히 어렵다는 이야기만 듣고 말았다.

그러는 중에 왼쪽 발등이 부어올라 구두를 신을 수 없게 되었고 왼쪽 대퇴부의 통증으로 거의 반신불수 상태가 되었다. 어느새 왼쪽 다리가 오른쪽보다 눈에 띄게 짧아지고 굵기도 반 정도로 야위었다. 이제는 걷기조차 힘들어져서 전문지압사를 초청해 집에서 지압을 받고 물리치료를 받기에 이르렀다.

이때 다시 전 교수를 찾게 되었다. 그동안 대학병원에만 의지하면서 그 성과가 없어 실의에 빠져 있던 터라 그의 존재를 잊고 있었던 것이다. 마침 설날 연휴를 기회로 다시 연락을 취하게 되었다. 나의 어려움을 듣고서 전 교수는 모든 약을 버리고 자연건강법을 실행해보라고 권했다. 그러나 환자가 병원에서 받은 약을 버린다는 것은 참으로 어려운 일이었다. 최첨단 의료기기로 진단하고 전문의들이 처방한 약을 포기하는 데에는 대단한 용기가 필요했다. 그러나 전 교수를 믿고 과감하게 버렸다. 그래도 항암제 복용만은 포기할 수 없어서, 담당의사와 상의 후 결정하기로 했다. 곧 담당의사를 찾아가 항암제를 계속 복용하는 데 대한 의견을 물었다. 그런데 담당의사는 의외로 간단하게, "사실 항암제로 암이 치료된다면 무엇 때문에 암을 불치병이라고 하겠느냐"며 좋을 대로 하라는 것이었다. 그래서 마침내 항암제도 버리고 전적으로 전 교수의 지시에 따르기로 했다.

처음 접하게 된 고오다 요법

3월 2일, 전 교수의 소개로 단식·생채식을 전문적으로 지도하는 '빛고을 자연건강원'에 들어갔다. 빛고을 자연건강원은 자연건강법을 실행하여 많은 난치병 환자를 도와준 실적으로 명성을 얻고 있다고 했다. 자연건강법의 원조는 일본의 '니시건강법'이라는 점, 현재는 '고오다 미쓰오'라는 의사가 니시의학을 계승·발전시켜 난치병 치료에 대단한 성과를 거두고 있다는 점을 알게 되었다. 새로운 건강요법, 특히 주사나 약, 수술에 의지하지 않고 자신의 생명에 내재하는 자연치유력에 의해서 질병을, 그것도 난치병을 근본적으로 치유하고 건강한 삶을 유지할 수 있다는 설명에, 항암제의 부작용으로 절망상태에 빠져 있던 나는 매혹되지 않을 수 없었다. 여하튼 이러한 자연건강법을 착실하게 실천하기로 각오를 다졌다.

식이요법으로는 우선 단식을 실행하기로 했다. 지금까지 체내에 축적되어온 독소와 노폐물을 씻어내고 자연치유력을 회생시키기 위해 반드시 필요하다는 것이었다. 당시의 혹심한 질병상태를 감안하여 15일 정도의 장기단식을 원칙으로 하되, 경과를 봐가면서 기간을 조정하기로 했다. 입원하기 하루 전부터 준비식을 했던 참이라 입원한 날 점심을 미음으로 끝내고 저녁부터 곧바로 본단식에 들어갔다.

본단식 기간에는 생수(하루 2리터 이상)와 감잎차(한 컵)만을 마셨다. 생수를 많이 마실 수 있도록 죽염을 수시로 먹었다. 아침에는 완하제를 생수에 타서 마셨다. 단식에 들어가기 전에는 과연 견뎌낼 수 있을까 하고 걱정이 되었지만 2~3일이 지나자 별 어려움이 없었다. 신기하게도 아무것도 먹지 않았는데도 대변은 계속 나왔고 3~4일 후에는 숙변이라는 것까지 배출했다. 다행히 본단식을 당초 예정보다 길게 18일간 실행하고 3일간 회복식을 한 뒤에 퇴원할 수 있었다.

단식과 함께 각종 운동요법도 실행했다. 니시요법의 6대 원칙(평상, 목침, 붕어운동, 모관운동, 합장합척운동, 등배운동)을 수시로 열심히 했다. 냉온욕도 매일 했고 풍욕은 하루 11회까지 실시했다. 믿을 수 없는 효과가 나타나기 시작했다. 입원 후 3일째 되는 날부터 다리의 부종이 빠지기 시작하면서 다리를 괴고 단정하게 앉을 수 있게 되었다. 참으로 놀라운 현상이었다. 온몸의 통증도 약간씩 완화되면서 근육도 풀어지는 것 같았다. 걷는 것도 훨씬 좋아져서 3일째 되는 날 오후부터는 매일 인근 야산을 산책했다. 21일간의 입원 기간에 전신이 몰라보게 부드러워져, 퇴원할 때에는 가족들도 깜짝 놀랄 정도로 보행이 자연스러워졌다.

퇴원 후에는 생식을 하기로 했다. 물론 6대 원칙과 풍욕, 냉온욕은 집에서도 쉬지 않고 되도록 많은 횟수를 하기로 했다. 퇴원하던 날 점심에는 앞으로 실행할 생식으로 점심을 했는데, 생각과 달리 대단히 맛있게 먹을 수 있었다. 이 생식은 기본적으로 고오다 생식요법과 그 내용이 많이 다르다. 우리식에 맞게 조정한 때문이다.

생식은 크게 생곡식가루와 생채소로 나눈다. 생곡식가루는 현미, 율무, 검정콩, 수수, 조 등의 곡물을 섞어 가루로 만든 것이다. 생채소는 시금치, 무잎, 배추 등 엽채와 무, 당근, 우엉 등 근채를 거의 같은 가짓수로 해서 6~9종류를 잘게 썬 것이다. 생채소에 곡식가루를 넣어 먹는데, 여기에 소스를 쳐서 비비면 범벅이 되어 먹기에 좋다. 소스는 식초, 된장, 볶은 소금, 양파, 들깨, 참깨, 마늘, 사과 등을 섞어 믹서로 갈아서 만든다. 이것을 그대로 먹어도 되고, 김이나 다시마에 싸서 먹어도 된다. 된장국도 함께 먹는다. 이렇게 먹으면 영양도 보통 식사에 비해 부족하지 않고 맛도 대단히 좋다. 이런 식의 생식을 퇴원 후 곧바로 시작해서 1999년 5월까지 15개월 동안 계속했다.

고오다 병원에 입원하다

나는 1998년 4월부터 1년간 안식년이어서 일본의 기타큐슈대학에서 객원교수로 강의를 담당하기로 되어 있었다. 수술 전에 이미 결정돼 있었던 것이라 여간한 사정이 아닌 한 가야 할 처지였다. 마침 단식으로 건강상태가 좋아진 터라 일단 가기로 했다. 오히려 그곳에서 혼자

생활하면서 생식과 운동요법으로 요양하기에 더 좋지 않겠느냐는 기대도 있었다. 또 자연건강법의 원조인 고오다 병원에 입원하여 단련할 기회를 얻을 수도 있겠다는 희망도 있었다. 깡마른 몸에 부분적으로 마비된 왼쪽 다리를 끌면서, 불안과 기대가 교차하는 가운데 일본으로 향했다.

일본에서 강의를 하면서 생식과 운동요법을 착실하게 계속했다. 상태가 점점 좋아지기 시작했다. 짧아지고 가늘어졌던 왼쪽 다리도 점차 원래 상태로 돌아오기 시작했다. 회복되리라는 확신이 서기 시작했다. 마침 전홍준 교수의 소개로 고오다 선생에게 편지를 내어 나의 건강상태를 설명하고 여름방학을 이용해 입원하고 싶다는 뜻을 전했다. 그리하여 여름방학과 겨울방학 기간에 두 차례에 걸쳐 고오다 병원에 입원하게 되었다. 여름에는 1998년 8월 21일부터 14일간, 겨울방학에는 1999년 1월 26일부터 10일간이었다.

여름기간에는 입원하자마자 곧바로 검진을 받고 단식을 실행했다. 입원 후 사흘간은 단식을 위한 준비식을 했다. 아침 9시에 녹즙 한 컵, 오전 10시와 오후 4시에 죽을 먹고 생수와 감잎차를 되도록 많이 마셨다. 아침에는 완하제를 생수와 함께 마셨다. 4일째부터 9일간 한천단식을 실행했다. 한천단식이란 한천을 끓인 물에 약간의 벌꿀(혹은 흑설탕)을 넣어 오전과 오후에 두 차례 마시고, 그 밖에는 생수와 감잎차를 제외한 모든 음식을 입에 대지 않는 단식이다. 마지막 2일간 회복식을 하고 퇴원하여 다시 입원하기 전에 시행한 생식을 계속했다. 겨울방학 동안에도 입원 후 이틀간은 준비식, 6일간 장국단식, 나머지 2일간은 회복식으로 10일간의 입원을 끝내고 돌아와 다시 생식을 실행했다.

고오다 병원의 입원생활은 새로운 체험이었다. 그곳에서의 체험을 털어놓기 전에 나의 건강상태에 대해 간략하게 설명하기로 한다.

여름방학 단식을 끝낸 후 9월 말에 왼쪽 다리는 완전히 정상으로 돌아왔다. 이제 달리기도 하고 공도 차고 즐기던 테니스도 할 수 있게 되었다. 더욱 기뻤던 것은, 나의 체질검사를 마친 고오다 선생의 소견이 이제 완전히 암이 발생할 수 없는 체질이 되었다는 것이었다. 그렇게 끈질기게 나를 괴롭히던 항암제의 후유증에서, 암에 대한 공포에서 완전히 해방될 수 있었다. 병원에도 일절 가지 않고 약도 복용하지 않고 전적으로 자신의 노력에 의한 것이었기에 더욱 기쁘고 자랑스러웠다. 물론 그 후로도 나는 지금까지 생식과 운동, 냉온욕, 풍욕을 계속하고 있다(물론 그 횟수는 줄어들었지만).

한편, 고오다 병원에 입원하자마자 검사를 위한 혈액 및 소변 채취, X선 촬영을 시행했다. 입원기간 동안 약을 복용하거나 주사를 맞은 적은 한 번도 없었다. 퇴원 때에도 약을 주지 않았다. 우선 주사를 맞히거나 약부터 주고 퇴원할 때에는 다시 약을 한 묶음 안기는 일반 병원의 관행과는 너무나 달랐다. 환자복도 없었다. 나는 간단한 운동복을 입고 부여된 운동을 수시로 실시했다(이러한 분위기의 병원을 이끌고 있는 고오다 선생이 일본 최고 명문의대의 하나인 오사카대학 의학부를 졸업한 뒤 모교 미생물병의학연구소의 비상임 교수와 일본종합의 학회의 부회장직을 맡고 있는 인물이라는 사실을 특별히 기록하고 싶다). 나에게는 하루에 붕어운동 3분씩 3회, 모관운동 3분씩 3회, 합장합척운동 100번씩 3회, 등배운동 10분씩 3회와 냉온욕 1회, 풍욕 6회 이상을 실행하고 수시로 평상에 경침을 베고 똑바른 자세로 누워 있으라는 처방이 내려졌다.

고오다 병원의 생활은 자연치유력에 의지하는 요법에 상응하게 자주적이다. 환자들은 자치적으로 운영되는 환자회를 중심으로 각자의 역할을 분담하고 자신이 맡은 임무에 충실하면서 자신의 병은 자신이 고치겠다는 굳은 의지로 병원생활에 임한다. 모든 환자가 손수 자신의 건강상태를 점검하고 카르테karte를 작성하여 보관한다. 아침에 잠자리에서 일어나면 각자 스스로 체중, 혈압, 지압, 맥박 등 체력지표를 계측하고 전날 각자가 섭취한 양과 배설한 양을 기록한다. 매일 아침 7시에는 정해진 순서에 따라 병원 청소를 하고 8시부터 자주조회를 한다. 조회시간에는 환자들의 병원생활과 관련된 사항, 예를 들면 냉온욕의 순서, 청소당번과 청소할 장소 등을 결정하고 그날의 주요 고지사항이나 환자들의 동향을 보고한 뒤 각자의 체험담을 나누며 건강법에 대한 이론을 배우고 토론한다.

자주조회가 끝나면서 고오다 선생의 검진이 시작된다. 환자들은 저마다 자신이 작성한 카르테를 지참하고 진찰을 받는다. 이때에는 자신의 신체적 변화, 마음상태, 치료행위 등 건강과 관련된 모든 사항에 대해 충분한 시간 동안 이야기하기 때문에 마치 이웃 할아버지와 다정하게 대화를 나누는 분위기다. 아침 진찰과 오후 회진 때의 두 차례에 걸친 정규면담 외에도 환자들은 필요할 경우 언제든지 고오다 선생과 면담이 가능하다. 이를 위해 고오다 선생은 입원환자와 외래환자의 수를 일정한 수준으로 제한하고 있다.

고오다 병원에 입원한 환자들은 거의가 난치병 중에서도 난치병 환자들이다. 대부분이 최첨단 의료기기와 설비를 갖춘 대규모 병원에서 완치방법이 없다는 이야기를 듣고 실의와 좌절감에 빠져 마지막 희망을 품고 찾아온 환자들이다. 그럼에도 불구하고 환자들의 얼굴에서는 어둡고 침울한 표정을 찾아볼 수 없다. 병원의 분위기나 환자들의 표정이 너무나도 생생하게 살아 있고 밝고 맑다. 환자들은 진절머리가 난 약, 주사, 검사에서 해방되어 스스로 자신의 식습관, 생활습관을 바꾸고 마음가짐을 새롭게 하며, 부여된 운동요법을 충실히 이행하면서 완치될 것이라는 확신을 가지고 하루하루를 즐기고 있다. 환자들의 표정에서는 그들이 점차, 그리고 확실하게 본래의 건강한 모습으로 되돌아가고 있음을 느낄 수 있으며, 무엇보다도 고오다 선생에 대한 두터운 신뢰를 엿볼 수 있다. 모든 환자들이 고오다 선생의 꾸밈도 권위의식도 없고 천진스러운 얼굴을 대하는 것만으로도 병이 낫는 것 같다고들 한다. 나 자신도 그렇게 느꼈다. 고오다 선생에게는 '현대 속의 선인仙人'이란 표현이 마땅할 것이다.

끝으로 병원비에 대해 잠시 언급하지 않을 수 없다. 현대의료비의 대부분은 수술비, 검사비, 약값(주사비 포함) 등이다. 따라서 필요한 검사를 최소한으로 하는 것 외에는 수술도 하지 않고 약(주사)도 주지 않는 고오다 병원에서 의료비가 발생할 이유가 없다. 병원의 관리도 환자회에서 자주적으로 하기 때문에 일반관리비의 지출도 거의 없다. 환자들이 스스로 치료하므로 다른 처치비용도 들지 않는다. 결국 입원비와 진찰료만 발생하는데, 이 항목은 모두 의료보험에 의해 처리되고 있다. 한마디로 환자가 부담하는 병원비는 거의 무료에 가깝다. 따라서 고오다 병원은 수입이 거의 없다. 돈벌이가 안 되기 때문에 고오다 요법의 훌륭한 점을 인정하면서도 그 뒤를 따르겠다는 젊은 의사들이 나타나지 않고 있다고 한다. 사실 고오다 선생의 가장 큰 고민의 하나가 후계자가 나서지 않는다는 사실이라고 들었다.

현대의 의성醫聖 고오다 미쓰오의 의학사상

나는 나의 직접적인 체험, 그리고 다른 환자들의 이야기로부터, 위에서 이야기한 고오다 병원의 명성은 의사에 대한 환자들의 굳은 신뢰에서 비롯되며, 그 신뢰는 다시 고오다 선생의 인격과 함께 의사로서의 성실성과 의학사상에서 비롯된 것이라고 확신한다. 직접 그의 지도를 받으면서 입원생활을 하고, 또 그가 저술한 수많은 책을 읽고서 나름대로 정리한 고오다 선생의 의학사상은 감히 다음과 같이 요약할 수 있지 않을까 한다.

첫째, 자립·자조의 의학사상으로 우리 인간이 생래적으로 지니고 있는 자연치유력에 대한 확신이다. 고오다 선생의 철학에 따르면 자연의 법칙에 합당한 생활을 하는 사람은 질병에 걸릴 수가 없다고 한다. 그는 일단 질병에 걸렸다면 자신의 생활 어딘가에 문제가 있었기 때문이며, 병을 고치는 일은 우선 자신의 생활을 되돌아보아 잘못된 생활을 반성하고 생활습관을 바로잡는 일에서부터 시작해야 한다고 주장한다. 그는 현대의학의 중심적인 치료방법인 투약이나 수술은 어디까지나 방편에 불과하며, 진정한 건강법은 자연의 법칙에 따른 올바른 생활과 체질개선을 통한 자기치료라고 말한다. 사실 그는 투약과 수술에서 완전히 탈피했을 뿐만 아니라 나아가 투약의 부작용에 대해 경고를 주저하지 않고 있다. 따라서 병을 고치는 자는 환자 자신이며, 의사는 어디까지나 환자를 돕는 보조자의 위치에 불과하다는 것이 그의 의사관醫師觀이다. 이러한 의사관에서는 권위주의나 독선이 싹틀 수 없을 것이다.

둘째로, 고오다 의학은 인간의 생명과 건강을 지킨다는 의학 본래의 존재의의를 엄정하게 추구하고 있다. 요즈음 의사들의 의료활동은 너무나도 상업화되어 마치 돈벌이가 주요 목적인 것처럼 보인다. 불필요하고 중복되는 각종 검사, 투약, 여차하면 안이하게 수술에 의존하는 등의 행태는 거의 대부분 의사의 돈벌이와 관련시키지 않으면 이해하기 곤란하다. 과잉진료, 심지어는 병을 만들어가면서 고치는 짓마저 심심찮게 저질러지고 있다는 지적도 있다. 의료활동이 하나의 비즈니스로 이해되고 있는 오늘날에 고오다 선생의 의료법은 참으로 신선한 것이 아닐 수 없다. 앞에서도 말했지만, 대부분의 약은 거의 효과가 없거나 있더라도 일시적인 경우가 많으며, 또 잘 듣는 약은 반드시 무서운 부작용이 있다는 것이 그의 주장이다.

셋째로, 환자와 함께하는 의료활동이다. 고오다 선생은 환자로부터 병세 정황을 충분히 듣고 환자의 의견, 걱정, 의문에 답하면서 환자에게 질병의 성격, 원인, 치료방법을 충분하게 설명한 다음 환자와 협의하여 치료방법을 결정한다. 오늘날 대부분의 의사들이 환자 본인을 무시하고 기계적인 진찰과 검사의 결과에만 의지할 뿐 아니라 그 결과를 환자에게 충분하게 설명조차 하지 않고 있다. 심지어는 자신의 질병에 대해 알고 싶어서 진찰이나 검사 결과에 대해 물어보는 환자를 귀찮게 생각할 정도이다. 심하게 말하면 의사들의 눈에는 환자가 돈으로만 보여 한 사람이라도 더 많이 진찰하기 위해 혈안이 되어 있는 실정이다. 이래서야 의사가 환자로부터 신뢰를 받을 수 있겠는가? 병을 고치는 일은 결국 환자와 의사의 공동노력과 협력에 의해서만 가능하며 그러한 공동노력은 둘 사이의 신뢰관계에서만 가능하다고 할 때, 환자로부터 신뢰받지 못하는 의사가 병을 고칠 수 없는 것은 당연한 이치다.

넷째로, 고오다 선생은 의료행위의 본연의 목표는 병을 고치는 것이 아니라 환자, 즉 사람을 고치는 것이라고 주장한다. 이는 질병을 국부적인 것이 아니라 전체로서 파악해야 한다는 것을 의미한다. 이 점에서 오늘날 현대의학이 ○○과, ○○과, ○○과로 과도하게 세분되어 국부적인 환부만을 중시하고 전체로서의 건강을 소홀히 하는 경향과 좋은 대조를 이루고 있다. 특히 그는 인간의 육체와 정신은 상호 불가분의 관계에 있기 때문에 육체적 건강과 정신적 건강을 함께 '세트'로서 파악해야 한다고 주장한다. 문명의 발달과 생활수준의 향상에도 불구하고 발병률이 높아지고 난치병이 늘어나는 것은 현대인이 점점 참을성과 자기억제력을 잃은 결과 자신의 욕망을 제어할 수 없게 되었기 때문이라는 것이 그의 지적이다. 따라서 정신이 안정되고 마음이 편안하지 않으면 병을 고칠 수 없다는 것이다. 다시 말해, 자신의 생활을 반성하고 관대한 심성과 기뻐하는 마음을 지닐 때 비로소 질병을 치료할 수 있고 육체적 건강을 유지할 수 있다는 것이다.

마지막으로, 고오다 의학은 '생명사상'에 입각하여 개인의 진정한 건강은 개인, 사회, 자연이 각각 제자리를 찾고 균형을 유지할 때 비로소 가능하다는 인식에 바탕을 둔 의학이다. 대량생산, 대량소비를 전제로 자연을 정복하고 지배한 현대문명의 한계를 넘어 자연과 더불어 조화하는 가운데 병을 고치는 것이다. 고오다 의학은 자연이 인간의 욕망 충족을 위해 존재한다는 현대문명의 패러다임을 부정하고, 모든 동식물, 심지어 미생물이나 무생물까지도 각각의 절대적 가치, 생명을 지니고 있다는 관점을 취하고 있다. 이러한 사상에서 '농의일체農醫一體, 신토불이身土不二'의 건강법이 도출되는 것이다. 동시에 투병생활에 있어서는 가족이나 주위의 이해와 협력은 물론 건강생활을 위한 사회개혁의 필요성까지도 역설하고 있다.

요컨대, 고오다 요법은 단식, 생채식, 소식, 정신자세, 운동 등 건강을 회복하기 위한 종합적인 환자 자신의 자기노력을 핵심으로 하고 있다. 그중에서 단식, 생채식에서 시작한 식이요법의 집대성이 현재 고오다 선생이 전개하고 있는 '소식운동'이다. 이 소식운동을 통해 욕망에 대한 자기억제와 인간만을 중심으로 하는 것에서 탈피한 총체적인 생명사상이 개인의 건강, 사회의 건강, 자연환경의 건강을 확보할 수 있다고 믿는 것이다.

이런 맥락에서 이 책은 특히 소식의 효과에 초점을 맞추어 연구한 임상성과만을 다루고 있다. 그러나 고오다 요법에 대한 종합적이고 체계인 이해와 그 실천을 위해서는 고오다 선생이 지금까지 저술한 20여 권의 책을 비롯하여 발표한 논문, 참고문헌 등을 함께 소개할 필요가 있을 것이다. 이 과제는 다음 기회로 미루기로 한다.

끝으로, 고오다 건강법은 인간도 그 일부인 자연의 이치, 섭리에 따른 건강법이다. 이 점에서 현재 건강한 분은 앞으로도 건강을 유지하는 데, 질병으로 고생하시는 분은 질병을 치료하는 데 이 책이 유력한 길잡이가 될 것으로 기대한다.

20년 후, 인생을 치유하다

여기까지는 이 책이 첫 출판되던 1999년 10월에 쓴 내용이다. 이제, 오는 6월이면 암 진단을 받고 수술을 받은 지 꼭 20년이 된다. 암 선고를 받았을 때는 두려움과 비탄에 빠졌었고, 수술 후 항암제 부작용에 시달리면서는 실의에 빠져 삶의 의욕을 잃고 현대의학에 분노했었다. 그러나 돌이켜 보면 바로 그때 현대의학의 한계를 피부로 느꼈었고 대체의학, 고오다 요법을 선택한 것이 내 삶에 있어서 하나의 전기가 아니었나 생각한다.

은퇴생활을 하고 있는 지금 몸은 가뿐하고 마음도 편안하다. 암의 재발에 대한 공포로부터 완전히 해방되었으며 암을 이겨냈다고 하는 자부심도 있다. 식사는 거의 가리지 않고 보통으로 한다. 다만 가능한 한 고단백·고지방은 피하면서 채소를 많이 먹는다. 매일은 아니지만 6대 니시운동과 냉온욕도 계속 실행하고 있다. 그런 덕분인지는 몰라도 아직까지 비만, 고혈압, 당뇨 등 성인병에 시달리지 않고 있다. 단순히 어떤 질병에 걸리지 않아서가 아니라 쾌식, 쾌변, 쾌면을 물론, 몸도 마음도 가볍고 활기에 넘치는 삶을 즐기고 있다.

투병생활은 참으로 고통스러운 나날이었지만, 다른 한편으로는 자신의 삶을 되돌아보고 실로 많은 것을 배우고 인생을 치유하고 인격적으로 성장할 수 있는 기회가 됐었다. 우선 잘못된 생활습관, 일상적인 과로와 과민이 자신의 삶을 얼마나 황폐화하는지를 깨닫게 되었다. 무엇보다도 질병은 결국 자신의 삶의 나쁜 자세, 불건전한 생활습관에서 비롯되며, 질병은 의사가 아니라 환자 자신이 고치는 것임을 통감할 수 있었다. 투병생활을 통하여 신체는 물론 마음도 암에 걸리지 않았었을 경우보다 훨씬 건강하게 됐다고 감히 말할 수 있을 것 같다.

지난 20년 동안에 현대의학은 상상하기 어려울 정도로 눈부시게 발전했다. 암의 완치율도 현저하게 높아졌다. 암세포가 발견된 부위와 상황에 따라 다르지만 조기에만 발견되면 거의 완치가 가능하게 되었다. 그럼에도 불구하고 암이 많이 진행된 상태에서 발견되거나 재발하는 경우에는 여전히 치사율이 굉장히 높다. 암이 발견되면 일차적으로는 병원에서 제시한 수술을 포함한 현대의학적인 치료법에 의존해야 되겠지만, 병원에서 수술 등 치료를 포기하거나 통상의 치료법에 의한 효과가 의문시될 경우에는 현대의학 일변도의 상식에만 얽매일 수 없을 것이다.

이때에 환자가 공포와 무력감에 빠져 절망해버린다면 암의 희생자가 될 수밖에 없다. 실제로 거의 절망상태에서 암을 극복할 수 있었던 수많은 환자들의 수기를 읽어보면 거의 모두가 암과 철저하게 싸워 이겨낼 것이라는 굳은 의지와 확신을 가지면서도, 그러나 조급하지 않게 암의 진행이나 추세를 인정하고 지켜보면서 가능한 한 느긋하고 평화롭게 밝고 쾌활하게 구체적으로 행동에 옮긴 자들이다. 이른바 자기치유력을 믿고 몸과 마음을 정화하고 독소를 배출시키고 제거한 자들이다.

실제로 병원에서 6개월, 1년도 못 넘길 것이라고 사형선고를 받은 환자들 중에서 예상을 초월하여 생존하고 완전히 건강을 회복하는 경우가 수없이 많다. 이 경우에 현대의학에 의해 인과관계를 과학적으로 백 퍼센트 설명할 수 없기 때문에 통상 '기적적'이라고 표현하지만, 사실은 생명의 무한한 가능성을 믿고 자신이 선택한 요법을 성실하게 따른 것이다. 단지 몸과 마음, 마음과 면역의 관계를 객관적으로 설명할 수 없을 뿐 전혀 비현실적인 것이 아니다.

여기서 고오다 선생이 말하는 자연치유력이란 행운이나 우연에 의해서 '자연'히 낫는다는 의미가 아니다. 몸과 마음을 평화롭게 만들어주는 음식의 선택, 마음의 전기, 생활방식의 개선, 자신의 삶을 억누르는 곤란한 문제의 해결 등 위대한 노력의 결과이다. 곧 환자 자신이 주체가 돼 치료한다는 '자기' 치유력이다. 음식과 운동을 통하여 몸을 정화시키고 조직을 개선하며 독소를 배출하여 자연의 질서로부터 이탈한 우리의 몸과 마음을 원래의 상태, 맑고 순수한 원시 생명의 기운으로 되돌린다는 뜻이다.

이런 의미에서 치료법의 선택은 그야말로 인생을 선택하는 것에 다름 아니다. 우리 앞에는 수없이 많은 대체요법이 있다. 어떤 요법도 나름 효과가 있을 것이지만, 그 효과는 일정한 범위 내에서 일 것이다. 중요한 것은 자신이 선택한 요법에 확고한 믿음을 갖고 즐기면서 지속하는 일이다. 고오다 선생은 생전에 말기 암으로 병원에서 사형선고를 받은 후 생환한 환자들의 모임, '자기치유력을 생각하는 회'를 격려하면서, 거기에서 발표된 수많은 환자들의 개개의 치료요법과 체험,

성공사례에서 어떤 보편적인 치료법을 도출하고자 학술적 연구를 지속했다. 그 결과물이 고오다 요법이다.

모든 암이 낫는 것은 아니다. 다른 모든 질병이 그러하듯 말끔히 낫는 경우도 있고, 낫지 않아 불행하게도 죽음으로 끝나는 경우도 있다. 중요한 것은 절망적인 상황에서도 결코 희망을 버리지 않고 자신의 힘으로 고치고 말겠다는 결의와 실천이다. 곧, 자기치유력을 믿는 일이다. 내가 암담하던 투병생활을 극복하고 지금 이렇게 내 삶에서 더이상 건강할 수 있을까 하고 느끼면서 이 글을 쓰는 것도 바로 자기치유력을 믿은 덕일 것이다.

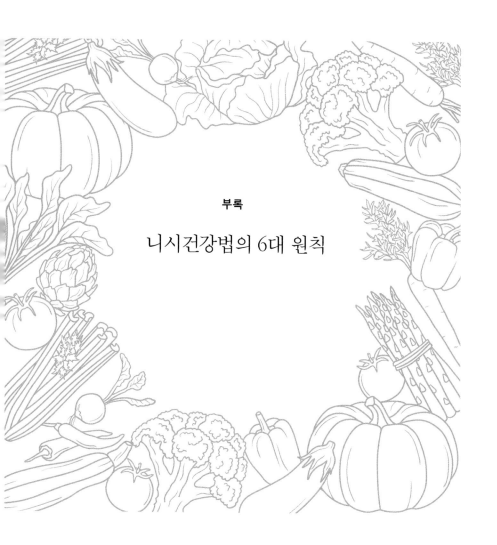

니시건강법의 6대 원칙

평상平床

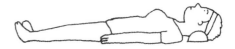

딱딱한 평상에 반듯한 자세로 누워 척추가 전후좌우로 뒤틀린 것을 바로잡는다. 동시에 가슴을 힘껏 펴서 폐를 좋게 하고 부자연스러운 압박으로부터 신장을 해방시켜 신장 기능을 활발하게 한다. 또한 피부 기능과 혈액 순환을 원활하게 하고 수면 시간을 단축시킨다.

목침木枕

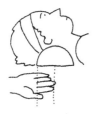

잠자리에서나 누울 때 단단한 나무 베개를 사용함으로써 경추골의 뒤틀림을 교정하고 두통, 어깨 결림, 손발의 마비, 눈·코·귀·목의 질병을 예방하고 낫게 한다. 베개의 크기는 약지藥指 길이를 반지름으로 한 반원형이다.

붕어운동

평상에 반듯하게 누운 상태에서 배개를 치운 자세로 발끝을 가지런히 하여 가능한 한 뒤로 젖히고 아킬레스건과 무릎 뒤를 최대한으로 편다. 양손은 깍지를 껴서 경추골의 제3, 4번 밑에 받치고 붕어가 헤엄치는 모양으로 몸을 좌우 수평으로 진동시킨다. 한 번에 1~2분, 가능하면 4~5분 동안 계속한다. 붕어운동은 척추의 좌우 뒤틀림을 교정하고 장의 폐쇄, 염전捻轉, 유착癒着을 예방하는데, 특히 복통을 앓을 때 시행하면 즉각 효과가 나타난다. 위의 그림은 다른 사람에게 붕어운동을 시킬 때 앉아서 도와주는 자세이다.

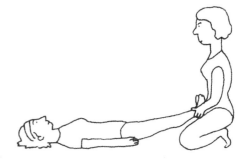

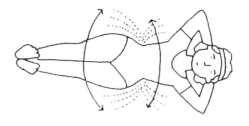

모관운동 毛管運動

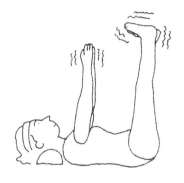

평상에서 목침을 베고 반듯이 누운 자세에서 양손과 양발을 수직으로 올리고 미진동微振動시킨다. 한 번에 적어도 1~2분 시행한다. 혈액순환의 원동력이 전신의 모세혈관망에 있다는 이론에 바탕을 두고 있는 모관운동은 혈액순환이나 임파액의 유통을 원활하게 한다. 특히 글로뮈Glomus의 재생과 활동을 촉진시킨다. 또 피로회복에도 탁월한 효과가 있으며 각종 질병을 예방하고 낫게 한다.

합장합척운동 合掌合跖運動

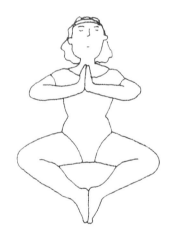

평상 위에 반듯하게 누운 자세에서 양손을 합장하여 가슴 위로 치켜올리고, 양발의 발바닥을 합쳐서(합척) 그림과 같은 자세를 취한다. 준비 운동으로 양손의 손가락을 맞대고 손가락 끝에 힘을 넣었다 빼는 것을 10여 차례 한 후에 손가락 끝에 힘을 준 상태에서 팔목을 축으로 하여 안으로 10회, 밖으로 10회 회전시킨다. 본 운동은 양손과 양발을 합장, 합척한 상태로 동시에 위아래로 힘껏 뻗었다가 오므리는 동작을 100회 정도까지 한다.

합장된 손을 뻗을 때는 머리 위로 완전히 뻗고 오므릴 때는 가슴 위까지 오게 한다. 합척된 발은 발바닥의 1.5배 정도로 뻗되, 맞닿은 발바닥이 떨어지지 않도록 하고 오므릴 때는 최대한 엉덩이에 닿도록 한다. 오므릴 때는 마치 개구리가 뛰기 전에 움츠리는 자세와 같고, 뻗을 때는 개구리가 뛸 때의 자세와 같다. 본 운동이 끝나면 그림과 같은 상태로 1~10분간 조용히 안정을 취한다.

이 운동은 허리 부분, 골반, 하지 양쪽의 근육과 혈관·신경을 고르게 한다. 또 골반 내, 복부 장기 기능을 순조롭게 하며, 특히 임신부의 경우 태아의 위치를 바르게 하고 자궁 외 임신을 방지하며 순산하게 한다.

등배운동背腹運動

① 양어깨를 동시에 위아래로 치켜올렸다 내리는 동작을 10회 이상 한다.

② 머리를 좌, 우로 굽히는 동작을 10회 한다.

③ 머리를 앞으로 굽혔다 뒤로 젖히는 동작을 10회 한다.

④ 머리를 좌, 우로 돌리는 동작을 10회 한다.

⑤ 양어깨를 수평으로 펴고 머리를 좌, 우로 1회 돌린다.

⑥ 양어깨를 위로 올리고, 머리를 좌, 우로 1회 돌린다.

⑦ 손바닥을 펴고 손가락을 차례 차례로 오므려 주먹을 쥐고 어깨가 직각이 되도록 올렸다가 수평으로 떨친다.

⑧ 어깨를 뒤로 힘껏 젖히고, 턱을 위로 처든다(①~⑧까지는 준비운동으로 1분 이내에 끝낸다).

⑨ 양어깨에서 힘을 빼고 손을 펴 무릎 위에 가만히 얹는다.

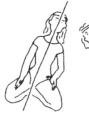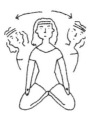

⑩ 척추와 배 운동이 동시에 가능한 동작이다. 상체를 똑바로 하여 체중을 골반에 집중시키고, 마치 긴 막대기가 움직이는 것처럼 몸을 똑바로 하여 좌, 우로 흔든다. 척추가 좌, 우로 기울었을 때 하복부의 중심에 힘을 넣고 배를 밀어낸다. 속도는 좌, 우 1왕복을 1회로 1분에 50회를 흔드는데, 약 10분간 500회를 기준으로 시행한다.

등배운동은 교감交感신경을 자극하여 체액을 산성으로, 미주迷走신경을 자극하여 체액을 알칼리성으로 교대로 기울게 한다. 또 복부의 혈액순환을 원활하게 하여 변비를 막고 장내에 정체되어 있는 숙변을 배설하게 한다.